# メンタルクリニックの社会学

雑居する精神医療とこころを診てもらう人々

Kushihara Katsuya
櫛原克哉

# メンタルクリニックの社会学　目次

# メンタルクリニックの社会学　雑居する精神医療とこころを診てもらう人々

※本書では一部、差別語や現代は使われていない言葉がみられるが、
当時の資料の引用とこれに関連する内容であるため、そのままにした。

序章

# メンタルクリニックの社会学

## 1　メンタルクリニックの増殖

「町や村のあちこちに、精神科診療所がどんどんできることが、私の夢である。そこで町や村の人が、気軽に診療や相談を受けられるようになれば、今日のゆがんだ精神医療の状況はかなり変わってくるだろう。いつまでも精神科医が、精神病院[1]や大学にとじこもっていること自体が、異常な状況と言えば言いすぎだろうか」（浜田 1991 7）。

この言葉は、精神科診療所設立のパイオニアであり、開業のための指南書も著した精神科医の浜田晋《すすむ》（一九二六～二〇一〇）が遺したものである。一九七〇年代以降、当時の言葉でいう精神分裂病、かつて「精神病」や「狂気」とも呼ばれた病の「軽症化」が指摘されるようになり（笠原 1976）、必ずしも精神病圏に属さない心身の諸問題、たとえば気分の落ち込みや不安、家庭や職場での不適応やトラブルまでもが、精神医療の臨床に持ち込まれるようになった。浜田はまさに、彼の言葉でいう「蒼古《そうこ》的分裂病者」の枠だけに留まらずに、さまざまな悩みを抱えた患者を診ることに心血を注いだ臨床家であり実践者だった。一方で、当時の医療制度のもとで診療所を経営していくことはたやすいことではなく、「精神科診療所三年危機説」をいかにして乗り越えるか、生き残りに腐心する様子もみられ、消えていく診療所も少なくなかった。

時代は下って令和の時代、Google マップの検索窓に「メンタルクリニック」と入力して検索してみると、東京の街には数多くのメンタルクリニックが表示される。その名称も、メンタルクリニックのほか、ストレスクリニック、こころのクリニック、特に診療科名を明示しないもの（「〇×クリニック」など）まで多種多様で、駅周辺を中心に遍在している。マップ画面の横には「クチコミ」もあり、星五つ中、平均四・五のクリニックもあれば、平均二のクリニックもあり、クチコミ件数が多いところもあれば少ないところもある。その内容も「診察が丁寧でわかりやすく、お薬の説明もしっかりとしてくれます」というポジティブなものもあれば、「先生の物言いがかなり高圧的で、初診で二度と行くことはないと思いました」というネガティブなものもあり、さまざまである。後でみるように、精神科診療所は一九九〇年代以降、都市部を中心に右肩上がりに増加し、生活圏に隣接した身近な存在になったが、この意味ではかつて浜田が抱いた「夢」は主に都市部を中心にある程度実現したといえよう。

クリニック、すなわち日本語でいう「診療所」とは、「医師又は歯科医師が、公衆又は特定多数人のため医業又は歯科医業をなす場所であって、患者を入院させるための施設を有しないもの又は一九人以下の患者を入院させるための施設を有するもの」として、医療法のなかで定義されている。一方で「病院」は二〇床以上の病床を有する医療施設であるとされ、その分類には一般病院、特定機能病院、地域医療支援病院、臨床研究中核病院、結核病院、そして精神科病院がある。このなかでも日本の精神科病院は他の先進国と比較していまだ病床数が多く、長期入院が続く傾向にあることから、長きにわたって入院中心の体制からの脱却が求められ続けてきた（田中2001、立岩2015、岡本編2020）。精神医学や精神保健福祉学のみならず、社会学、心理学、文化人類学、歴史学などの人文社会科学においても、既存の精神医療を問い直す動きが、こんにちにいたるまで数多くみられ、隔離収容施設としての精神科病院のありかたの再考や、入院患者の退院および地域での生活の支援が模索されてきた。一部の医療機関では、往診や訪問診療など、数々の先進的な試みがなされているものの（高木2008、窪田2016、大嶋2017）、今なお少なからぬ「精神科医が、精神病院や大学にとじこもっている」状態が続いているという点では、浜田の「夢」にはまだ完全には実現していない部分も残されている。他方で、一九七八年のいわゆるバザリア法によって、精神科病院を実質的に廃絶したイタリアのような海外の事例（松嶋2014）が周知されるようになるにつれて、日本でも精神障害者の生活の場を病院から地域へと移行させる「脱施設化（deinstitutionalization）」に対する関心が高まるようになり、そのための取り組みや制度設計がこんにちにいたるまで試みられている。このような背景もあって、精神科病院を対象とした研究はこれまで数多く蓄積されてきた。

一方で、これに比べると精神科診療所を対象とした研究の数は少なく、特に先述した「軽症化」した病のような、比較的軽微な心身の不調や生活上のさまざまな苦悩が、実際にどのように診られているのかという点については、多くは明らかにされていない。[2] 詳しくは2章でみるように、授業中の子どもの落ちつきのなさや、家族を亡くした人の深い悲しみなどを医療の問題として扱い、治療対象とする精神医学の〝過剰さ〟に警鐘を鳴らす議論は数多くなされてきた。しかし、ある特定の状態が精神疾患としてオフィシャルな診断基準に収載されたからといって、それに従って人々が自他の心身の状態を解釈したり、医療機関の受診や治療といった一連の行動を開始したりするとは限らない。そこには患者になろうと行動を起こす人々や、医療者による判断や実践、置かれている社会環境、利用可能な医療・サポート資源といったさまざまな要因が介在するのであり、この領域を実際にたしかめてみないかぎり、一足飛びに精神医学を〝過剰〟なものとして論じることはできない。

したがって本書は、物理的にも心理的にもメンタルクリニックが身近な存在となった社会を背景に、人々が日々のメンタルヘルスをめぐる問題にどのように向き合っているのかを考察することを目的とする。そのため、本書が対象とするメンタルクリニックも、気分障害や不安障害といった疾患を主に扱う診療所が中心となる。精神科医の窪田彰は現代の精神科診療所を「うつ病や不眠症等を主たる治療対象とした単機能型の精神科外来診療を行っている『メンタルケア型診療所』と、統合失調症型の精神障害の地域ケアを目指して、デイケアやアウトリーチ等を併用する多機能型の『コミュニティケア型診療所』」（窪田 2016 12-14）に大別しているが、この区分でいうならば、本書が主に扱うのは前者の「メンタルケア型診療所」ということになるだろう。メンタルクリニックという言葉がもつ含意については後で検討することにして、なぜメンタルクリニックやメンタルヘルスをめぐる問題を、精神医学や心理学など人間の〈内面〉を主に扱う学問分野ではなく、社会学で扱う必要性があるのかについて考えたい。

## 2　メンタルヘルスをめぐる問題と社会学

日本では一般的に、社会学を創始した人物として、フランスのエミール・デュルケーム（一八五八～一九一七）とドイツのマックス・ウェーバー（一八六四～一九二〇）の名前が挙げられることが多い。[3] これに次いで、名前が挙げられることが多いのは、ドイツのゲオルク・ジンメル（一八五八～一九一八）である。以下では、ジンメルの考察に軸足を置きながら話を進めていきたい。

ジンメルは「大都市と精神生活」という一九〇三年の講演のなかで、大都市に暮らす人々の「神経生活の高揚」という現象について考察している（Simmel 1903 = 2020）。ジンメルによると大都市とは、せわしなく行き交う人々にあふれ、大量の商品や貨幣のやりとりがなされる場所であるが、そこに住まう人々もめまぐるしく移り変わる風景や情報に囲繞され、常に「神経」が刺激にさらされるようになる。そこで都会人は、過多な刺激によって神経が疲弊しないように、「倦怠」という感覚や態度を身につけ、無関心や慣れというかたちで外界の刺激をシャットアウトする一種の処世術を身につけるようになるという。現代を生きる私たちも、壁の薄い集合住宅で暮らし、満員電車に揺られて通勤し、縦横無尽に人が行き交う駅構内をすり抜け、休日には活気あふれる商業施設や雑踏に出かけようものなら、心身ともに疲弊してしまう。多くの他人に囲繞されて神経をすり減らす感覚は、都市に住まう人ならば身近に感じる部分が少なからずあるだろう。

二〇世紀前半という時代は「神経衰弱（neurasthenia）」と呼称された精神疾患がアメリカやヨー

ロッパ、そして日本でも広く知られるようになった時期だった（詳細は1章で後述する）。そのためジンメルに限らず、多くの社会学者も神経の疲弊や不調といった問題に関心を示したほか、なかにはひどく苦しんだ者もいた。デュルケームは、もっともよく知られている研究の一つである『自殺論』のなかで、「神経病」による自殺発生の可能性についても検討している[4]（Durkheim 1897/1960 = 1985）。ウェーバーは、三四歳の時の父の急逝をきっかけに約五年間にわたり精神の病に苦しむ経験をしており、社会学の金字塔と目される研究『プロテスタンティズムの倫理と資本主義の精神』に結実するまでの苦難の時期を、彼の妻は「翼を折られた鷲」と形容した（Weber 1926/1984 = 1987）。社会的な自我が形成されるプロセスを考察した社会心理学者のジョージ・ハーバート・ミード（一八六三〜一九三一）の思想にも大きな影響を及ぼし、自身もうつに苦しんだ哲学者・心理学者のウィリアム・ジェームズ（一八四二〜一九一〇）も、「隠された自己（hidden self）」という概念を提起し、精神疾患の発症に関する説明を試みている（James 1890）。急速な人口増加と都市化に見舞われたシカゴで活躍した「シカゴ学派」の社会学者たちも、大都市の生活が精神疾患の発症に及ぼす影響を統計的な手法を用いて検証を試みている（Faris & Dunham 1939）。このように精神的な病、こんにちの言葉でいうならばメンタルヘルスをめぐる問題と社会学には、切っても切れない関係が少なからずあるといえる。

どのような立場の人間や組織が、人々が抱える精神的な苦悩に対処するのかという問題を考える際に役立つのが、ジンメルの思想やアイデアである。ジンメルは社会学のなかでも「形式社会学」と呼ばれる社会学を構想したことで知られている。その思想は、多くの解説書のなかで紹介されているため、ここでは最低限の記述に留めるが、形式社会学を理解するうえで鍵となるのは「社会関係形成（Ver-gesellschaft-ung）」[5]というコンセプトであり、「人びとがお互いに影響を与え合いながら関係を形成することによって社会が作り上げられている状態」（菅野 2003 29）を指す。たとえば、悩みを打ち明ける人と、それを聴く人というような特定の関係が形成されれば、そこには「相談」という社会的な場面ができあがる。次に重要になるのが、「内容」と「形式」の分離であり、誰かに打ち明ける心の悩みや相談事の中身を「内容」とするならば、「形式」とは、それをどこで、誰にどのようなかたちで相談するのかといったものとなる。つらく苦しい仕事を辞めたいという「内容」は同じ相談でも、それを夕飯の席で家族にするのか、居酒屋で友人にするのか、メンタルクリニックの診察室で医師にするのか、その「形式」によって、相談がもつ意味合いや社会的な影響力も変わってくる。

そして、ある「内容」に関する相談をしようとするときに、複数の「形式」やどのように相談するのか、そのスタイルを自由に使い分けられることにはメリットもある。家族には知られたくないことでも、友人には相談できる。同僚には打ち明けられないことでも、会社の産業医の先生には話せる。このようなかたちで、私たちは日々、内容に応じて形式を使い分けているわけであるが、この日常生活の特徴は、ジンメルの「秘密」に関する考察にもつながっていく。

先ほどの続きになるが、倦怠のような神経の疲弊に対処する自己保存の戦略に対して、ジンメルは消極的な意味のみならず、積極的な意味も認めている。倦怠は事物のみならず、周囲の人々にも向けられるものであるが、それはたしかに、都会人の冷淡さや無関心、敵意といったネガティブな感情に結びつく。周りの人のことをいちいち気にしていては、人であふれかえる駅の構内をうまくすり抜けることはできないし、すれ違いざまに腕がぶつかれば苛立ちもするだろう。一方で倦怠は、小都市や田舎で顕著にみられるような干渉や詮索といった煩わしい社会関係の回避に結びつく側面も併せ持ち、「大都市人は、小都市人を押し込めている狭量と偏見とは反対に、『自由』なのである」(Simmel 1903 = 2020 279)という。この社会関係のなかに、いわば相互にあずかり知らないものが残されるという論点は、その後の「秘密」に関する考察のなかでさらに深められている(Simmel 1908 = 1979)。「秘密」は意図的に情報を隠すという点で、特に夫婦や友人間などの親密な社会関係のなかではネガティブものとしてとらえられやすい。一方でジンメルは、対人関係のなかでお互いが相手に明かさない「秘密」を持っていることを認めあうことが、関係性の豊かさや維持にも結びつくと指摘する。心のなかで思ったことをすべてそのまま口にすれば、対立や反目を生むし、そもそも自分が有する完全な情報をまったく余さずに相手に伝えきることは、テレパシーのようなものがないかぎりできるはずもない。この意味では、社会関係には常に「秘密」がつきものであり、それがあることによって配慮や思いやり、スムーズな人間関係――日本のことわざでいえば「嘘も方便」や「知らぬが仏」のような慮り――が醸成されていくともいえる。

とはいえ、「秘密」の「内容」が当人に苦しみを生み出しているものである場合、必要に応じて誰かに相談することも求められる。この問題を正面から扱ったのが、アメリカの社会学者のアンドリュー・アボット(一九四八〜)である(Abott 1988)。アボットは、日々の生活のなかで生じる苦悩や不幸といった「個人的な問題」に対して、誰が相談に乗ったり助言したりしてきたのかという問題について、「管轄権（jurisdiction）」という視点からその歴史を検証している。これによれば、一九世紀半ばまでは聖職者が管轄権を有していたが、一九世紀後半の急速な都市化を受けて、相談に対する需要が都市で高まり、これ以降は医学的な治療を標榜する神経科医という専門家が台頭するようになる。二〇世紀初頭には、身体的な問題を扱う神経科医と、精神的な問題を扱う精神科医といった専門職間の分業も進んでいった〔これ以降の歴史については2章で扱う〕。

このように相談をめぐる社会関係も、時代や社会によって変遷してきた部分が大きいといえるが、聖職者、神経科医、精神科医など、ここで挙げられた相談相手は、身近で日常的な関係性のなかにはいないことが多い。ジンメルも、つかず離れずの絶妙な距離感で、旧弊やしがらみにとらわれずに「秘密」を打ち明けようとするときに適任とされる人物を「余所者」に求めている。

> 余所者は〔中略〕今日訪れ来て明日去り行く放浪者として考えられているのではなく、今日訪れて明日もとどまる者――いわば潜在的な放浪者、つまり旅を続けはしないにしても、来訪と退去という離別を完全には克服していない者なのである（Simmel 1908 = 1979 126）。

余所者は、根底から集団の特異な構成部分や、あるいは一面的な傾向へととらわれてはいないから、それらのすべてに「客観的」（Objective）という特別な態度でたちむかう。この態度は、けっしてたんなる距離や無関心を意味するのではなく、遠離と近接、無関心と関与からなる特別な形象である（Simmel 1908 = 1979 129-130）。

ジンメルは「余所者」の一例として、イタリアの都市の慣例を挙げており、そこでは利害や派閥にとらわれていない裁判官を、あえて集団の外部から呼び寄せていたという。「余所者」だからこそ、しがらみや偏見に左右されずに問題を捉え、対処できるのであり、程よい距離感の「余所者」がいるからこそ、円滑な社会関係が成立できる。

このような視点から、メンタルクリニックについて考えてみると、何がみえてくるだろうか。メンタルクリニックの利用者にとって、「余所者」とはクリニックのスタッフであり、普段の日常生活のなかでは接点がほとんどないからこそ、「秘密」の露見や漏洩を恐れずに、安心して相談することができる。特に外来という性質もあって、通院の継続と中断の自由度も比較的高く、この意味ではその関係性も、開放性や柔軟性に富んだものになりやすい。ただ、メンタルクリニックは基本的には「医療」の場であり、そこで構築される関係性も医療者と患者という公的なつながりを基本とするものとなり、日常的なコミュニケーションや社会関係が発生する場とは一線を画すものとなる。

ただ、抗生物質を服用して病原微生物を滅菌する、がん組織を切除するなど、病気の原因を身体のなかに特定し、それを治療するという一般的な「医療」と、精神医療における「医療」には異なる部分が大きい。こんにちの精神医学においても、精神疾患の発症の原因の多くは解明されておらず、そのため、診断や治療の妥当性が批判されることも多い。これは同時に、科学的な知識に裏打ちされた「医療」という正統性や権威という点で、精神医学には脆弱な部分が残されていることも意味する。さらにいえば、どこからどこまでの範囲を診断や治療の対象とみなすべきなのか、その定義や境界設定が曖昧になりやすい点も精神医療の特徴であるといえる。

精神科医の春日武彦の言を借りれば、「最初から、精神医療は『いかがわしい』と思われかねない宿命を負っている。それでも我々は逃げるわけにはいかない。いまひとつ信用できない、訝しい、インチキくさい、こそこそしている——そのように誤解されるのも仕方のない仕事なのである」（春日 2012 3）ことがある。特にメンタルクリニックのような、入りやすく、かつ出やすい（逃げやすい）場所では、そこで提供される「医療」よりもさらに納得がいくような説明や、効果がありそうなものを求めて、今までとは別の〝専門家〟、たとえば〝最先端の科学〟を謳う治療者、民間療法を営むヒーラー、自称カウンセラーといった「余所者」のもとに足を運ぶ人も現れるだろう。このようにメンタルクリニックの内側と周縁を行ったり来たりするなかで成り立つ社会関係と、そこで繰り広げられるメンタルヘルスをめぐる説明・診断・治療、さらに患者とされる／された人々がそこから得ようとしたものが、本書の主要な考察対象となる。

繰り返しになるが、メンタルクリニックがさまざまな相談事や「秘密」の悩みにも広く門戸を開くようになったのは、比較的近年の出来事であり、精神科医に相談するという「形式」も、今はある程度一般的になりつつあるにせよ、時代や文化によってはそうではないことも往々にしてあった。そのため、メンタルクリニックに相談するという「社会関係形成」が成り立ったことの社会学的な意味も、検討すべき問題として挙げられる。

本書に通底する問いをまとめよう。現代は、何らかの苦悩やストレスを抱えて生きる人々のメンタルヘルスを癒し、時に何らかのかたちに変えていくような専門家、知識、情報があふれている。ただ、そのなかでも特に、外来精神医療の一角をなすメンタルクリニックは、医学という専門的な知識や技術をバックグラウンドにもち、行政からの開業許可を得ており、国家資格を有する医療者が在籍し、さらに生活圏のなかにある身近な場所であるという点で、他の追随を許さない「管轄権」の正統性——権威や信頼ともいうべきか——を有している。この「形式」が社会に成立し、根づいていったことは何を意味するのだろうか。そこを訪れた人々は、自身のどのような状態を癒し治そうとし、どのような知識や言語、治療法を取り入れた／取り入れなかったのだろうか。そして彼らはクリニックに何を求め、何が満たされ、何が満たされなかったのだろうか。最後に、メンタルクリニックに〈通う〉ことがもつ、社会的な意味とは何だろうか。これらの問題について、考えていくことにしたい。

## 3　本書の構成

1章ではまず、「メンタルクリニック」という言葉の意味を確認した後に、そのルーツがどこにあり、どのようにしてこんにちの街角メンタルクリニックのようなかたちに変貌していったのか、歴史をみていく。いわば、メンタルクリニックを訪れ、そこで心の悩みを相談するという

「形式」が、どのように形成されてきたのか、まずはその〈箱〉となる建造物や医療機関を中心に考察してみたい。

2章では、〈箱〉の中身、具体的には既存の精神医学の是非をめぐる議論、精神医学関連の語彙・診断体系・治療法の変遷、さらに民間のカウンセリングや自己啓発などの「メンタル」を整え鍛えるといった心理学的なメディアやテクノロジーを中心に扱っていく。これらが混然一体となって、メンタルクリニックのなかが坩堝《るつぼ》のような状態になりやすいことを示すことが、2章の目標となる。もう一つの重要な論点として、そこで実践される「医療」もまた、さまざまな「治療」に翻弄されてあっちこっちに目標が移ろい、不安定になりやすいことがある。このあわいについて、社会学の医療化論と呼ばれる考え方も援用しながらみていくことにしたい。

3章以降は、メンタルクリニックの患者と医療者を対象に行ったインタビュー調査の結果を中心にみていく。まず、3章では、人々がどんな悩みを抱えて、メンタルクリニックに通うようになるのかという点について考えたい。この後の議論（4章と5章も含む）をよりクリアにするために、調査結果を見る前に、社会学の「トラブル」をめぐる分析視角も紹介したい。この後に、患者が悩んでいたことの内容や通院時の心境、持ち込まれた相談事に対する医療者の向き合い方についてみていく。

4章は、薬物療法と精神療法、さらにこれに付随するさまざまな〝治療〟も含め、人々が実際にどのような技術や知識を用いて、自身のメンタルヘルスをめぐる問題にアプローチしているのかという点が中心的な内容となる。薬物療法に関しては特に、脳神経化学的な知識や語彙が、人々の服薬経験や自己理解・解釈に及ぼす影響に着目する。精神療法に関しては、現在もっとも主要なアプローチの一つである認知行動療法を中心にみていくが、このほかにも「カウンセリング」と総称されることが多い心理学的なセラピーや、さまざまな心理学関連のメディアについても考えてみたい。そして、これらの療法が試みられるなかで、人々が何を癒し、治療し、変えようとしたのか、その「治療対象」となったものについても考察していく。

5章では、医療者と患者の出会いと診断をめぐる折衝に目を向けつつ、人々がどこまでの「治療」を求める／求めないのかをみていく。さらにどこで満足や妥協をするのかという点について、メンタルクリニックをとりまく社会背景も視野に入れながら考察していく。終章で、私たち自身がメンタルヘルスをめぐる問題とどのように向き合えばよいのか、本書なりの回答を示すことにし、最後に現代の「メンタルクリニック」を見つめ直したい。

第1章

# メンタルクリニックの誕生

## 1 「メンタルクリニック」とは何か

はじめに、本書のタイトルにもなっている「メンタルクリニック」が具体的に何を指すのかを確認しておきたい。

クリニック（診療所）、その法律的な定義は序章でみた通りであるが、これに冠されている「メンタル（mental）」という言葉には「精神」や「知能」といった意味がある。これは身体や肉体を意味する「フィジカル（physical）」の対義語であるため、「メンタル」クリニックとは精神面を中心に診るクリニックであることがうかがえる。

「メンタルクリニック」という言葉は和製英語で、英語圏の人に言っても通じにくい。あえていうならば「精神科クリニック（psychiatry/psychiatric clinic）」が一番近いともいえるが、その中身や性質は日本とは大きく異なるため、「メンタルクリニック」に直接対応した言葉であるとはいいがたい。たとえば『アメリカ人は気軽に精神科に行く』（表西 2015）という書籍のタイトルに端的に示されているように、アメリカには、心の悩みや病気を扱う専門家であるサイコロジスト（psychologist）に相談に行くという習慣がある。サイコロジストの仕事は、精神科医の仕事とは明確に区別されるものであり、[1] 精神科医が投薬による治療をメインに行うのに対して、サイコロジストは主にカウンセリングなどの精神療法を行う。また、「心の悩み」ではなく「病気」と考えられる内容を相談する場合も、直接、精神科医のもとを訪れるというよりは、プライマリケア(primary care)医という、心身の問題全般に広く対応してくれる医師に相談に行くことが多い[2](Callahan & Berrios 2005)。つまり、アメリカの人々が「メンタルクリニック」に類する場所に行ったとしても、そこで必ずしも精神科医に会うとは限らない。

翻って、日本ではどうだろうか。おそらく「気軽に精神科に行く」人はそれほど多くはないだろう。行くとしても、サイコロジストに相談しに行くというよりは、精神科医に診てもらうという文脈が強いだろう。この違いの背景を理解するためには、日本と、アメリカやイギリスなどの欧米諸国とのあいだで、心理専門職の地位が大きく異なることを確認する必要がある。日本の精神科診療では、精神科医以外の専門職、たとえば臨床心理士、公認心理師、ソーシャルワーカーなども精神療法を実施できるが、それが保険の診療報酬として認められるのは精神科医によるものだけに限られる。[3] そのため、精神科の小規模な病院や診療所では、心理専門職がいない、あるいは非常勤での雇用であることが多く、定着しているとはなかなかいいがたい現状にある。[4] 結果、「病気」ではなく「心の悩み」に近いと目される問題も、まずは精神科医のもとに持ち込まれやすい構造が日本にはあるといえる。

実はこのような相談文化の違いは、先行きの見えなさという不確実性や不安、リスクに満ちた現代をいかにして生きるかという社会学的な問題にもつながりうる。いきなり話が大きくなったと感じる方もいるかもしれないが、これまで述べてきた内容に関連する議論として、ここで社会学の重鎮、アンソニー・ギデンズ（一九三八〜）の議論を参照したい。ギデンズは「再帰性（reflexivity）」というキーワードで、現代社会――ギデンズの用語では「後期近代」という――の特徴を示している（Giddens 1991 = 2005）。「再帰性」とは、伝統や慣習といった決まり事やルールに従って行動や選択をするのではなく、その都度、どう行動するのか、何を選択するのかを自らに問いかけ、判断していくことを意味する。たとえば、許嫁《いいなずけ》や見合い婚が一般的だった時代に比べ、後期近代では、結婚するか否か、する場合は誰といつ結婚するかを自ら考え、決定する必要性が生じやすくなる。さらに離婚に関しても、離婚に踏み切るか、それとも結婚生活を継続するかを決断し、離婚を選択する場合でも、その後の生活をどのように組み立てるか、仕事をどうするか、再婚するかなどと選択に絶えずせまられやすく、まさに再帰性の高まりをみてとることができる。

再帰性について、結婚と離婚を例に説明したが、人生の重要な局面で決定を下すことは容易なことではない。婚姻以外にも、どこに進学するか、就職するか、引っ越すか、転職するか、新居を構えるかなど、人生は選択の連続であり、再帰性は避けて通れない道になりつつある。一方で、再帰性は人々に不安や孤独感をもたらすものでもあり、本当にこの選択でよいのか、もっと良い選択肢があるのではないかと悩み、答えがなかなか出ないことにもどかしさも感じさせる。そんな時の解決の糸口になるものとして、ギデンズは「セラピー（therapy）」を示している。ギデンズはセラピーを明確に定義せず、専門家への相談のほか、種々雑多な心理学の知識や技術、メディアをも総称する言葉として用いており、これには学術的なものから、民間のカウンセリング、セルフヘルプの書籍までが広く含まれる。先述したサイコロジストによるセラピーを受けることも、不安に対処する有力な方法の一つとなり、[5]「セラピーを受けようという決定は、エンパワーメントを形成する」（Giddens 1991 = 2005 162）ものであるとされる。そして、専門家とともに重大な選択を行い、難局を乗り越えるための方策を講じていくことで、滞った再帰性が再び動き始め、新たな生活に開かれていくという。いわば、困ったことがあったら、まずはセラピストのもとへ、というような相談経路や文化がそこには根づいているといえるだろう。

話をメンタルクリニックに戻そう。セラピーを受けるような感覚で、メンタルクリニックに心の病の問題のみならず、プライベートな悩みも持ち込む人が果たしているのかという疑問について、本書は「一定数いる」という回答を提示するものである。詳細は後半の議論に譲るが、メンタルクリニックを理解するための鍵となるのは、生活圏のなかでさまざまな問題を引き受ける間口の広さと、その問題が精神医学という「医療」の色合いを帯びやすい点である。特に後者は、セラピーによる問題解決とは性質を異にする部分も大きく、精神医療という非日常的な領域に足を踏み入れること、いわゆる「精神科に通院する」というある種のイニシエーションに近い行動をともなうという点では、特殊な意味合いももちやすい。これらの論点を理解するには、メンタルクリニックの内容そのものを吟味するよりも、メンタルクリニックが成立した歴史的な背景や経緯を概観した方がわかりやすい。そこで、ここでいったん時代をさかのぼって、メンタルクリニックの誕生の歴史を追っていきたい。

## 2 メンタルクリニックの原点

こんにちの言葉でいうメンタルクリニックに相当しそうな医療機関や関連施設は、日本にいつ、どこに現れたのだろうか。その起源の一つに目されるものとして、精神医学者の森田正馬《まさたけ》（一八七四〜一九三八）が一九一九年以降、患者との共同生活も営んだ東京都文京区の自宅がある[6]（Harding 2015、小俣 2018）。

森田は、神経質の独自の療法である森田療法の創始者で知られる。森田自身は、西洋医学を学んだ精神医学者であったが、森田療法には、仏教をはじめとする宗教的な思想や西洋医学導入以前の養生論や中国医学の伝統が、数多く取り入れられている。森田療法の対象となる神経質とは、「一種の神経性ないしは精神性の変質症」（森田 1928/2004 73）であり、たとえば人の視線を気にしすぎる、人前で話す時に緊張のあまり赤面してしまうといった諸々の症状——現代の例でいえば、プレゼンテーションで〝上手く〟話せないといったケースが代表的だろう——が含まれる。神経質は精神疾患というよりは性格的な特徴に近いとされ、それは「自己内省的（精神内向的）で、したがって理知的になる」（森田 1928/2004 73）もの、すなわち自分の外にある人物や事柄ではなく、自分自身についてくよくよ考えがちな性格傾向を示す。平たくいえば、目の前にいる相手のことよりも、相手を前にした自分のことばかりを考えてしまう。その結果、症状が現れ、動作もぎこちなくなってしまうのである。

発症の背景には、「理想の自己」と「現実の自己」とのあいだのギャップがあることが多く、先の例でいえば「人によく見られたい」「恥をかきたくない」と欲し、足掻こうとするあまりに、それが実現しないことに恐怖や焦りが生じ、結果としてさらなる苦悩や失敗につながるという悪循環（「精神交互作用」）が生じるとされる。聴衆の反応を気にするよりも、今行っているプレゼンテーションに全力で集中した方が、良い結果を期待できる、ともいえるだろう。

森田療法の主要な治療戦略としては、「理想の自己」へのこだわりをなくしていくことがある。不安や緊張、身体の異変といった症状も、これらを何とかしようとするのではなく、あえて何もせず「あるがまま」に受け入れることが重視され、症状を思いわずらうよりもまずはその場で必要な行動を実行していくことが重要とされる。

そんな森田療法は、森田の自宅以外でも行われていたが、それは病院や診療所というよりは、古い木造で禅的な色彩が濃厚な、寺社のような雰囲気をまとった場所が主だった（岡本重 2015）。こうしてみると、精神科診療所はその発祥地からして、精神疾患といくばくか近そうなものと、日常的な悩みが混在した場所であったことがうかがえる。ただ、日本全体からみれば当時、森田療法を受けることができた人はごく一部に限られた。森田療法と接点がなかった多くの人々もまた神経質やこんにちの言葉でいう「メンタル」の問題に苦しみ、有効な治療法を求めたのであり、その先には〝治療〟を売り込もうとする一部の勢力も存在した。

## 二〇世紀初頭の「神経」の病

森田が活躍した時代から少々さかのぼるが、明治期の新聞記事をはじめとするメディアを分析した社会学者の佐藤雅浩によると、明治期の精神疾患をめぐる報道は「狂気」に関するものと「神経」に関するものに大別されるという。「狂気」は主に、経済的貧困や没落、失恋などのショッキングな出来事によって「発狂」や「きちがひ」になってしまったという文脈で語られていたのに対し、「神経」は「漠然とした精神の狂いや不調のこと」（佐藤 2013 111）を表す言葉[7]として広く用いられていた。ただ、二〇世紀初頭までは、ある現象を「神経」という言葉で説明するに留まり、実際の治療や対処といった実践的な観点から語られることは稀だった。医師や精神病院といった存在も、当時の人々に知られつつあったものの、病気の治療や解釈を行う医師という存在は、（少なくとも）メディア上にはほとんど登場しなかったという（佐藤 2013）。

一方で同時代には、「脳病」や「神経病」の民間薬が、「神経丸」や「長寿丸」といった名前で出回り、新聞や雑誌にも数多くの広告が出稿されていた（川村 2006）。民間薬の流通の背景には、明治期に「精神病者」が増加したことのほか、精神医療の未発達、精神病院のベッド数の不足、病院で行われる治療に対する不信感といった要因がある。なお、近代精神医学の父とされる呉秀三（一八六五～一九三二）も、「我が国十何万の精神病者は、実にこの病を受けた不幸の他に、この国に生まれた不幸をも二重に背負わされていると言うべきである」（1918/2012 334）という有名な言葉を残している。一方で、「精神医学の通俗化された知識では不治の病とされていたとはいえ、民衆意識においてはいまだ治癒の見込みがあるとする信念が生き続けていた」（川村 2006 114）。

薬の効果も、器質的な障害に対する治療というよりは、虚弱や憂うつといった幅広い心身の不調に有効な万能薬として謳われていたという。

二〇世紀初頭になると、神経の疲弊によって引き起こされる心身の不調を総称する「神経衰弱」という病名が人口に膾炙するようになるとともに、都市部では精神医学の拠点となる精神病院が相次いで建設されるようになる。しかし、狂気としての精神病と、日常的な病としての神経の病という区別は、依然として用いられ続けることが多く、この区別は一九世紀〜二〇世紀前半にかけて制度化が進んだ精神医学に対する、市井の人々の心理的な距離感を反映したものだった(Harding 2015)。これはまた、神経の病の治療の場を、精神病院の〈外〉の領域に求めようとする心性にもつながるものであった。

身内に精神病者がいるという事実に押される烙印、精神病院に入ってしまったという運命の皮肉と恐れ、近代医学が苦しむ者のためにいまだ何も決定的なことをなしえていないという疑念は、きわめて大きなものだった。そのため、さまざまな感情や心理の問題に苦しむ多くの日本人は、精神病院の壁の外に自分自身の姿を見ようとした(あるいはそこに留まろうとした)。安心できる病の別の原因を求めて、人々は「神経」という言葉に目を向けたほか、当時台頭しつつあった精神療法や宗教にも関心を向けたのである(Harding 2015 30)。

神経衰弱についていては、精神医学者による説明や解釈が新聞記事上で展開されていたほか、新興の開業医たちも、神経衰弱の予防法を啓発したほか、「臓器療法」や「注射療法」といった独自の治療法も宣伝した[8]（佐藤 2013）。神経衰弱は統一された治療理論や技法のもとで治療される疾病としては位置づけられず、先にみたような森田などの一部の専門家や民間療法によって扱われるような、個人的な問題に変容していくようになった（Kitanaka 2011、佐藤 2013）。

## 精神医療のインフラ拡充と精神科診療所の黎明期

二度の大戦をはさんで一九五〇年代になると、精神医学の治療が行われる場所やインフラに大きな変化が生じるようになる。治療に関していえば、一九五二年の抗精神病薬クロルプロマジンの発見を受けて、初めて統合失調症に対する有効な治療が成立したことがある。クロルプロマジンが処方される場として、近代的な意味での精神科診療所が成立したという見方もある（窪田 2018）。医療制度に関しては、一九五〇年の精神衛生法の制定にともない、精神障害者の私宅監置が禁止され、各都道府県に公立の精神病院の設置が義務づけられた。その後の一九五五年～七〇年にかけては、民間の精神病院の施設設備費や運営費に国庫補助がなされたこともあり、数多くの民間病院が建設されるようになった。特に一九六四年に精神分裂病患者によるエドウィン・O・ライシャワー（一九一〇～一九九〇）アメリカ大使の傷害事件が発生した際には、精神障害者に対する外来治療の重要性が改めて社会的に認識されるようになった。そのため、翌年には精神衛生法が改正され、通院診療の一部を公費で負担する制度（通院医療費公費負担制度）が成立するにいたった[9]。

ほぼ同時代には医療機関としての精神科診療所の萌芽もみられる。代表的なものとして、一九五八年から始まったとされる生活臨床があり、これは主に精神分裂病患者を対象に「地域における活動によって再入院を防止しようとするもの」(立岩 2013 193) であった。生活臨床の拠点となったのは群馬大学であり、江熊要一 (一九二四〜一九七四) や臺《うてな》弘 (一九一三〜二〇一四) といった精神医学者によって活動が牽引されていった。「生活臨床の基軸は社会順応であり、その理論はそれを目的とする『実学』である。すなわち、『患者』の生活ぶり (生活特性) が、能動型か受動型か (生活類型)[10]、色・金・プライドのどれにもっとも弱いか (生活特徴) を、社会生活、特にそこでの破綻を通して診断し、それによって破綻をつぐなう方向、社会順応の方向で (イ) 具体的に、(ロ) 断定的に、(ハ) 時期を失せず、(ニ) 繰り返し『働きかけ』と称した社会生活の規制を行なうものである」(群馬大学精神医療研究会 1974 63) とされる。簡単にいえば、患者のライフスタイルや性格に応じて、必要な介入や治療を行うといった療法であるともいえるだろう。なお、生活臨床でも、当時の主要な治療法だったロボトミー (前頭葉白質切截術)[11] や薬物療法が併用されることも少なからずあった[12] (立岩 2013)。

生活臨床から出発し、後に袂を分かつかたちで小坂理論という独自の理論と療法を編み出した小坂英世 (一九三〇〜?) は、一九六九年に東京都世田谷区にて、医療法にもとづく医療を提供する診療所という意味で、こんにちの「メンタルクリニック」の原点の一つともいえる小坂診療所を開設している[13]。小坂診療所では主に精神分裂病の患者に対する医療が行われ、時には往診先の患者の家で泊まり込みの対応を行うような「二四時間」診療がなされることもあった。また、小坂は発病の原因として、家族の影響も重視した。病態や症状によっては、患者の家族にこれまでの態度や言動について、患者に謝罪するように求め、これによって患者の抑圧された情動や感情を解放し、症状を消失させるといったアプローチが用いられていたようだ。[14] 一九七〇年には、精神科医の岡田靖雄との共著で『市民の精神衛生』も著しており、生活臨床の普及と実践に尽力していた様子もみられる。しかし、患者の心身や私生活への介入の「行き過ぎ」といった点で、一九七〇年代前半に生活臨床に対する批判が高まっていくにつれて、「生活臨床は分岐し、長い時間かかってだが、霧散していった」（立岩 2013 196）という。

診療所を開くよりも前の一九六六年まで、小坂は都立松沢病院に勤務していたが、そこで同じく勤務医だった浜田晋に出会っている。浜田は、小坂の活動に共鳴して、地域医療を推進する「診療所運動」を展開している（高木 2017）。運動の成果もあって、精神科診療所関連の医師会が設立され、一九七四年には、精神神経科診療所医会を母体とする全国組織である日本精神神経科診療所医会（日精診医会）が設立された。そして小坂診療所の開設から五年後の一九七四年に、浜田も東京の上野に浜田クリニックを開業している。

浜田クリニックは昭和四九年九月一日、一人の二六歳女性の自死から始まった。
私の精神科診療所は当時は、いつつぶれるかもしれない状況にあり、ゼロからの出発であった。清水の舞台から飛び降りるような実験的な仕事。私は「精神科診療所には大義があるが社会的には存在し得ない。そのために一人の精神科医が死んだ…という結果になってもよし」と覚悟は決まっていた。それほど私は肩に力が入っていたのである。

はじめは一日の患者数一人か二人という日が続いた。私に次いで開業した池袋の穂積登先生は、私のところへ来て怒鳴った。「東京には精神障害者はいない！」と（浜田 2006 2）。

浜田いわく、精神科診療所を建てるという試みは無謀な挑戦とみなされることも多く、開業時には「浜田発病説」までささやかれた（浜田 2006）。浜田のユニークで軽妙な文体は「浜田節」として親しまれたというが、開業に踏み切った動機はきわめて切実で、「東京下町（荒川・台東・墨田など）の低所得者層へ往診し、悲惨を極める分裂病者や痴呆性老人と出会い、社会医としての道を歩み始める」（浜田 2006 319）ようになったという。引用文中でふれられている、初めての患者だった二六歳女性が自死を選んだ体験についても自戒を込めて克明に記されており、「精神科診療所とは、『死』『愛』『家族』『生きがい』などを抱え込みつつ、綱渡りのような仕事であることを、私はまず教えられた。『症状を取りさえすればよい』というものでは決してない」（浜田 2006 8）ことを痛感した、と締めくくられている。一方で、「精神病」を診る医療機関という言葉やイメージの〝重み〟を診療所というかたちで積極的に払拭し、多種多様な「生きる悩み」に真摯に向き合おうとした浜田の姿勢には、こんにちの「メンタルクリニック」の原風景と呼べるものをみることができるのかもしれない。

そんな精神科診療所の雰囲気について、生活臨床の医師である山越剛も、その特徴として「気安さ」を挙げており、「診療所には『こんな格好をしてきまして』と、普段着でくる患者がよくある。『心も着がえないで』くる」(山越 2004 173) と述べている。ただ、この「気安さ」という言葉の直後で、同じく生活臨床の医師である峰村光平という人物が働く診療所の様子が描写されている。

私は気安く、「気安さ」にあると書いたが、このことは、患者の早期発見→早期治療、社会復帰の全般にかかわる問題であって、精神医療のうえからは、決して「気安い」ことではない。峰村の診療所には、よろず相談所のように、家の中のもめごとの相談や姑のぐちこぼし、交通事故の示談や中絶の相談がくるかと思うと、深夜、内科医と同じように、ぜんそく発作、脳卒中、発熱、腹痛などでたたきおこされるという (山越 2004 174)。

峰村の診療所の様子からは、患者から持ち込まれる相談やトラブルの多様性ゆえに、診療所が「よろず相談所」にならざるをえなかった事情が読み取れる。一方で、当時の診療所が経営上の問題から、さまざまな心身の問題に裾野を広げざるをえなかった様子もみられる。この背景には、精神科の診療報酬が内科診療と同じ点数とされていたため、時間のかかる精神療法が経済的に成り立たない事情があったほか (窪田 2018)、薬価の高さや人件費の負担も経営を圧迫したことがある。先に引用した山越も一九六九年の様子について、「精神科の患者、とくに精神分裂病のみを診療しているのでは、精神科診療所が企業として成り立ってゆくことはきわめて困難」(山越 2004 174-175) としたうえで、患者確保の方策として、「一般内科疾患や神経痛の診療や脳波検査

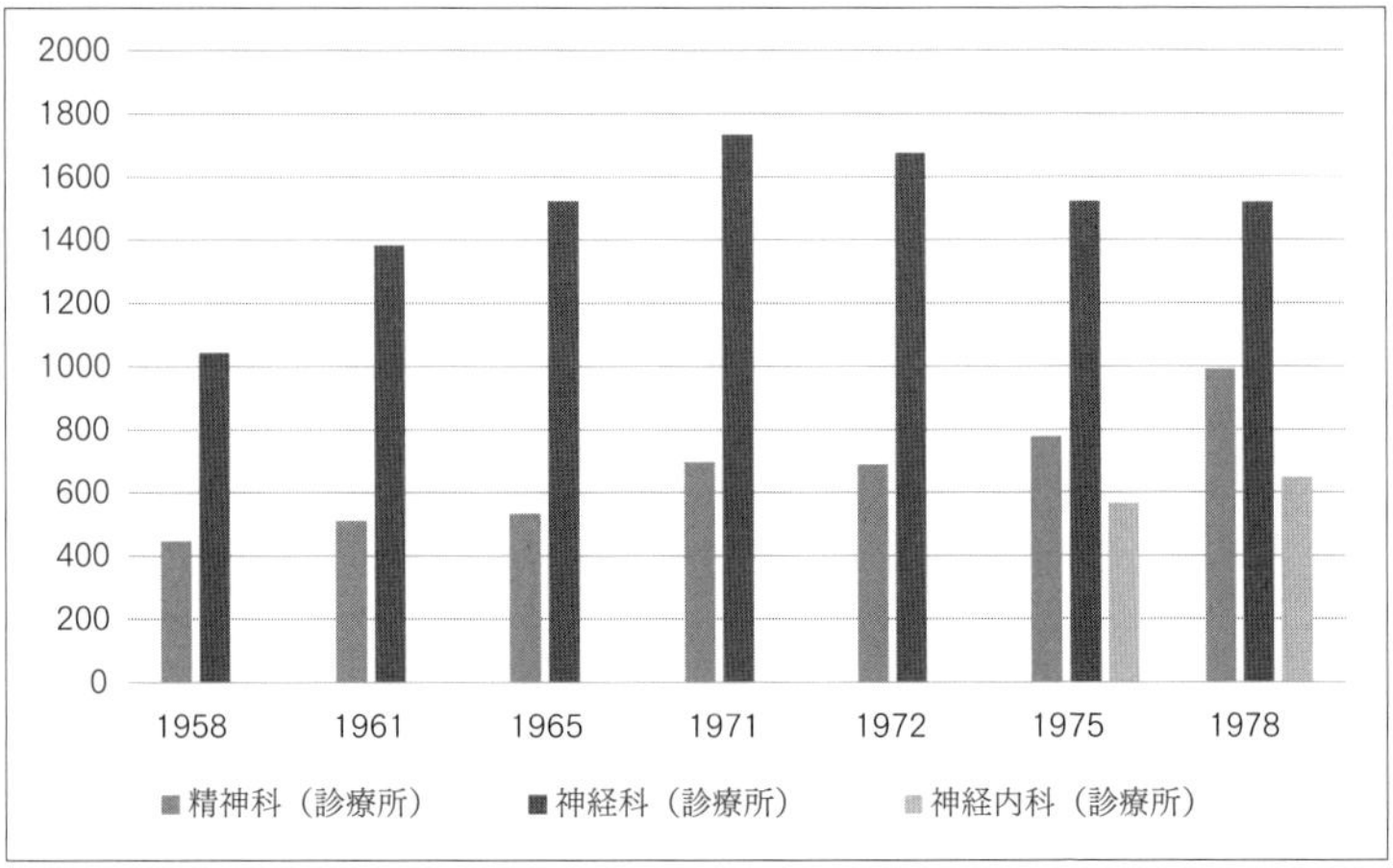

図 1　精神科・神経科・神経内科の診療所数（1958 ～ 1978 年）

の設備をととのえるようになる」（山越 2004 175）と指摘している。[15]

## 3 「神経科」の増加と神経症《ノイローゼ》の時代

経営上の課題は山積みだったにせよ、精神科診療所は一九五八年～七八年にかけて、約四〇〇軒から約一〇〇〇軒に増加した（図1参照）。一方で同時期には、神経科診療所の数が、精神科診療所の数を大きく上回る傾向が続いてきた[16]（西村ほか一九九九）。さらに一九七五年には、神経内科も医療法の診療科名として新たに承認された。[17]

神経科が精神科を二倍以上上回る傾向は一九七二年まで確認できるが、その後は徐々に差が縮小している。[18] この背景には、精神科の現場の医師たちから構成される東京精神神経科診療所医会（東精診）の結成（一九七三年）や、日本精神神経科診療所医会の設立（一九七四年）があり、これらの会が精神科診療所活動の社会的認知度の向上や、診療報酬の対象に精神科の技術料を含めることを目標に活動したことがある。

診療報酬の対象に精神科の技術料が含まれないと、いわゆる自由診療となり、医療費は全額患者が負担することになる。また、医療者側も、患者が加入している公的医療保険からの支払いを受けられない。そのため、一点＝一〇円に換算される診療報酬の対象に精神科の技術料が含まれるということは、医療者にとって重要な関心事であるとともに、行っている医療行為が国に認められたという「お墨付き」にもなる。精神科診療所も活動の結果、一九七二年の報酬改定にて、精神科通院カウンセリング料（四〇点）の新設という成功を収めている。

では、神経科が外来精神医療の中心だったと思しき一九五〇年代後半〜七〇年代初頭は、どのような時代だったのだろうか。「戦後の精神衛生施策は、従来の『精神病』中心の施策から、『正常者のもつ病的傾向』、すなわち神経症を中心とした人々の精神疾患に対してもその対象を拡張しようとしていた」（佐藤 2013 329）ことを受けて、神経症《ノイローゼ》という言葉が人口に膾炙するようになる。神経症は、日常生活のさまざまな心身の不調を表す言葉として、市井の人々にも広く用いられた。

「神経症の時代」——医療人類学者のアンドレア・トーンの言葉でいうならば「不安の時代」(Tone 2009)——を象徴した精神安定剤（マイナートランキライザー）の一つに、ミルタウンという薬がある。日本では一九五六年に第一製薬からアトラキシンという商品名で販売された薬で、この薬はもともと、アメリカの薬理学者フランク・バーガー（一九一三〜二〇〇八）が一九五〇年に発見し、アメリカでは一九五五年に販売が開始された。五〇年代〜七〇年代にかけて、精神安定剤は日本とアメリカともに、依存や乱用などの社会問題としてとりあげられるまで広く流通した[19]（風祭 2008、Tone 2009、松枝 2010）。当時の日本の薬事規制では、医師の処方箋なしに精神安定剤を購入できたため、製薬企業も多数広告を出稿し、「トランキライザー」は時代の流行語となった。また、この時期はカナダの生理学者のハンス・セリエ（一九〇七〜一九八二）のストレス学説が紹介され、精神的要因が身体疾患の発症や経過に及ぼす影響も研究されるようになった結果、心と身体の双方を重んじる心身医学の重要性も強調された。「精神病」は日常生活から隔絶した「精神病院」での治療を要する重度なものであるという社会通念や、偏見や差別の影響もあったことから、医療機関を受診する人々には、肩こりや不眠といった「神経」の疲弊の訴えと、精神症状よりも身体症状を主訴として強調する「身体化（somatization）」の傾向がみられたという（Kirmayer 2002）。

神経症を自認した人々が、実際にどのくらい医療機関を受診していたかは定かではないが[20]、神経症を診る病院も一部には存在していた様子もみられ、これは「妙な病院」として紹介されることもあった。たとえば、財団法人神経研究所の附属病院であった当時の晴和病院（東京都新宿区弁天町）は森閑とした住宅街の中にある「妙な病院」として、以下のように描写されている。

だいいち、病院らしい薬くさいにおいがない。暗さがない。肝をひやすするどいメスも器械類もない。やわらかい医者のものごしと、いつもほゝえみを忘れない看護婦さんの明るい顔があるだけである。クリーム色に塗られた三つの病舎は樹木につつまれ、コスモスの咲きこぼれる庭では、背の高い若い男たちと看護婦さんが、はしゃいだ調子でバドミントンのラケットをふりまわしている。もしこの男たちの苦悩をたたえた視線に、面とぶつからなければ、だれもがうっかり見のがしてしまう風景であるにちがいない。

だが、こののどかな風景の背後に、厄介な病気との、辛抱づよいたたかいが伏在されている。近ごろふえてきた神経症という名の病気とのたたかいである（『読売新聞』1954/10/17 3面）。

ここでは、晴和病院が病院らしくないことが強調されているほか、外からはみえにくい「厄介な病気」としての「神経症」が記述されている。精神科や神経科を標榜する医療機関の設立が進んでいくにつれて、生活圏にある医療機関で神経症の治療を試みる人々も現れ、たとえば国立精神衛生研究所（現・国立精神・神経医療研究センター）の所長も務めた精神科医の笠松章《あきら》（一九一〇～一九八七）は一九六〇年代の様子を次のように述べている。

精神病患者をふくめて、ノイローゼ患者の絶対数の増減はわからないが、来院する患者の増加については、不治の遺伝病だと忌みかくされたのに反し、戦後はノイローゼという名の文明病として、保険制度を利用して手軽に診察をうけることができるようになったこともあるだろう。しかし、なんといっても、神経科の新療法がここ一〇年間にめざましく進歩してどんどん患者をなおしていることが、来院患者増加の最大の原因だろう。戦前の新療法が、患者以外の人のために患者を隔離した隔離療法だというならば、最近の療法は患者の人格を認め、患者のために行なう生活療法だといえる（『読売新聞』1962/11/18 3面）。

ここでは、一九六一年に開始された国民皆保険制度がもたらした受療行動の促進のほか、「不治の遺伝病」から「文明病」となった「精神病」のニュアンスの変化、精神科の受診患者像の変化の様子を垣間みることができる。

精神安定剤を医療機関の外でセルフメディケーションに近いかたちで服用するなど、医療機関を受診する以外にも、神経症に対処する方法があったようだ。特にどもりや小心恐怖など、森田療法でいう神経質の細分化された諸症状については、民間施設で「治療」が行われてきた様子もうかがえる。

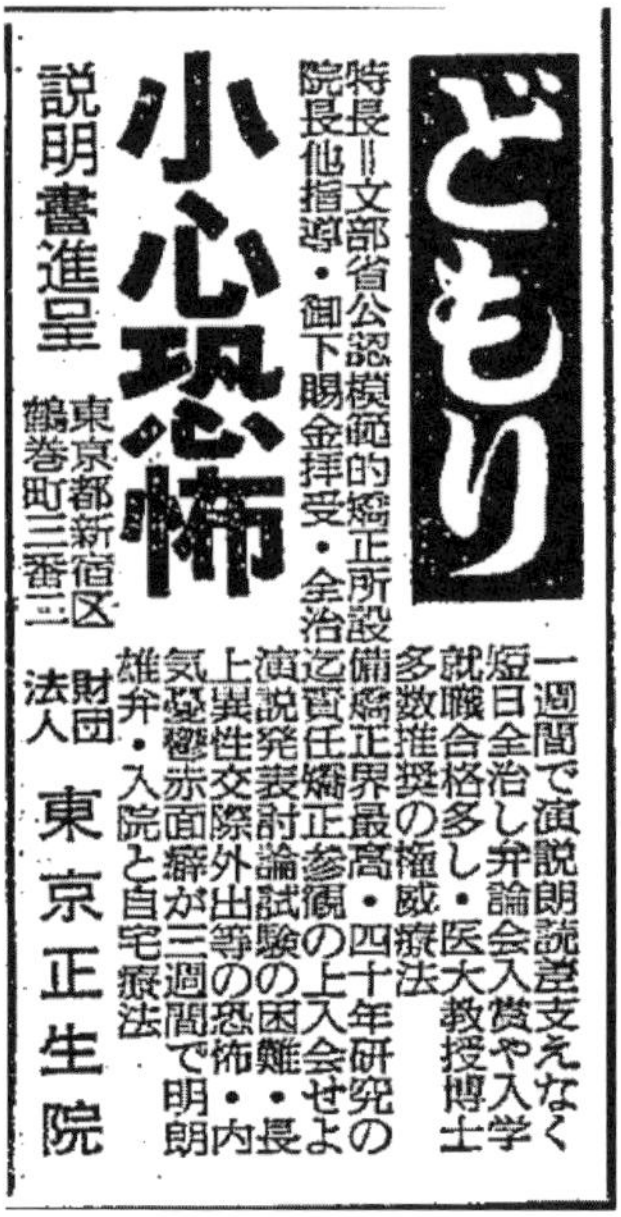


図 2「財団法人 東京正生院」の広告
（『読売新聞』1957/12/12 8面）

「文部省公認模範的矯正所設備」も備えた「財団法人東京正生院」は、『読売新聞』では一九三八年～八〇年にかけて、『朝日新聞』では一九三八年～四二年にかけて継続的に広告を出稿し、その「権威療法」の有効性を宣伝している。精神科医の高橋徹は一九六〇年代の様子について、「いわゆる対人恐怖に悩む青年たちが医療機関に受診することは稀で、神経質の森田療法に関わる精神科医を除けば、一般の医師の目に触れることは少なかった」（髙橋 2011 58）と述べている。「対人恐怖に悩む青年たちは、民間のいろいろな非医療施設に悩みの解決を求めて集まっていた」（髙橋 2011 58）といい、新聞や雑誌の広告をみて全国から集まった青年たちが、小心や吃音を矯正する各種学校に寄宿していたという。

これまでみてきたように一九五〇年代〜七〇年代にかけては、精神病院のインフラの拡充を受けて、外来の精神科や神経科の規模も拡大し、従来の「精神病院」とは異なる雰囲気をまとった、身近な相談先としての医療機関も徐々に現れ始めた。[21] しかし、診療報酬などの制度化の遅れや、競合するものとして医療機関外でのセルフケアや民間療法もあったことから、診療所の経営は依然として厳しい状態が続いた。

## 4 広がるメンタルクリニック

診療報酬は、保険医療機関と患者（被保険者）のあいだで自由に決められるものではなく、厚生大臣／厚生労働大臣が定めるところにより算定される。そのため、すでに診療報酬の対象となったものでも、病院や診療所経営のさらなる安定のためには、点数の引き上げが必要だった。そして、これもうまくいった。一九七二年に精神科通院カウンセリング料（四〇点）が新設されて

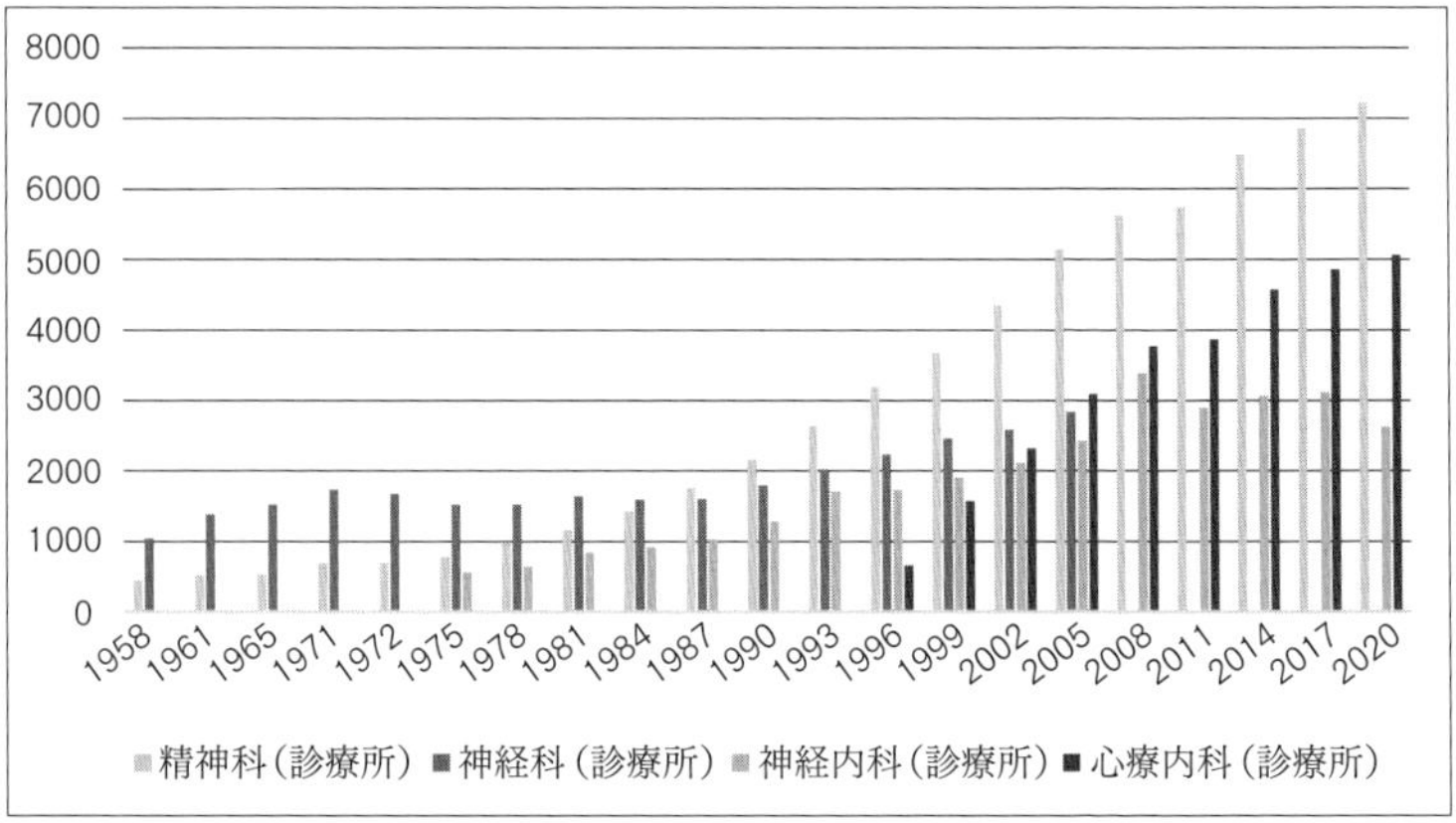


図３　精神科・神経科・神経内科・心療内科の診療所数

以降、一九八一年には二〇〇点に増額、一九八八年には病院が二三〇点、診療所が二四〇点に増額された（西村ほか 1999、窪田 2018）。一九九〇年には、精神科通院カウンセリングに代わって、精神科通院精神療法（三〇〇点）が新設された。この診療報酬は以降も小刻みに増額され続け、一九九七年には三九二点に達した。診療報酬の引き上げに呼応するかたちで一九八一年頃から、主に精神科を標榜する診療所の数が増え始めるようになる（西村ほか 1999、厚生労働省 1996-2020）[22]。

一九八一年には一一五九軒だった精神科診療所は、二〇二〇年には七二二三軒と約六・二倍も増加しているほか、一九九六年に医療法の診療科名として認められた心療内科も、一九九六年の六六二軒から二〇二〇年には五〇六三軒と約七・六倍の増加を示している。神経内科についても、一九八一年の八四八軒から二〇二〇年には二六一三軒と約三倍に増加した。神経科も一九八一年～二〇〇五年にかけて漸増傾向を示していたが、二〇〇八年の医療法の改正にともない、神経科の診療科名の広告が認められなくなった。[23] そのため神経科の標榜は、他の診療科名の標榜に代替された部分も大きく、この変更が診療所数にも影響を及ぼしていると推察される。ただし、標榜科目の規制対象は、あくまで対外的な広告であり、病院内での表示やホームページ上の記載は対象外となった。そのため、たとえば「メンタルヘルス科」などの科をホームページに記載することは可能となる。また、医師であれば、他の標榜科目（麻酔科を除く）を二つまで追加で標榜することができるため、たとえば精神科、神経内科、心療内科の三つを標榜することもできる（藤本 二〇一四）。そのため、診療所数の増加の詳細は、残念ながら曖昧な部分も残るが、この時期に雨後の筍のごとく増えた事実は否めないだろう。

九〇年代以降の日本の精神科診療所の増加の端緒として、第一に挙げられるのは、一九八四年に起きた宇都宮病院事件（精神病院の看護職員らの暴力により患者が死亡した事故）である（小俣 2018）。同事件を機に、入院中心の日本の精神医療に対する批判や患者の人権問題への社会的関心が高まり、精神障害者の社会復帰の促進を内容に含む精神保健法が一九八七年に施行されるにいたった。外来で患者を診るための受け皿の拡充が求められたといえよう。

第二の要因として、「神経症性障害、ストレス関連障害及び身体表現性障害」と「気分〔感情〕障害」の患者数の増加が挙げられる。患者数の増加の社会的背景として、一九九〇年代以降のうつ病の流行があるが、その詳細については医療人類学者の北中淳子の研究（Kitanaka 2011、北中 2014）に詳しい。一九八二年の日本航空三五〇便墜落事故（機長の精神異常が問題視された事件）後、

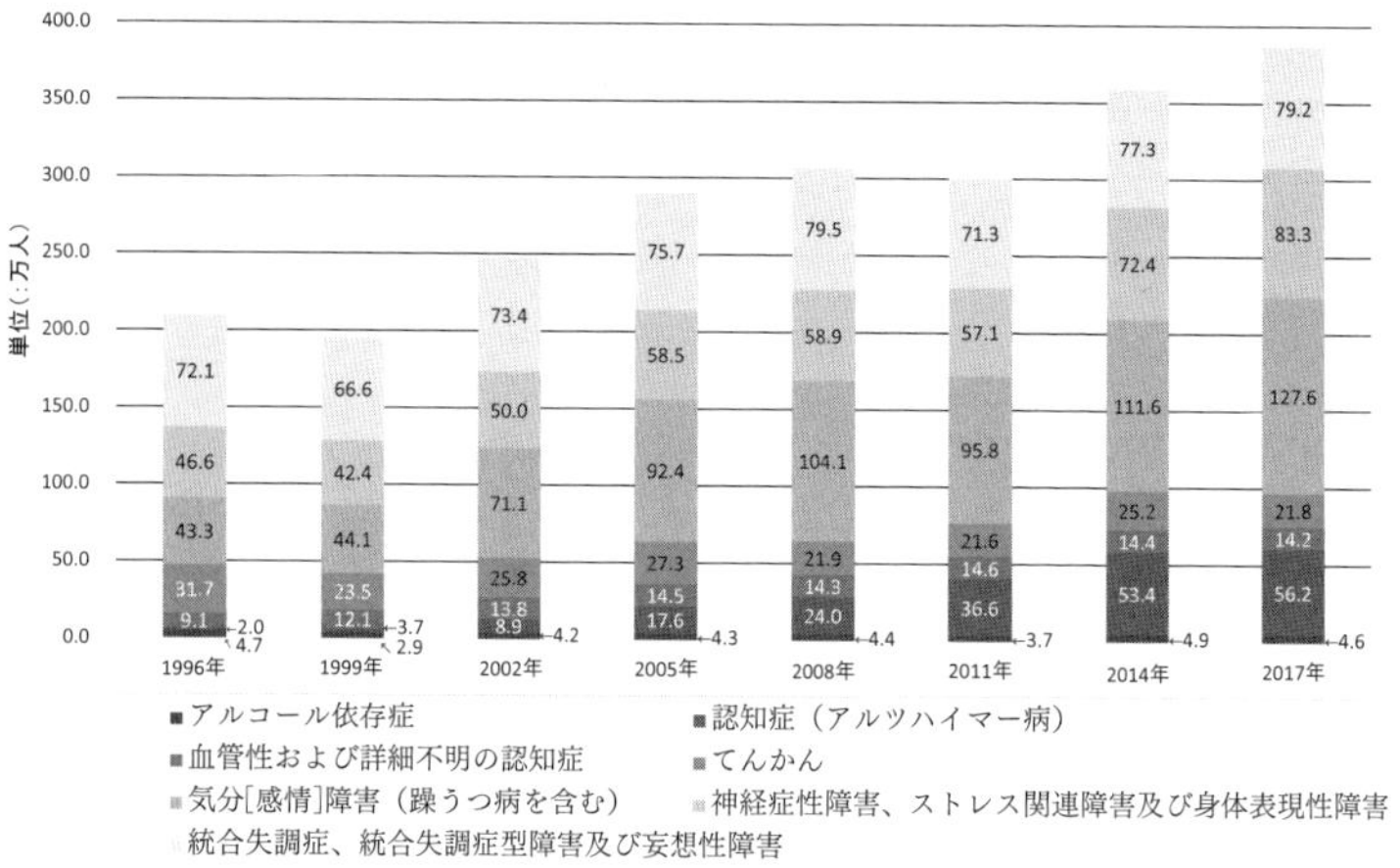


図４　精神疾患を有する総患者数の推移（傷病別内訳）[24]

産業精神保健に対する社会的関心が高まり、当時の労働省も「職場における心の健康づくり」の指針の策定や関連法案を改正するにいたった。同時期には「過労死」という言葉も創出されるとともに、労働環境や職場環境から生じるうつというイメージも強まり、「精神病から**メンタルヘルス**へのシフト」（Kitanaka 2011 8）がもたらされた。一九九一年には電通事件（当時二四歳で電通の社員だった男性が自殺したことに対して、遺族が電通側に損害賠償を請求する裁判を起こした事件）も起こり、一連の裁判を通じて、過労および過労自殺に対する社会的関心が九〇年代を通して高まっていった。これに併行して、産業精神保健の拡充が進められていき、一九八五年には職場のストレスから生じた心身症状、主婦の抑うつ、子どもの登校拒否などの「心の健康」をめぐる問題を扱うことを目的とした日本精神衛生学会が設立されるにいたった。さらに一九九三年には日本産業精神保健学会が発足したほか、一九九五年には日本産業ストレス学会も発足している。

その他の要因として、「一九九五年の阪神大震災および地下鉄サリン事件を機に心的外傷後ストレス障害（PTSD）概念が一般に普及したこと」や、精神疾患について「二〇〇一年に世界保健機構（WHO）が『反スティグマ・キャンペーン』を大々的に行ったこと」も指摘されているが、とりわけ「二〇〇〇年に至って選択的セロトニン再取り込み阻害薬（SSRI）やセロトニン・ノルアドレナリン再取り込み阻害薬（SNRI）などの新世代抗うつ薬が発売されたこと」は広く社会的な関心を集めた（小俣 2018 7）。精神科医の冨高辰一郎は、イギリスの精神医学者のデイヴィッド・ヒーリー（一九五四〜）などの議論を引きつつ、一九九九年以降のうつ病患者の増加と抗うつ薬市場の拡大に関連があることを示唆している（Healy 1997 = 2004、冨高 2010）。このなかでは、製薬企業がうつ病の啓発や広報において主導的な役割を果たした結果、一般の人々がうつ病の病識を持ちやすくなり、受療行動が促進されたという考察がなされている。また、当時のSSRIやSNRIの四大製造元である欧米の主要な製薬企業も、日本市場の開拓に積極的であったことも指摘されており、各社は市場競争が激化し飽和状態となった自国市場の〈外〉を積極的に目指す傾向があった（Applbaum 2006）。SSRIやSNRIは、従来の抗うつ薬や抗不安薬よりも副作用が少なく、効果や安全性も高いとされたことから、新たにうつ病や不安障害の薬物療法の第一選択薬として推奨され、健康保険の適用対象にもなった。

精神科診療報酬の相次ぐ引き上げ、うつ病患者の増加、製薬産業の市場開拓の活発化など、一九八〇年代〜九〇年代は精神科診療所にとって「追い風」とも呼べる状況が続いたともいえる。

一方で、それでもなお経営難の状態から脱却しきれなかった診療所も少なからずあった様子もみられる。たとえば、「精神科医院の経済効率は今のところそんなによくない。働きの割りには収入が少ない」（笠原 1982 v）という当時の精神科医の証言も確認できるほか、浜田晋も診療所の経営をなんとか軌道に乗せるための指南書（浜田 1991）を刊行している。

精神科診療所の生き残り戦略として、まず挙げられるのは、診療所の名称を工夫することで受診の間口を広げたことである。「メンタルクリニック」という言葉の創出も、試行錯誤の結晶の一つであるともいえよう。日本で初めてメンタルクリニックの名を冠した医療機関を調べるのは容易ではないが、「日本精神神経科診療所医会会員名簿（一九八二年一〇月現在）」をみてみると、名簿中に唯一、神奈川県横浜市にあったとおぼしき「ときわメンタル・クリニック」の名前を確認できる（朝日新聞社「モダンメディシン」編集部 1982）。なお、名簿中に「○×診療所」「○×クリニック」「○×医院」といった表記で特定の診療科名を記載しないもののほか、「神経科」や「神経内科」を標榜した診療所やクリニックを多く確認できた。「精神科と書くとまず患者は来なくなるという。患者さんの内には精神科という名前だけは外に出さないでくれ、という声もある。神経科と書いてもひっかかる。神経内科だったらひとまず安心ということになるそうである」（朝日新聞社「モダンメディシン」編集部 1982 237）という当時の精神科医の発言も残されている。このほか、心療内科という言葉も広く用いられ、専門領域は精神科であるにもかかわらず、心療内科の看板を掲げる医療機関が後を絶たないことに、日本の心療内科の礎を築いた精神科医の池見酉次郎《ゆうじろう》[25]（一九一五～一九九九）が憂慮する様子もみられ、これについて池見は「ノイローゼの患者さんたちが精神科を訪れやすくすることに役立っている面」（池見 1973 ii）があると一定の意義を認めつつも、心療内科の専門性が曖昧になることには苦言を呈している。そして現代も、「こころのクリニック」や「ストレスクリニック」といった新たな言葉が編み出されている。

また、診療所の立地にも工夫がみられる。一九七四年に東京都の上野に精神科診療所を開業した浜田は、人目を忍んで入りやすい「あまり表通りにない」場所が診療所の立地に適しているとしたうえで、それを「『質屋』のある場所」に喩えている（浜田 1991）。また、経済地理学者の神谷浩夫は「1）精神医療政策の転換の事例として、2）迷惑施設の立地問題として、3）ストレスに満ちた現代の都市生活に必須の装置として」（神谷 2002 224）精神科診療所の立地を分析し、その大都市への集中傾向を指摘したうえで、ターミナル駅（繁華街）指向とビル入居指向の強化を指摘する。[26]

多くの人が行き交う都会の雑踏のなか、仕事帰りに誰かにみられることなくふらっと立ち寄れるようなメンタルクリニックといったイメージは、一九九〇年代頃からうかがうことができる。一九九八年の雑誌『ＡＥＲＡ』（11月9日刊行）の記事「心の風邪に駅前クリニック　ストレス時代の気軽な精神科」には、当時の東京でクリニックが増加する様子が描かれている。記事中には、出世に悩む銀行員、パソコン作業に難儀する中年の会社員、子育てに不安を抱える主婦らがクリニックに通い始める様子のほか、「コンビニ感覚」で受診する「若い人」の存在も示されている。その悩みも「精神病というより、ノイローゼ、神経症といった部類」に入るものが多く、「そこにも入らない人生相談といったらいいようなものも少なくない」という精神科医のコメントも引かれている。

精神科医の大平健（一九四九〜）も、著書『豊かさの精神病理』のなかで、精神科診療所を受診する人々、特に若年層の「精神病理」について考察している。当時の診療所の様子について、「以前には、この種の〈患者〉は外国人、殊に欧米の富裕な人に限られていたのですが、近頃は日本人の〈患者〉がとても多くなった」（1990 2）というが、患者の語が山括弧でくくられているように、ここでいう〈患者〉は、「精神医学の新しい領域」に属する患者であり、〈よろず相談の患者〉として位置づけられている。〈よろず相談の患者〉には「病気らしいところがないこと」のほか、〈モノ語り〉の人びとであるという特徴があるという。〈モノ語り〉の人びとは、診察室でブランド物のバッグや高級車などの〈モノ〉については饒舌に語れるにもかかわらず、友人や家族、職場の同僚といった〈ヒト〉については寡黙になってしまう、すなわち〈ヒト〉がもつ感情や人間関係の機微に思いをめぐらすことができないという特性ももつ。大平いわく、ここに「豊かさの精神病理」があるという。ただ、一九九〇年の翌年にはバブル崩壊が起こったこともあり、かつての日本社会の「豊かさ」の残照が描かれているという印象もぬぐいきれない。

そんな九〇年代の診療所では、経営を軌道に乗せるためにさまざまな創意工夫がなされ、新規参入がしやすいという特徴は開設の追い風となった。精神病院の開設には数億から十数億円を要するのに比べ、小規模の診療所の開設は「一桁から二桁ちがう」といい、「開業しやすい……誰でもやろうと思えばできるもの」、「手持ちのお金は全然なくても始められる場合」も少なくなかったという（浜田 1991 106-107）。診療所に意匠を凝らすケースもみられ、「窓が大きくて、外資系企業のオフィスといった明るい雰囲気」、「クリムトの絵」、「イタリア製のソファベッド」を備えた「先輩のクリニックを参考」にした診療所も紹介されている（朝日新聞社「モダンメディシン」編集部 1998 58)。

さらに、都市部を中心に診療所の数が増えるにつれて、市場競争に近い性質が強まっていく様子もみられ、広報や宣伝の強化の必要性も指摘されている。精神科医の松園りえこによれば、ホームページをみて来院する患者も多いことから、その作成やデザインには工夫を要するという。[27] さらに、「メンタルクリニック」や「カウンセリング」などのキーワード検索がなされた場合には、クリニックのホームページが上位に表示されるようにする、ブログを通じた情報発信やメールマガジンの配信、SNSの活用なども有効な方法として紹介されている。このほかにも、精神科医の監修のもと、「メンタルクリニック」や「心療内科」について解説した、ゆうきゆう『マンガで分かる心療内科』（2010-）などの漫画やウェブコミックも公開され、冗談やギャグも交えた親しみやすい情報発信もなされてきた。

個人経営と医療法人経営という観点から精神科診療所をみた場合、法人化のメリットやデメリットにはさほど差がないという精神科医の見解もあるものの（岡本克 2015)、巨大化した医療法人が運営する精神科診療所の拡大が、個人経営の診療所の脅威になることもあるという。たとえば精神科診療所を個人で経営する精神科医は、「資金にまかせて拡大してくる『チェーンクリニック』に患者さんを奪われ」（高桑・山田 2018 66）る可能性や、精神科診療所における「雇われ院長」の存在を指摘している。「雇われ院長」のなかには、患者数が増加しキャパシティオーバーになったクリニックの分院を経営する者や、医師以外の経営者が実質的なオーナーになったクリニックで診療する者もいるという。その様子については、「まず経営者がすべてを用意して、『雇われ院長』は勤務医同様、経営にはタッチしない。知らない間にピカピカだがコスパはかなり良い物件、一見豪華な内装、イタリア製まがいの椅子と机、BOSEのステレオ付のクリニックができあがる」（高桑・山田 2018 69）と説明されている。そこでは診療内容を決める医師の裁量はある程度認められているものの、特定の治療や経営の方針をもとにした何らかのノルマが経営者側から課されることもあるという。

むろん、すべての精神科診療所が積極的な情報発信や経営規模の拡大に勤しんでいるわけではなく、統合失調症をはじめとする精神障害者の地域移行の推進をめざす診療所や、復職やリワークなど企業との関係性が強い診療所もあり、その性質はさまざまである。ただ、現代的な意味での「メンタルクリニック」が成立するためには、「精神病」や「狂気」のような言葉がもつ重厚さや異質性を削ぎ落し薄めていく必要があったのであり、そのために「神経」や「メンタルヘルス」といった治療対象を表す語彙から、診療所の名称の工夫や雰囲気づくりにいたるまでの数々の〝婉曲表現〟の創出や工夫がなされてきたとも考えられる。

## 5 メンタルクリニックと現代

そして二〇二一年一二月一八日、メンタルクリニックで大変痛ましい事件が起こってしまった。大阪の中心街にある雑居ビルの四階で火災が発生し、二六名もの尊い人命が失われてしまった事件である。亡くなられた方々には心より哀悼の意をささげたい。火災は放火によるもので、患者として通院していた被疑者の六一歳の男も死亡した。現場となったのは、内科、心療内科、精神科を専門とする診療所で、「働く人のこころとからだのクリニック」という名称が含まれていた。クリニックでは「働く人」のためのリワークプログラムや復職支援が充実していたほか、「こころとからだ」という言葉からも、心療内科の診察に力を入れてきた様子がうかがえる。ここでは事件後どのようにクリニックや通院していた患者が描かれたのかという点をみてみたい。

当時の新聞記事をみてみると、「精神的な不調で休職し、職場復帰を目指す人や悩みを抱える人たちが多く通っていた」場所という記述（『毎日新聞』2021/12/19 27面）のように、ほぼクリニックのホームページ上の紹介文と同様の記述が多くみられた。クリニックの患者のコメントを掲載した記事もあり、「三年前からうつ病などの治療」を受けていた三九歳の男性と「以前から不注意によるミスが多かったり集中力がなかったりして、『なんでこんなに人と違うんやろ』と悩んできた」二二歳の女性（『朝日新聞』2021/12/19 29面）、「仕事で失敗が続き、二〇一八年夏、発達障害などの治療のためにクリニックを訪れた」四〇歳代の会社員男性（『読売新聞』2021/12/19 31面）、「虐待を受けて育った経験」がある「発達障害」の五〇代の男性、「不眠症などに悩む女性」、「うつ病で休職し、受診していた男性（五五）」（『毎日新聞』2021/12/19 27面）などが紹介されていた。

これらの記事を読むかぎり、仕事や成育歴、心身の不調といった誰しもが抱えうるトラブルを幅広く扱うクリニックとして、主に報道されていたことがわかる。そこには重度の精神疾患や「精神病」と呼称されるような、日常と断絶した病や問題を扱う「精神科」の雰囲気はなく、あくまで生活に密着した身近な場所として位置づけられていた。実際に出てくる言葉も「クリニック」や「心療内科」が圧倒的に多く、「精神科」という言葉はほとんどみられなかった。[28]

二〇二〇年以降の新型コロナウイルス感染症（COVID-19）の拡大、いわゆる「コロナ禍」との関連からクリニックとその患者を記述するインターネットニュースもみられた。

心療内科クリニックで起きた放火殺人事件では、行き場を失った患者らの支援という問題が浮上している。都心にあるクリニックは、心の不調を訴える働き手の社会復帰を支える場として信頼が厚く、八〇〇人以上が利用していた。〔中略〕厚生労働省の調査では、一七年の精神疾患の患者は約三四八万人で、〇五年の一・三倍に増えた。コロナ禍でうつ病や、うつ状態の人が増えたとのデータもある。メンタルの不調が原因で失業する人も多く、心療内科の役割は増している（Yahoo! ニュース「主要」『読売新聞』2021/12/22 7:09 配信）。

さらに、事件発生から一ヶ月が経った時には、ある精神科医による事件に関する「私見」が紹介されており、心療内科や精神科に対する偏見が強まることを危惧する声もみられた。

このような無差別殺人事件に共通するのは、「生活の困窮」「社会からの疎外」「ナルシシズム」（自己愛、自己顕示欲）「模倣」です。よって、こうした犯罪は、また起こる可能性があります。

そこで私が懸念するのが、事件の舞台になった心療内科、精神科などに対する世間の偏見が強まることです。現在の日本には、どこの街にも心療内科や精神科のクリニックがあり、多くの患者さんが通院しています。

かつて「精神病」と呼ばれた病《やまい》を「統合失調症」とし、「適応障害」や「PTSD」などの心理的なストレスが主な原因と考えられる病を「こころの病」と呼ぶようになって、患者は増えました。また、診療所は「こころのクリニック」と呼ばれるようになりました。

しかし、ひとたびこうした事件が起きると、心療内科や精神科は〝犯罪予備軍〟の溜まり場のような偏見にさらされてしまいます。実際、大阪の事件後、そういう認識による取材を受けました（Yahoo! ニュース「主要」『zakzak 夕刊フジ』2022/2/18 6:30 配信）。

精神科や心療内科の特異性をことさらに強調するような報道も一部ではなされようとしていたのかもしれない。安易な一般化は避けられるべきだろうが、今なお精神科や心療内科に対する

「世間の偏見」への警戒や配慮の歴史は受け継がれており、ゆえにいかに誰しもこころの病にかかりうるかという点を強調する必要があるのだと考えられる。

ここまで、「メンタルクリニック」の原型が日本に誕生し、それが普及していき、こんにちの姿やイメージになっていくまでの一連の過程を追ってきた。いわば、医療者と患者が出会う場所、その〈箱〉がどのように形成されてきたのかをみてきたともいえる。

次章では、病院や診療所という〈箱〉の中身、すなわち人間のある状態や行動がどのように精神的な病であるとみなされ、それがいかなる意味をもちそこからどのような治療や対処がなされるのかという点について考えていくことにしたい。

第2章

# 不安定な医療化

## ——何を医療とみなすのか

## 1　反精神医学の系譜

一八世紀後半以降、精神疾患がなぜ発症するのか、その原因をめぐる議論が脈々と続き、生物学、精神分析学、疫学、精神薬理学、遺伝学、画像診断学などの分野でさまざまな研究がなされてきた。しかし、こんにちもなお、一部の疾患を除いて原因の大部分は明らかにされていない。特定の病因論にもとづいて疾患の器質的な病変を特定し、正確な診断を下すのが困難であるという点は、精神医学の弱みでもある。実際に健常者を「偽患者」として精神病院に送り込み、そこで幻聴が聞こえるという嘘の主訴を言わせ、ものの見事に精神科医が〝騙された〟という結果を導き出した、心理学者のデイヴィッド・ローゼンハン（一九二九〜二〇一二）による実験（Rosenhan 1973）は、まさにこの虚を衝いたものであった。[1] 同実験以前にも、認知行動療法の創始者の一人であるアメリカの精神科医のアーロン・ベック（一九二一〜二〇二一）も、診断の信頼性の低さを示した論文を精神医学の権威ある学術誌に発表している（Beck 1962）。一九七一年にはアメリカとイギリスで精神分裂病の臨床診断に関する大規模な調査が行われ、その結果、両国の診断方針には大きな乖離がみられたことも報告されている[2]（Kendell, Cooper & Copeland 1971）。

なぜこの時代、精神医学がその内外から非難されなければならなかったのか。まず挙げられる理由として、一九六〇年代前後に起こった反精神医学と呼ばれる運動の存在がある。反精神医学の詳細については数多くの研究（Shorter 1997 = 1999、立岩 2013、小俣 2020）があるため、ここでは最低限の記述に留めるが、そこでは精神病院およびそこに収容された「狂人」や「患者」に対する非人道的な処遇や権力の問題が提起された。一七世紀以降の精神病院の成立と、そこで「狂気」とみなされてきた対象や処遇の変遷を分析した、哲学者のミシェル・フーコー（一九二六～一九八四）の『狂気の歴史』（1961/1971 = 1975）、精神病院内の様子を観察して収容患者の生活を間近で仔細に分析した、社会学者のアーヴィング・ゴフマン（一九二二～一九八二）の『アサイラム』（1961 = 1984）、さらに、収容や入院の引き金となる「精神病」のラベリング（レッテル貼り）の影響を批判的に論じた精神科医のトーマス・サズ（一九二〇～二〇一二）の『精神医学の神話』（1961 = 1975）、社会学者のトーマス・J・シェフ（一九二九～）の『狂気の烙印』（1966 = 1979）などが代表的な研究として挙げられる。

反精神医学の切実さの一端を象徴するものとして、フーコーが精神科医にならなかった理由に関するエピソードが挙げられる（中山 1997）。フーコーは大学卒業後、サンタンヌ病院で実験心理学の研修医になり、そこで彼とほぼ同年代のロジェという入院患者と仲良くなる。ロジェは普段の生活では知的な青年であったものの、時に自己破壊的な傾向を示すことがあった。薬物療法も功を奏さず、このままでは自殺の危険性もあったことから、病院側はやむをえずロボトミー手術に踏み切る。フーコーはこの時の経験について、ある対談のなかで「いくら時間がたっても、あの苦悶に満ちた顔を忘れることはできない」（中山 1997 217）と語ったといい、[3] ある「精神疾患」が脳という身体の器質的な問題として〝解決〟されることはいったい何を意味するのかという、研究上の問いに取り組むようになった原動力のようなものがうかがえる。

患者に対する処遇に加えて、反精神医学の主要な問題関心となったこととして、医学という中立性や客観性を装いつつ、ある状態を精神疾患とみなし、治療や矯正の対象とすることの暴力性の告発がある。その前触れとなった出来事として、一九七二年のアメリカ精神医学会において、同性愛を精神疾患として扱うことの妥当性を検討するパネルディスカッションが開かれたことがある。会場には「Dr. H（匿名）」と書かれた演壇が設けられ、そこに覆面とかつらをかぶり、変声期で声を変えた精神科医（その正体はジョン・E・フライヤーだったといわれる）が登壇した。そこでは、性的指向を理由に解雇されるなどの差別的な待遇を受けた経験が語られたほか、ゲイの仲間内でも、自身の精神科医という職業が露見すると、精神科医への警戒心と恐怖ゆえにコミュニティからも追放されるという憂き目にあうため、ひた隠しにせざるをえなかった経験も語られた（Whooley 2019）。

精神医学の強制性、侵襲性、誰かを精神疾患を患う者として名指すことの暴力性は、たしかに強大なものであったが、一方で、不遇ながらもそのなかでなんとか居場所をつくり、生き延びようとした人々も存在した。この点についてはゴフマンの『アサイラム』（1961 = 1984）に克明に描かれている。ゴフマンは、精神病院を「全制的施設（total institution）」すなわち「多数の類似の境遇にある個々人が、一緒に、相当期間にわたって包括社会から遮断されて、閉鎖的で形式的に管理された日常生活を送る居住と仕事の場所」（Goffman 1961 = 1984 v）として記述し、それが患者の自由や権利を剥奪し、退院後の社会復帰さえも困難にするものとして批判した。病院側が患者に対して用いる戦略は「剥奪モデル」として分析されているほか、[4]入院するまでの経緯に関しても、必ずしも医療に関する理由だけではないことも示されており、社会経済的地位、逸脱の程度、患者を取り巻く人間関係、病院への交通の便などの「閲歴上の偶然的与件」に左右されることを強調している。一方でゴフマンは、患者が抑圧的な状況に適応していくために日々の生活のなかで用いる戦略や、そのなかで生じる医師や職員との攻防といった、患者のしたたかともいえる行動やふるまいについても分析している。[5]たとえば、苦境を乗り越えるための戦略として、施設が課す役割をあえて十分に果たさずに規則を攪乱することで自分の存在感を示そうとする「第二次的調整」や、入院生活にあえて最大限の満足感を得ようとする「植民地化（コロナイゼーション）」などの試みが記述されている（Goffman 1961 = 1984）。

考察や分析のスタンスは異なるにせよ、フーコーとゴフマンに共通する点としては、対象とするフィールドが「病院」であることがある。特に病院は、徹底的な監視と管理がなされる特異な環境であり、これはフーコーが『監獄の誕生』（1975 = 2020）のなかで提起した「パノプティコン（一望監視装置）」という権力装置にも共通する部分が大きいものである。パノプティコンとは、功利主義の思想で知られるジェレミー・ベンサム（一七四八〜一八三二）が設計した監獄の監視システムである。監獄の中央には監視塔が設けられ、監視塔からは周囲を取り囲む独房の中をすべて一望することができる。一方で、独房からは監視塔の中を見ることができない。結果、監視塔のなかに実際に監視者がいるか否かにかかわらず、囚人には常に見張られているという意識が植えつけられるようになり、やがて監視者が監視塔のなかにいようがいまいが、自分で自分の行動やふるまいを監視するようになる。パノプティコンは、現代の監視カメラなどのテクノロジー――カメラが本物であろうとハリボテであろうと、私たちは自らの行動を律している――にも通ずる部分が大きいが、精神病院に関しても、医療スタッフや設備から発せられる無数の監視の目が、患者の身の処し方に甚大な影響を与えることは想像にかたくないだろう。

反精神医学[6]は「終わった」ものではない（立岩 2013）。現代の日本の精神医療をみても、精神科病院の病床数は先進国のなかでも抜きんでて多く、精神科病院を退院し地域で暮らすようになるいわゆる脱施設化の遅れも指摘され続けている。[7]一方で、前章でみたように、精神医療には、その強権的かつ忌避されやすいイメージからいかに脱却していくかをめぐって、腐心してきた側面もある。そのためには、「精神病」や「狂気」といった狭義の精神疾患のみならず、日常生活のさまざまな問題を精神医療で扱うことが可能な問題に変換するための言葉や語彙が求められたのであり、これらもまた、批判的な見地から考察されるテーマとなった。

## 2　精神科診療所と治療対象の拡大――イギリスとアメリカの事例

反精神医学の視点は今なお重要性を残しているといえるが、一方で、そこで念頭に置かれているのは入院施設を備えた病院であり、診療所への言及はあまりみられない。では、病院から診療所に目を転じると、どのような地平が見えてくるだろうか。

1章でみたように、二〇世紀初頭の日本における市井の人々は、「精神病」を示唆する言葉を忌避し、代わりに「神経」の語を用いることが多かったが、同時代のフランスやドイツをはじめとするヨーロッパ圏も同様の傾向にあった（Shorter 1997 = 1999）。ただ、日本では「神経」が非常に多義的で、具体的に何を意味するのかが曖昧になりがちだったのに対し、ヨーロッパでは脳の器質的な異常、すなわち「神経疾患（nervous disease）」として捉えられることが多かった。この背景には「精神病は脳病である」という言葉を残したことで知られるドイツの精神医学者ヴィルヘルム・グリージンガー（一八一七〜一八六八）の学説が普及していたこともある。

同時代の欧米では、精神科の門戸を市井の人々に広く開放するという目的でも、「神経」関連の語彙が用いられることがあった。たとえばドイツの大学医学部では、「精神科外来診療（Clinic for Insanity）」から「心理・神経障害外来診療（Clinic for Psychological and Nervous Disorders）」への改称がなされたほか、個人経営の診療所でも「精神障害（mentally disturbed）」や「狂気（insane）」といった言葉の代わりに、「神経（nervous）」や「気分（mood）」が主要な治療対象として位置づけられた（Shorter 1997 = 1999）。また、アメリカでは、精神的な症状を中心に扱う精神科医と、身体的な症状を中心に扱う神経科医といったかたちで、専門領域や職掌、そこで扱われる主な病態を異にする診療所が開設された。ただ、当時診療所を受診できた人々は、経済的・時間的に余裕がある人に限られることが多かった。一例として、二〇世紀初頭のヨーロッパで人気を博し、神経衰弱の主要な治療法の一つとされた診療所や静養所での温泉療法は、アメリカへの導入も進んだ。しかし、温泉に加えて質の高い食事やサービスといった〝治療〟を享受できた人はごく一部の人に限られた。神経衰弱に悩んだアメリカ人の多くは、近所の薬局でアヘンやハーブ、電流を流す器具やマッサージ器などを購入して自己治療を試みることが多かったという（Tone 2009）。

一方で、イギリスに目を転じると、これまで述べてきた動向とは性質を異にする診療所の歴史を垣間みることができる。イギリスの診療所および精神科診療所の詳細については、社会学者のデイヴィッド・アームストロングの記述に詳しく、その考察はフーコーの「パノプティコン」の議論との関連から展開されている（Armstrong 1983）。ここで少々寄り道することになるが、後続する議論との関連から、イギリスにおける一般的な診療所の成り立ちと、そこから精神科診療所がどのように現れてきたのかについてみていきたい。

「診療所（dispensary）」がイギリスで急速に拡大したのは一九世紀の終わりであるとされ、この背景には結核の治療および介入の拡充が目指されたことがある（Armstrong 1983）。診療所は、結核の罹患が判明した人々の受け入れ先として機能した。このほかにも診療所は、無症状者、比較的軽症の者、感染者との接触者など、未発症の人々も対象とした診察やスクリーニングに近い検査を行う場所にもなった。さらに、必要に応じて患者を自宅、病院、サナトリウム（結核療養所）にふり分ける役割を果たしたほか、看護師たちは患者の自宅を訪問して体調や生活状況を把握のうえ、医師に報告し、療養に関する助言も行った。アームストロングによると、このような医学的な介入や戦略は、病院におけるパノプティコン型の管理とは異なる部分が大きいという。

診療所は、社会全体へのパノプティコン・ヴィジョンの拡張だった。一方で、パノプティコンの権力行使を特徴づけていた隔離と排除という儀式を、診療所が否定したという点では、その原理を異にした。社会的な身体が不断に監視されることを求めて、診療所はそのまなざしを正常な人々に向け、早期発見を確立し、適切な行動や関係性について助言し、異常になりうる人々を十分に把握することを可能にしたのである（Armstrong 1983 9）。

現時点での〝正常者〟のなかから〝潜在的な異常者〟を早期に発見し介入していくという診療所の戦略は、神経衰弱の予防と早期介入という精神医学の領域にも応用された。イギリスでも一九世紀末以降、国民の「精神不安定（mental instability）」の問題が注目されるようになり、二〇世紀初頭には、「神経」の病は医療の領域で扱うべきものとして位置づけられていった。[8] この問題に対処した象徴的な医療機関が、タビストック・クリニック（Tavistock Clinic）である。タビストック・クリニックは一九二〇年に、精神科医のクリクトン・ミラー（一八七七〜一九五九）がロンドンに設立し、精神療法をシステマティックに提供するイギリス初のクリニックとなった。[9] クリニックは、経済的な理由から私立の医療機関を受診できない人々を積極的に引き受け、医療スタッフも一部の例外を除いて、寄付金や補助金を元手に無償ないし僅少な報酬でサービスを提供した（Dicks 1970/2014）。クリニックでは精神病の予防が特に重視され、神経科医、一般医、総合医といった専門職が、精神科医があまり扱ってこなかったような比較的軽度の心身の不調を新たに扱うようになった。また、臨床では、必ずしも精神疾患とみなされてこなかったような人間の心理全般の問題が扱われることが目指され、精神医学と心理学（精神分析）の接合も試みられてきた。具体的には、オーストリア精神科医ジークムント・フロイト（一八五六～一九三九）が創始した精神分析（心的外傷や夢などに代表される無意識が精神疾患や症状を作り出すと考え、患者の無意識にあるものを分析し、そこへの働きかけを試みる治療理論）をベースとした精神療法が展開されていったほか、身体と精神の不調を不可分のものとして捉える心身医学的なアプローチも試みられてきた。

これとともに、一九二〇年代のイギリスでは、心身の疲弊を主な特徴とする「神経衰弱（neurasthenia）」という言葉は徐々に使われなくなり、代わりに「神経症（neurosis）」という言葉が多く使われるようになった。「神経症」は老若男女、誰もが苦しみうる心の不調や苦悩を総称する言葉としても用いられ、第一次世界大戦終結から第二次世界大戦勃発までの不安定な時代、タビストック・クリニックには多くの人々が殺到し長蛇の列をなしたという（Dicks 1970/2014、Armstrong 1983）。一九五一年以降の戦後の時期になると、クリニックはタビストック人間関係研究所[10]（Tavistock Institute of Human Relations）との提携関係を深めるようになり、ある集団内の人間関係やそこから生じる心の機微を「集団療法（group therapy）」として調整する実験的な手法が開発されたほか、七〇年代にかけては「医療」の境界を超えて、地域、家庭、子どもや青少年の生活空間へと活動の場を広げるにいたった。

これまでみてきたような「精神病」の概念の拡散と、精神医療の治療や実践が行われる場所の拡張という現象は、アメリカにもみることができ、社会学者のピーター・コンラッド（一九四五

〜）とジョセフ・W・シュナイダー（一九四三〜）の記述に詳しい。一九六〇年代以降、アメリカでは精神障害の予防や地域社会での治療的介入を目指す地域社会精神医学が発展した。これを受けて、精神病院の「内側」と「外側」をつなぐ中間領域となる、地域社会精神保健センターなどのインフラも拡充するようになった。[11] 地域社会精神医学は、「狂気」とみなされていたような伝統的な精神病に加えて、物質依存や子どもの逸脱行動のほか、家庭内トラブルや失業といった生活上の諸問題も扱うようになり、これについて彼らは「精神病の概念の枠を押し広げ、人間の諸問題に対する精神医学的な治療を拡大することになった」（Conrad & Schneider 1980/1992 = 2003 131）と評している。

## 3 「パーソナリティ」から「精神疾患」への転換——DSM革命と脳神経化学の興隆

アームストロングの言葉でいう、診療所や外来の精神医療機関を介した「社会全体へのパノプティコン・ヴィジョンの拡張」という社会の変化、すなわち精神疾患を治療する医療機関があることを前提に、受診の必要がありそうな人を見つけるという習慣が普及していくことに対して、社会学では数多くの警鐘が鳴らされた。エスノメソドロジー[12]と呼ばれる方法論では、ある特定の人々の問題行動や慣習からの逸脱（ルール違反）が、周りをとりまく人々の解釈や記述を通じてどのように「精神病」という〝現実〟になっていくのか、そのプロセスが考察されるようになった。

たとえば、「一人暮らしの隣人が深夜に叫び声を上げる」「その隣人はいつも全身真っ赤な服を着ている」という話をあなたが友人から聞いた時、どんな人物像が思い浮かぶだろうか。おそらく、多くの人は常人とはどこかちがう、異様な人物像を思い浮かべるだろう。このように、「精神病」という〝現実〟がつくられるには、それに先んじて、さまざまな会話やエピソードの伝達がなされることが多く、この時に用いられるメソッドを解明すること――場合によっては告発すること――を目標の一つに掲げたのがエスノメソドロジーであるともいえる。その創始者と目される社会学者のハロルド・ガーフィンケル（一九一七～二〇一一）も、精神科医向けにエスノメソドロジーの概念や方法を解説した論文を著しているほか（Garfinkel 1956）、その後の研究においても、日常生活のなかでつくられる「精神病」というテーマが引き継がれてきた（Smith 1978、Palmer 2000）。

一九六〇年代には、社会学者のハワード・ベッカー（一九二八～）によってラベリング理論と呼ばれる逸脱行動に関する理論（Becker 1963/1973 = 1993）も展開され、その後の社会学に大きな影響を及ぼした。ラベリング理論では、犯罪や違法薬物の使用といった逸脱の原因をその人の個人属性や社会的な位置――パーソナリティ、動機、経済的地位など――に求めるのではなく、中身のわからない瓶にラベルを貼って中身を表示するように、「逸脱」というラベルを特定の行動に貼付するからこそ、「逸脱」が「逸脱」として成立すると考える。この観点からみると、精神疾患という「現実」も、精神疾患というラベルをその人に貼るからこそ成立するということになる。そのため焦点となるのは、誰が誰に、どのようにラベルを貼るのか、そしてその帰結としてどのようなことが引き起こされるのかといった、一連の相互作用のプロセスとなってくる。ラベリング理論の反権威的な研究姿勢は、公民権運動やベトナム反戦運動が盛り上がった同時代のアメリカ社会を背景に熱狂的に受け入れられた（南 2012）。

ラベリング理論の考え方を医療の分野に応用して展開されたのが逸脱の医療化論[13]であり、その嚆矢となったのが、先に言及したコンラッドとシュナイダーによる著書『逸脱と医療化』である。同書のなかで医療化は、「非医療的問題が通常は病気あるいは障害という観点から医療問題として定義され処理されるようになる過程」（Conrad & Schneider 1980/ 1992 = 2003 1）として定義されている。医療化の事例として扱われているものとしては「精神病」のほか、アルコール依存症、アヘン嗜癖、子どもの非行や多動症、同性愛、生来性犯罪者などが含まれ、その多くは器質的な疾患というよりも、精神疾患に比較的近いことがわかる。[14]

コンラッドとシュナイダー以降も、精神疾患の範囲および介入対象の拡大という問題は繰り返し提起され続け、その内容も注意欠陥障害（DeGrandpre 1999）、うつ（Healy 2003 = 2005、Horwitz & Wakefield 2007 = 2011、冨高 2010）、社交不安（Lane 2007 = 2009）、死別の悲嘆反応（Frances 2013 = 2013）など多岐にわたる。また、日本でもうつ病の診断範囲の拡大を批判的に論じる「擬態うつ病」（林 2001）や「新型うつ」（中嶋 2012）などのコンセプトが示されてきた。ただ、これらの書籍の著者には精神科医や精神医学者が少なからず含まれており、逸脱の医療化のような精神医療の〝過剰さ〟の批判や論難は、必ずしも社会学の専売特許のようなものではないことがうかがえる。

では、なぜ精神医療の専門家が一部ではあるにせよ、自らが依拠するはずの精神疾患の名称や診断の妥当性に懐疑的な姿勢を示すのだろうか。主に明治期から一九七〇年頃までの精神疾患の流行の変遷——二〇世紀初頭の神経衰弱や一九五〇年代〜七〇年代にかけてのノイローゼなど——を分析した佐藤によれば、精神医学というシステムには、その内部にいる専門家が、自分たちがこれまで行ってきた実践を批判的にふりかえる性質があり続けたといい、この仕組みがシステムの存続に寄与してきたという（佐藤 2013）。このプロセスのはじめには、精神医学者や精神科医といった専門家がメディア上で特定の精神疾患に関する情報発信を積極的に行う段階があり、うまく人口に膾炙するようになれば「流行」という現象が引き起こされる。しかし、ここでポイントとなるのはマッチの後にはポンプも使用されるということである。やがて流行が延焼し、いわば〝猫も杓子も〟病気であるといった状態になってくると、それは診断のインフレーション、乱用や誤用ということになっていく。すると、診断基準をこれまでよりも厳密にすべきという主張が、精神医学の内外から声高に叫ばれるようになっていく。このように精神医学には、ある種の自浄作用のような働きがある——あるいは「自浄作用」という一種のポーズであるといえるのかもしれない——とともに、精神疾患に関する語彙や診断基準の現状をより〝適切な〟ものに刷新していくダイナミズムも、これを支えてきたといえよう。

さらに、精神医学をめぐる語彙のみならず治療技術や技法もまた、不断の刷新の歴史を繰り返してきたのであり、社会学者のオーウェン・ウーリーは、精神医学の歴史を「熱狂／失望のサイクル（hype/disappointmen: cycle）」として描き出している（Whooley 2019）。それは繰り返しの歴史にほかならず、ある時期に「無知（ignorance）」とされていたもの——精神疾患の発症のメカニズムや有効な治療法の確立など――に対して、その克服を謳う新たなパラダイムや治療技術が「発明（invention）」されることが、二〇世紀後半～現代にかけて、断続的に幾度も繰り返されてきた。これらの「発明」は、一定期間は熱狂的に受け入れられるものの、時が経つにつれて疑念の提起というかたちで新たな「無知」が露呈していく。そこで「無知」をさらに補填するかたちで、新たな「発明」が登場するといった、精神医学には医学のなかでも固有のサイクルがみられるという。今では悪名高い「発明」とされるロボトミーも、開発されて間もない頃は精神病に苦しむ患者を救済する技術として、希望をもって受け容れられていた。歴史が下って一九九〇年代には、精神医学も含む脳科学研究を推進するアメリカ大統領宣言「脳の一〇年（Decade of the Brain）」がなされ、脳科学の急速な進展や精神障害の治療に対する期待が高まったが、期待通りの成果を上げるにはいたらなかった。二〇一〇年の『Nature』誌には、遺伝学的研究や脳のイメージング技術を背景に精神疾患の予防的介入の重要性を強調する「精神障害のための一〇年（A Decade for Psychiatric Disorders）」の名を関する記事も華々しく掲載されたが、こちらも期待通りの成果は実らず、精神障害を引き起こす遺伝子などのバイオマーカーの発見にはいたらなかった（Rose 2019）。

こうしてみると、「反」精神医学であること、精神医学の現状に「反」していくことは、いわば「ここではないどこかへ」という曖昧ともいえる希望でもって、精神医学が生き延びていく原動力の一端をなしているとも考えられる。しかしそれでもなお、決定的な転換点となった出来事、既存の精神医学から大きく離反する動きが生じたことがあった。

一九八〇年、アメリカ精神医学会が発行している『精神疾患の診断・統計マニュアル(Diagnostic and Statistical Manual of Mental Disorders : DSM)』が改訂され、第三版（DSM-Ⅲ）が刊行された。DSMは「精神医学のバイブル」と形容されることが多いが、実際には、診断や治療方針の決定といった日々の業務を精神科医が行っていくための実用的なマニュアルという性質が強い。そして、この第三版の改訂は精神医学史において象徴的な出来事として位置づけられる。[15]

その理由として第一に、精神疾患を理解し記述しようとする際に依拠する言語体系が抜本的に見直されたことがある。これ以前のフロイトの流れを汲む精神分析のモデルにおいては、精神疾患（特に神経症）は患者の幼児期の生活史などに起因する心的葛藤から生じると主に捉えられてきた。しかし、先にみたローゼンハンの実験に代表されるように、医師によって病名や診断名が異なりやすい点が、診断の妥当性や信頼性に対する疑念として提起されるようになった。そのためDSM-Ⅲ以降は、個々の疾患に関する情報の蓄積が集中的に行われ、疾患を定義する特徴を項目ごとに記した基準にもとづく操作的診断が方針として固められていった。たとえば、これまで用いられてきた「神経症」という病名も、気分障害、不安障害、身体表現性障害などの個々のカテゴリーおよびその下位カテゴリーに分離・分類されるようになった。気分障害であれば、「興味あるいは喜びの喪失」「不眠」「自殺念慮」などからなる九項目中五項目以上に該当すると「大うつ病性障害」という診断が一般的になされるようになった。正常と病理を明確に線引きしたうえで、個々のカテゴリーに分類する基本的な立場は、二〇世紀のドイツの精神科医で、自然科学的な研究方法と疾病の分類を重視したエミール・クレペリン（一八五六〜一九二六）の名前を冠して「新クレペリン主義（neo-Krapelinian)」とも呼ばれる（Decker 2007)。

第二に、精神疾患が発症するメカニズムに関する説明も見直されたことがある。一九八〇年を転機に、これまでの無意識の葛藤や抑圧された欲望といった心因にもとづく説明に代わって、新たに重視されるようになったのは脳神経化学にもとづく説明であり、特に「神経化学的不均衡（neurochemical imbalance)」に関する仮説は人々の注目を集めた。仮説によると、うつ病や不安障害などの疾患の発症は、脳内の神経伝達物質の量が正常な範囲の閾値から外れ、バランスを崩すことによって引き起こされる。このような精神疾患に対する見方、ひいては人間観を社会学者のニコラス・ローズ（一九四七〜）は「神経化学的自己（neurochemical self)」と呼んだが（Rose 2001)、その成立の背景には、脳を部位ではなくより細やかな分子のレベルで捉えようとする「神経分子のまなざし（neuromolecular gaze)」があった（Rose & Abi-Rached 2013)。従来、人間の心理や精神の一時的な「状態（state)」と一定の恒常性をもった「特性（trait)」は区別され──一九二〇年代のタビストック・クリニックでは独自の試みもなされていたものの──、状態の治療に重きを置く精神医学と、特性の理解に重きを置く心理学というかたちで「すみ分け」がなされていた。しかし、「神経分子のまなざし」のもとに成立する神経化学的自己においては、異常と正常という従来の二項対立も截然と区切られたものではもはやなく、連続性をもったものとして想定されるようになる。その結果、神経伝達物質の量やそれを表す数値によって、「正常」と「異常」も測られるものとなった。さらに、誰もが「正常」の閾値から逸脱しうる可能性をもつという点では、一部の人ではなく万人が、潜在的な治療対象とみなされるようになり、そのリスクをいかにして制御し管理していくのかが焦点となった。

ＤＳＭ-Ⅲの改訂が精神医学および臨床に及ぼした影響[16]については数多くの考察がなされているが（Whooley 2010、Kitanaka 2011、大野 2014）、ここでは、精神科医の江口重幸（一九五一〜）の考察を引用したい。

ＤＳＭ的視点が形作ったもっとも大きな疾病観のシフトとは、中立的な用語によって明確にカテゴリー化された障害が、その診断基準を満たしさえすれば複数共存することが可能であり、しかもそれが本来の人物にいわば「外在的」に付着する障害であるという視点をもたらした点ではないかと考えられる。従来の精神病理学では、――おそらくは疾病の病因を脳の遺伝的な器質的疾患に求めたところから発想されたものであろうが――一種患者の人格に練り込まれた「内在的」な疾患であったものが、生物学的な基礎を持ちながらも、着脱可能な「外在的」障害に変化した点である。したがって、当人の外側に付着する障害や症状に焦点を当て、その主要症状に特異的に奏功する薬物療法で治療することが第一であり、それでも慢性化する障害にはその症状と認知的に折り合うようにさせ、心理・社会的なリハビリテーションを処方するという、きわめてわかりやすい図式化が出現した。こうした発想からすると、かつての精神療法や精神病理学的アプローチは、「内在化」した人格全体を扱おうとするために、当事者や家族のいわば「道徳的《モラリスティック》」な内的部分に立ち入ることになり、かえって忌避される傾向を生み出している（江口 2019 285-286）。

疾病観や障害観の具体的な変化の例として挙げられているのは、神経症のほかにも、内因性精神病や病前性格、メランコリーなど、その人に内在する病として捉えられてきた「うつ(depression)」があり、うつもまた、先にみたように一九九〇年代以降は「うつ病」という時代の病となった。刻苦勉励の生涯を通じて乗り越えていく苦悩としての対人恐怖も、二〇一〇年前後に人口に膾炙するようになった診断名「社会不安障害(social anxiety disorder)」などに徐々に置換されるようになった。

そして、着脱可能な「外在的障害」という視点は、特定のカテゴリーで捉えられる診断名に結びつけられ、やがてそれは障害を取り除きたい、解放されたいと切に願う人々の「需要」も喚起した。

## 4 「抗うつ薬の時代」——精神科薬物療法

精神医療に対する「需要」が沸き起こった背景には、一九八〇年代以降の市場経済の影響下にて医療全般に起こった転換、「医療化を推進するエンジンのシフト(the shifting engines of medicalization)」(Conrad 2005)が生じたことがある。従来の医療化論では、医療化の普及や進行に際し、基本的には医療専門職が主導的な役割を果たすものと想定されていた。一方で、新たな医療化論では、製薬産業やバイオ産業といったアクターが注目されるようになり、これらが一般の人々を対象に特定の医療サービスに関するマーケティングやPRを行うことで、医療に対する需要が喚起される局面、すなわち「自分で医療化すること（self-medicalization）」（Conrad 2005）に関心が向けられるようになった。コンラッドの著書『社会の医療化（*The Medicalization of Society*）』（2007）の副題「人間の状態が治療可能な障害になっていく（*On the Transformation of Human Conditions into Treatable Disorders*）」にも端的に示されているように、これまでは治療できないとされていた「状態」が、新たに「治療可能」になったことが、商業的なメッセージとともに〝福音〟としてもたらされた。これには、薄毛治療や低身長のホルモン療法など、身体的な治療やエンハンスメントに近いものまで幅広く含まれるが、成人の注意欠陥多動性障害をはじめ、いわゆる精神障害も多く含まれている。[17]

これを象徴する出来事として、一九九〇年代のアメリカでプロザックという抗うつ薬の販売網が拡大し大規模な消費がなされたこと、いわゆる「プロザック・ブーム」がある（Kramer 1993 = 1997, Elliott 2003）。当時プロザックは性格や人格をより望ましいものに変える「魔法の薬」として持て囃され、その脳への作用は、うつや不安といった症状に埋もれてしまった「本来の私」を取り戻す、あるいは明るくポジティブな性格に生まれ変わることで、より充実した社会生活の実現を可能にするものとしてイメージされた。これを精神科医のピーター・クレイマー（一九四八〜）は「美容精神薬理学（cosmetic psychopharmacology）」と呼んだ。プロザック・ブームにおいても、先述した「神経化学的不均衡仮説」が積極的に語られ、その科学的な雰囲気や装い——これらのメッセージは製薬企業が発信することが多かった――は、薬効に対する人々の期待や変身願望を触発した（Jenkins 2010、Dumit 2012）。

プロザックは、通称ＳＳＲＩ（Selective Serotonin Reuptake Inhibitors：選択的セロトニン再取り込み阻害薬）と呼ばれ、一九九〇年代前後に登場した「新世代」の抗うつ薬の一種であるが、プロザック以外のＳＳＲＩも幅広い精神障害や症状に用いられた。たとえば同時多発テロ事件が発生した二〇〇一年のアメリカではパニック障害の診断数の増加にともないＳＳＲＩの処方が増えたほか（Healy 2004）、イギリスのグラクソ・スミスクライン社もＳＳＲＩの一種であるパキシルを、うつ病のみならず不安障害にも処方することを推進することで、異例ともいえる世界的な市場の拡大に成功した[18]（Horwitz 2010）。同社の日本法人も二〇〇七年に、不安障害に対するパキシルの追加適応を申請し、その後承認されているほか、その前の二〇〇五年にも、明治製菓がＳＳＲＩのデプロメールを、アステラス製薬がＳＳＲＩのルボックスに関して同様の申請を行い承認されている。このような製薬企業の動きは、薬剤の販売網の拡大のために、疾患に関する広報をみだりに行う「疾患喧伝（disease mongering）」（Moynihan 2002）として批判されることもあった。

一方で、二〇一〇年頃から抗うつ薬の市場規模の縮小傾向も指摘されるようになり、その兆候として、国際的な大手製薬会社の一部が精神神経薬の市場から撤退を表明し始めたことがある[19]（Rogers & Pilgrim 2014、Rose 2019）。この背景には、二〇一〇年代以降、主要薬の特許の失効およびジェネリック医薬品の販売が相次いだことがあるほか、一九八〇年代後半の新世代の抗うつ薬の開発に匹敵するような「ヒット作（blockbuster）」となる新薬が開発されなかったことがある。さらに、薬物療法の有効性に関しても比較的近年では、プラセボと比較した抗うつ薬の有効性や、かつて一世を風靡した「神経化学的不均衡仮説」の科学的な信憑性に対する疑念も示されつつある（Moncrieff & Cohen 2006、Fournier et al. 2010）。生物学的精神医学の代表的研究者であり、二〇一五年までアメリカ国立精神衛生研究所の所長も務めたトーマス・インセル（一九五一〜）も、生物学的精神医学の有効性に疑念を表明している（Rogers 2017）。

ただ、これをもって一九九〇年代から続いた「抗うつ薬の時代」（Healy 1997 = 2004）が終焉したとするのは早計ともいえる。日本に関していえば、二〇一〇年にイーライリリーおよび塩野義製薬から、SNRI（Serotonin and Norepinephrine Reuptake Inhibitors：セロトニン・ノルアドレナリン再取り込み阻害薬）[20]の一種であるサインバルタが販売され始めたほか、二〇一九年にはルンドベックおよび武田薬品工業から、従来のSSRIやSNRIと作用機序が異なるトリンテックス[21]の販売も開始されている。

## 「不安の時代」の残響

ここで忘れてはならないのは、「抗うつ薬の時代」よりも前の時代、一九五〇年代〜七〇年代に広く流通したマイナートランキライザー（抗不安薬や精神安定剤）は、新世代抗うつ薬の台頭を受けて消えていったわけではなく、いまだに広く流通し続けていることである。たとえばアルプラゾラムという抗不安薬は、アメリカでは「ザナックス」という商品名で一九八一年に販売されたが、「抗うつ薬の時代」にも重なる一九九六年〜二〇一三年においても、成人一万人あたりの消費量が一・一kgから三・六kgに増加している（Bachhuber et al. 2016）。大衆文化のなかでもザナックスは注目され、二〇一七年にプロゴルファーのタイガー・ウッズが運転事故で逮捕された際に同薬を服用していたことが取り沙汰されたほか、若者に人気のシンガーソングライターのビリー・アイリッシュも二〇一九年に同薬をモチーフにした「ザニー」という楽曲を発表している。アルプラゾラムは日本でも「ソラナックス」と「コンスタン」という商品名で一九八四年に販売されたが、その多剤処方——正確にはアルプラゾラムもその一種に含まれるベンゾジアゼピン（BZD）系医薬品全般の多剤処方——は繰り返し問題視され続けてきた。二〇一八年の診療報酬改定では、一年以上の長期間にわたる同一用法・用量での継続処方がなされている場合には、処方量や処方箋料を減額算定するという措置がとられた。この背景には、一九九八年〜九九年の時点で、すでに日本のBZD系医薬品の処方件数が欧米の六倍から二〇倍だったことがあり、「抗うつ薬の時代」のまっただなかでも高い水準が維持されてきたことがある（村崎 2001、田島 2001、松本 2011）。精神科臨床におけるBZD系医薬品は「患者の困りをとりあえず静めることのできる『魔法の薬』」（稲田・石郷岡 2011 235）であり、患者にとっても近所の精神科診療所、あるいは内科などのクリニックでも、いわば〝頼めばもらえる薬〟かつ〝よく効く薬〟として親しまれてきた。

なぜ抗不安薬や精神安定剤は、新世代の抗うつ薬が台頭してもなお、その「需要」を維持し続けてきたのか。この問題について考えるうえでのヒントとなるのが、医学史家のアンドレア・トーン（一九六四〜）が著した浩瀚な研究『不安の時代（*The Age of Anxiety*）』（2009）である。トーンが描く歴史には、反精神医学の陰惨ともいえる暗部が描かれているというよりは、ちょうど不遇な境遇に置かれながらも浮世のはかなさを嗤った日本の化政文化のような、奇妙な陽気さのようなものをうかがいみることができる。世界初の精神安定剤で一九五五年に発売されたミルタウンも、流行の火種となったのはハリウッドだった。当時の映画収録はリテイクのコストが膨大だったため、NGを出せないプレッシャーが俳優に重くのしかかり、その緊張や不安に対処すべく、ミルタウンが服用され始めたという。ミルタウンの使用はやがて、お洒落なピルケースから薬をスッと取り出すといったスタイリッシュな文化にも変容し、どこか現代的で〝かっこいい〟ものに変容していった。アメリカのテレビ黄金時代を築いた俳優・コメディアンのミルトン・バール（一九〇八〜二〇〇二）は、「ミルタウンおじさん（Uncle Miltown）」なる人物に扮して薬効の素晴らしさを喧伝したほか、ロックバンドのローリング・ストーンズも家事に忙殺される主婦が抗不安薬を服用する様子を一九六六年の名曲「マザーズ・リトル・ヘルパー（Mother's Little Helper）」で歌っている。街にも「ミルタウンあります！」などの看板や貼紙を掲げ、したたかに販売網の拡大に勤しむ薬屋も現れるようになり、不安の鎮静（tranquilize）は大衆文化の様相を帯びるようになった。

同時代の日本でも、一九五六年のアトラキシンの発売を皮切りに精神安定剤が普及するようになった。当時の薬事規制のもとでは医師の処方箋なしでも精神安定剤が入手可能だったほか、精神科に限らず一般の臨床各科でも処方されるなど、その流通経路も多岐かつ広範囲にわたったため、製薬企業もこぞって新聞広告を出稿した（風祭 2008、松枝 2010）。前章でもみたように、当時は神経の疲弊というイメージのもとでさまざまな心身の不調を総称したノイローゼをはじめ、不眠や肩こりといった諸症状にも、精神安定剤が有効という宣伝がなされた。このようにアメリカと同様に日本でも、不安を鎮静するという需要が喚起されたという点では共通する部分が大きいが、鎮めようとした不安の性質には異なる部分もある。日本では、不安は個人的なものというよりは、職場や家庭といった他者との濃密な関係性から生じるものとして捉えられる傾向が強かったことも指摘されており（Tone 2009）、苦悩に耐えることは自己や集団の成長をもたらすものとして尊ばれることもあった（「刻苦勉励」など）。服薬はどうしても耐えがたい場合に限り、人知れず鎮静することが求められやすかった。また、精神医学者の木村敏《びん》（一九三一～二〇二一）も『人と人との間』という著書のなかで、義理と人情といった日本古来の情緒について考察している。このなかでは、文化人類学者のルース・ベネディクト（一八八七～一九四八）が指摘した日本人の「恥の文化」や、精神医学者の土井健郎《たけお》（一九二〇～二〇〇九）の「甘え」をめぐる考察も援用され、抜き差しならぬ人間関係のしがらみに懊悩する日本人の精神病理が分析されている（木村 1972）。このような背景もふまえると、日本における精神安定剤の服用は、熱狂的というよりは、日々蓄積されていく疲弊の緩和と慰労という文脈で受け入れられやすかったといえよう。

精神安定剤の販路の広さと服薬が自己管理に委ねられやすかった点は、精神安定剤の「乱用」や「依存」というかたちで日米両国ともに社会問題化され、一九五〇年代、六〇年代、七〇年代のそれぞれの〝流行薬〟の規制がその都度強化されるにいたった。しかし、こんにちもなおその処方量や需要は衰えておらず、「新薬」の陰で、あるいは時にそれを凌ぐようなかたちで生き延び続けている。

　ここまで、脳神経化学や精神科薬物療法の変遷を追ってきたが、続いて一九八〇年前後に精神療法の領域で起こった大きな転換点についてもみていくことにしたい。

## 5　認知行動療法の台頭——精神療法

　現代の精神医学においては、薬物療法と双璧をなす治療法として精神療法（psychotherapy）[22]がある。精神医学的な意味での狭義の精神療法は「効果が実証された精神療法」（大野 2012 151）を指し、具体的には、大うつ病性障害への認知行動療法や対人関係療法、社会不安障害への認知行動療法や社会生活技能訓練、リラクセーションなどが含まれる。一方で、精神療法を精神医学に限定しない場合、その言葉自体がもつ多義性も含め、誰が、誰のいかなる状態を、どのように診て、癒すのかといった、より複雑さを増した問題が生じる。そのため「精神療法」という言葉も、さまざまな知や技法、実践が織りなす錯綜したものを表すようになる。そのなかには科学的とされるものもあれば、疑似科学とされるもの、さらには宗教的なもの、ヒーリングや占いのような商業的・娯楽的なもの、果てに「胡散臭い」ものまで、多種多様なものが含まれる。

　日本における精神医学的な精神療法[23]は、呉（1章2節参照）が西欧から導入したことに始まる。呉は精神病を他の諸器官の病気とは異なる「個人性」の病気と考え、患者個人の現在と過去、性格特性や生活習慣を含めて探求することが精神療法の根拠となると考えた。その後、『精神病者私宅監置ノ実況及び其統計的観察』（1918/2012）として知られる一九一〇年～一六年にかけての調査を行うなかで、「精神病」の治療と称するさまざまな民間療法に直面することになる。当時の民間療法には、宗教者が憑物を追い出す「稲荷下し」や、「逆上した悪血」のバランスの乱れを元に戻そうとするといったものがあった（兵藤 2007）。

一九一〇年代前後は、オカルトやそれに近い〝精神療法〟が一世を風靡した時代となり、この時代に独自の精神療法である森田療法を創始した森田正馬も、自身の療法を確立していく過程で、「精神感応（テレパシー）」や「動物電気」などに働きかける治療を謳う「通俗精神療法」の有効性に対する批判を展開している（兵藤 2007）。ほぼ同時期には、精神療法のなかでも催眠術が特に人気を博し、さまざまな対人関係にまつわる苦悩に有効な技法として注目された結果、一九〇八年には秩序の壊乱を招くなどの理由で警察法処罰令（催眠術取締）が出されるほどだった。また、東京帝国大学の心理学者で、催眠術研究の権威だった福来友吉（一八六九～一九五二）が大学の辞職を余儀なくされた、千里眼事件も起こっている。この背景には、催眠術が「非科学的」で学問の権威を失墜させるものとして指弾されたことがあるが、アカデミズムにおける催眠術研究の頓挫は、医学者や心理学者の手を離れたところであまたの「民間精神療法[24]」が生まれるきっかけにもなった（吉永 2019）。

その後、「オカルト的な精神療法という意味は終戦で一旦消え、戦後は医学的、心理学的な意味合いの精神療法が広まる」（吉永 2019 12）ようになるが[25]、そのなかでも特に中核的な位置づけにあったのが、フロイトが創始して以来、数々の後継者や学派によって継承・発展してきた精神分析である。日本でも戦後、アメリカ経由で精神分析の導入が進み、大学の医学部でも従来の神経生物学的な精神医学に加えて精神分析的な志向をもつ講座や研究室が開設され、神経症《ノイローゼ》などの語彙も人口に膾炙するようになった（佐藤 2013）。

しかし一九五〇年代以降の抗精神病薬や抗うつ薬の開発を受けて、精神疾患の発症に関する神経科学的な説明が優勢になったほか、マイナートランキライザーの消費も拡大するようになる。これを受けて、六〇年代末〜七〇年代にかけての精神分析の短い「黄金時代」は、アメリカを中心に陰りがみられるようになり（Ehrenberg 2010）、日本もほぼ同様の傾向を示すようになる。加えて終焉を象徴するような出来事として、先にみた一九八〇年のDSM-Ⅲの改定もともなう生物学的精神医学への転向があるが、もう一つ、精神療法の内部においても精神分析にもとづく疾患理解や治療的アプローチを見直そうとする動きが現れるようになり（Eysenck 1985 = 1988）、これがこんにちの認知行動療法へとつながっていくことになる。

認知行動療法（Cognitive Behavioral Therapy : CBT）[26]は、アメリカの精神医学者のアーロン・ベックと心理学者のアルバート・エリス（一九一三〜二〇〇七）によって創始された精神療法である。開発の背景には、一九五〇年代後半以降に心理学を中心に起こった認知革命がある。認知革命では、その名の通り、人の認知（情報や知識が心の中で処理されるプロセス）を集中的に扱おうとする研究姿勢が示されたが、それ以前の心理学においては、直接観察し記録することが可能な行動に着目する、行動主義心理学が中心的な位置を占めていた。この行動に加えて認知も精神療法の対象に含めるというかたちで、ＣＢＴが創始されたのであるが、そのなかでも特に、人間が受けた刺激を表象としてどのように処理するのか、その認知のプロセスの解明と分析が重視された。一般的な意味でのＣＢＴは、「人間の気分や行動が認知のあり方の影響を受けるという理解にもとづき、認知（ものの考え方や受けとり方）のあり方に働きかけることによって精神疾患を治療することを目的とした構造化された短期の精神療法」（大野 2016 800-801）とされる。身近な例でいうならば、「締切日まで残り三日」という情報があったときに、それを前にして「あと三日しかない」と捉えるのか、それとも「あと三日もある」と捉えるのか、ここに認知の傾向性の違いをみてとることができる。前者の場合、焦燥感やストレスが生じ、急ぐといった行動につながるのに対し、後者の場合は安堵や平静のもと、悠長に構えるといった行動が引き起こされる。さらに、夜も眠れないほどに病的に期限に固執する、あるいはその逆で期限にまったく無頓着で社会生活に支障をきたすといった場合には、何らかの精神疾患や障害を抱えている可能性が注目され、必要に応じて治療や調整の対象にもなりうる。

ＣＢＴからみた精神分析の問題点の一つに、理論の仮説検証に困難が生じやすいことがある。たとえば精神分析は、睡眠時にみる夢に象徴されるように、人の精神構造には普段の生活のなかでは意識に上らないような無意識の領域があると想定する。この無意識が神経症などの精神的な問題を発生させているという仮説のもと、分析家は自由連想などの特殊な技法を用いて無意識に接近し、患者の言葉の節々に現れる潜在的な意味を解釈し、治療的アプローチを模索していく。しかし、ＣＢＴからみるならば、無意識が病の原因であるという仮説、分析家の技法によって無意識に到達可能とする仮説、ひいては無意識なるものの実在をいかにして確かめることができるのか、という疑問が生じる。[27] そのため、CBTでは「無意識」という言葉が用いられず、その代わりに「自動思考」という言葉が、実際に検証することができるコンセプトとして用いられるようになった。この移行は、CBTの最大の特徴の一つとされる。顕在意識からは到達不可能な「無意識」を、自己欺瞞や歪曲（現実をありのままにみないこと）に相当する「自動思考」に置換していくことについて、ベックは次のように述べている。[28]

フロイトは、奇妙な行動の起源が無意識にあり、意識レベルで観察できる非合理性はすべてその基底にある無意識欲動が顕在化したものにすぎないと仮定した。しかしながら、自己欺瞞や歪曲は、フロイトが考えたような無意識を仮定しなくても存在しうる。非合理性は、現実の体系化や解釈の不適切さという観点から理解できるのである（Beck 1976 = 1990 12)。

たとえば、フロイトの有名な症例報告の一つに「少年ハンス」（Freud 1909 = 2008、1922 = 2008）というものがあるが、この少年は、馬にかまれるという恐怖心ゆえに外出ができないという「非合理性」を有していた。フロイトの解釈によれば、非合理性は無意識の欲動から生じるものということになる。具体的には、母親の愛情が一心に自分に向けられることを妨げる父親への敵意と恐怖（一般に「エディプスコンプレックス」として知られている）が、馬に投影されるメカニズムが分析を通じて特定されている。一方で、ベックの視点からみるならば、馬に対する恐怖心は、馬が人にそうそう危害を加えるものではないといった「現実の体系化や解釈」が不適切であるために生じるものであると捉えられ、治療的介入の対象も「自己欺瞞」や「歪曲」といったものになる。特に「馬＝怖いもの」と常時かつ即座に思い込むことは、「自動思考」として、無意識に代わって働きかけるべき中心的な治療対象となる。

「自動思考（否定的自動思考）」とは、「患者の思考に熟慮なく飛び込んでくる習慣的思考」（町沢 2004 375）であり、そのなかでも特に適応的な行動を妨げる「否定的自動思考」が、矯正すべき「認知の歪み」として捉えられる。そのためCBTでは、「認知再構成法」という方法を用いて、クライエントが現在の社会環境に対して適応的な思考や行動を生み出し、それらを実行・習慣化する手助けを行うことが治療目標とされる。馬以外でも、たとえば道行く人々の視線が怖い、職場の同僚が怖いということで外出や出勤が困難ということであれば、視線や同僚に対する認知の歪みを調整し、適応的な行動を引き出すことが目標となる。

現代のCBTの特徴として、精神療法のなかでも適用範囲が広いことがあり、うつ病や不安障害をはじめとする精神疾患や障害への適用から、企業やオフィスでの活用、自殺予防、重篤な患者のケアや被災者支援まで、幅広い用途や場面で用いられる。精神医療におけるCBTは、薬物療法に匹敵する効果があるということから、日本では二〇一〇年から健康保険の対象になっている（大野 2016）。さらに、「『個人の疾患治療』のためだけでなく、『集団の疾病予防・健康増進』のための技術」（松本 2016 139）としてのCBTも普及しており、非適応的な認知や行動を調整し、心身の状態を管理するための技法としても用いられている。さまざまな社会的場面や人生の局面で、観察可能な認知や行動を対象として捉え、科学的な根拠にもとづいて実践的に調整していくことが、CBTの骨子であるといえよう。

CBTの導入と展開をめぐっては、精神医学、心理学、社会学といった様々な学問分野で議論されてきた。そのなかでも特に関心が集まったのは、CBTが個人の認知や知覚に焦点を定めるアプローチであるという点であり、この背景にある人間観や疾病観、治療観、さらにその社会的影響が問われてきた。このなかでも特に、個人の認知を（程度の差はあれ）操作できると想定する点は強調されやすく、たとえば社会学者のアラン・V・ホーウィッツ（一九四八〜）はCBTが依拠する思考として、合理主義の哲学の存在を指摘する。

> 正常な人は世界を合理的に思考する。ゆえに治療は、精神病を患う者が、世界を正確かつ論理的に考えられるような訓練に焦点をあてるべきというのが、CBTの基本的な想定である。この観点からみれば、理性は感情や本能を飼いならすことができる。無意識や、内にある生物学的な欲動、過去のトラウマの記憶などを扱う必要もなければ、社会的な現実を問題視する必要もない。なぜならば、社会的世界よりも個人の知覚が変えられなければならないからである（Horwitz 2013 113）。

合理主義的な人間観では、人は自らの利得やメリットを最大化するように行動すると想定される。そのためたとえば、賃金を得るための仕事に行けない、生活に必要な食料品や日用品の買い物に行けないといった状態を引き起こすような恐怖や不安は「非合理的なもの」として捉えられる。それゆえ、「理性」の力でもってこれらの「非合理的」な感情を排し、克服することが人間には求められると合理主義の哲学では考えられる。

しかし、そんなことがはたして常に可能なのだろうか、という問いがここでは提起されているのであり、「頭ではわかっているのだけれども、身体がどうしてもついていかない」という状態も起こりうるのではないか、ということをホーウィッツは指摘している。この「身体がどうしてもついていかない」状態を引き起こすものこそ、精神分析が無意識を筆頭に集中的に扱った対象であるといえよう。心理学者のケネス・ガーゲン（一九三五〜）も、なぜある特定の認知が発生するようになったのかという原因に関する十分な説明[29]がCBTには欠落していることを指摘しており、認知の変化によって行動が変わっていくというCBTの想定についても懐疑的である(Gergen 1994 = 2004)。たとえば外出時に強い緊張が発生し、「リラックスした方がよい」という認知を意図的に生じさせたとしても、それをどのように具体的な行動に接続させることができるのか——深呼吸することを「リラックス」に相当する行動とみなしてよいのか、深呼吸したとしても正しい呼吸法が本当にできているのかなど——という点で、無限後退に陥らざるをえなくなる。このように認知の発生源と行動への接続という点は、CBTの限界として指摘されてきた[30]。

ただ、CBTが精神分析的な原因論を重視するかわりに、社会生活のなかで生起する認知や行動の調整を重視し、実践的な問題解決へと舵を切るようになった背景として、その学問的なルーツが心理学よりも医学にあったことがある。そこで中心的な役割を果たしたのも、日々の臨床で治療行為に当たる精神科医や心理学者だった。ベックとエリスの臨床家としての関心も、日常的な認知機能の探究というよりは、行動の機能不全を変えていくことにあったほか、「彼らが求めたものは、アクセス可能かつ有効な治療法であり、それは現在と過去に焦点を当てるものの、時間がかかってしまう精神力動の伝統を回避するものだった」(Pigrim 2008 260) という。苦しむ患者たちが目の前にいる以上、できるだけ多くの人々を早く効果的に治療したいと思うのも当然であるともいえるだろう。

精神分析が影響力を有していた時代と社会、たとえば一九五〇年代〜七〇年代にかけてのアメリカ社会の「不安の時代」においても、神経症の治療には精神分析が推奨されていた。しかし、治療にかかる時間や費用が膨大になりやすく、継続できる人はごく少数の裕福な人々に限られていたほか、分析および治療としての対話に多くの時間を費やすよりも、抗不安薬の服用による短期間での症状の改善を望む人も多かった (Tone 2009、Horwitz 2013)。また、治療や分析という目的のもとで、無意識の領域にあるものを言葉にするように働きかけることが、意図せぬ暴力性を生み出すことも、医療人類学者のアラン・ヤング (一九三八〜) の研究 (Young 1995 = 2018) で示されている。精神分析の伝統から生物学的精神医学への移行期にあたる一九八〇年代、ヤングがフィールドとして調査したのは精神分析派の医師らの最後の砦ともいえるような国立の医療機関であり、そこではＰＴＳＤ (Post Traumatic Stress Disorder：心的外傷後ストレス障害) と呼ばれる精神障害を抱えた患者が治療を受けていた。患者のなかにはベトナム戦争 (一九六五年〜七五年) からの帰還兵も多くいて、彼らは戦地で迫り来る死の記憶、眼前で起こった友人の非業の死、罪のない民間人や子どもを殺害してしまったことへの罪悪感などの心的外傷に苛まれていた。治療者たちは精神分析的なアプローチのもと、患者らに過去の体験を語るように促すが、患者らは頑なに口を開こうとしない。なかには、戦争とはほど遠いような世代や職業の人間から執拗に詰問されることに怒りをあらわにする者もいた。しかし、抵抗する患者の反応は、自らの心的外傷に向き合おうとしない一つの「症状」、精神分析の言葉でいう「否認」として記述され、処遇されていく。病や苦しみのなかに眠る、どこか〝深いところ〟にあるものを掘り下げ、そこから原因と目されるものを特定し、患者にそれと対峙させることは、医学の関心は満たせても、患者を傷つけるものになりかねない。このような精神分析の危うさと意図せぬ侵襲性が、ヤングの研究では克明に描かれている。

こうしてみるとCBTは精神分析ともに、（当然ながら）一長一短な部分があるといえる。「短所」の指摘に対するCBT擁護派の反論としてまず想定されるのは、批判者が言っている「CBT」なるものが、現実を反映していない、的外れでいい加減なものであるというものだろう。一例として、心理学者や社会学者がCBTへの賛否について論じた著書に、リチャード・ハウスとデル・ローウェンタールによる編著『CBTに賛成か反対か（*Against and For CBT*）』（2008）がある。同書はCBT批判とそれに対する応酬という論争の体をなしている。論争の要点を剔出するならば、CBTの反対派がその問題点を指摘するのに対して賛成派は、反対派が批判するCBTが「わら人形論法[31]」によって誤解・曲解されたCBT、今日的ではない時代遅れのCBTとして退ける。たとえば、CBTが社会的な文脈や無意識を無視しているという指摘には、〝現在の〟

ＣＢＴは指摘された事柄を射程に収めていることを示す知見が反論として示される（Mansell 2008）。このような論争はおおむね、ＣＢＴをどう定義するか、そのなかに何を含め、何を含めないのかといった問題に最終的に逢着し、反対派が指摘する問題も、基本的に〝現在の〟ＣＢＴにおいては潜在的には解決可能であるという想定が解として提示されることも多い。

実際、二〇〇〇年代中頃以降に展開した「第三世代の認知行動療法」と呼称されるものには、森田療法に近いようなかたちで、不快な感情や思考を「あるがまま」に受け容れる要素をとりいれた「アクセプタンス＆コミットメント・セラピー（Acceptance and Commitment Therapy : ACT）」(Hayes, Strosahl & Wilson 2012 = 2012)、境界性パーソナリティ障害に対して特に有効とされる「弁証法的行動療法（Dialectical Behavior Thrapy : DBT）」（Linehan 1993 = 2007）、マインドフルネスによるストレス低減法を応用した「マインドフルネス認知療法（Mindfulness-Based Cognitive Therapy）」(Segal, Williams &Teasdale 2001 = 2007）など、認知と行動への働きかけという枠組みを超えたアプローチが数多く展開されている。[32]

このように「認知行動療法」一つとっても、その内容は多種多様で、さまざまな治療戦略やニーズに合わせて日々変化と刷新を繰り返している。そのため、何が〝本当〟のＣＢＴであるのかという議論や、ＣＢＴなるものの是非を問う論争に、本書はこれ以上立ち入らない。むしろ、ここからみていきたいのは、先にみた薬物療法やＣＢＴをはじめ、精神疾患や心の病の治療に有効とされる治療的アプローチを、人々が実際にどのように捉え、用い、そこからどんな変化を引き出そうとしているのか／引き出せたのかという点である。たとえばＣＢＴを受ける人は、どのような専門家やメディアのもとで行うのか、どの技法や実践にコミットするのか、どのぐらいの期間、いつまで続けるかといった幾多の問いに直面することが少なからずある。さらにCBTの外部にも目を向けるならば、薬物療法、CBT以外の精神療法、民間のカウンセリングやヒーリング、自己啓発、医学的・科学的なコンセンサスがとれていない診断技術や治療法など、選択の幅はさらに広がり、これらを複合的ないし代替的に用いるという方法も想定される。

次節では、より広い文脈で、人々が何らかの技法や方法を用いて自己に働きかけ、何かしらの変容を生み出そうとすることについて、社会学的にどのように考えることができるのか検討していくことにしたい。

## 6　さまざまな「自己のテクノロジー」——百花繚乱、百家争鳴のなかで

「自己のテクノロジー（technologies of the self）」は、フーコーが提起した概念である。「個々の人間は自分自身の手段を用いたり、他人の助けを借りたりすることによって、自分自身の身体および魂、思考、行為、存在方法に働きかけることができるのであり、そのねらいは、幸福とか純潔とか知恵とか完全無欠とか不死とかの何らかの状態に達するために自分自身を変えることである」（Foucault 1988 = 2014 19）ものとされ、この「テクノロジー」には、宗教、倫理、教育、勉学、禁欲や克己など、さまざまなものが含まれる。

このなかでも特に、社会学において高い関心を集めてきたのは、人間の心理や精神状態に働きかけるテクノロジーであるといえよう。社会学は〈社会〉を対象とする学問という性質もあり、人々が抱える問題も〈社会〉という視座から捉え、その解決も〈社会〉に働きかけることに求めることが多い。たとえば、イギリスの社会改革運動家チャールズ・ブース（一八四〇〜一九一六）は、ロンドンの貧困の状態を調査し、社会調査の先鞭をつけた人物として知られるが、その功績(Booth 1902-1903)として、貧困が怠惰や無能といった個人的な要因のみならず、雇用状況や生活環境といった社会的な要因によっても生じることを示したことがある。

〈社会〉の側にあるはずの問題を個人の心理や性格特性に還元して捉え、個人にばかり関心が向くことを批判的に捉える研究は一九七〇年代以降、[33]アメリカの社会学を中心に発展し、「ナルシシズム（narcissism）」(Lasch 1979 = 1981)や「セラピー的個人主義（therapeutic individualism）」(Bellah et al. 1985 = 1991)といった、行き過ぎた個人主義に警鐘を鳴らす概念が提起されてきた。心理学的な知識や語彙、専門家が影響力をますます強めるようになったとされる一九九〇年代以降に、人々が心理学を中心に自分自身や他者、人間関係をめぐる諸問題、所属する集団や組織などを捉える傾向性が強まったことも、社会の「心理学化（psychologization）」の兆候として批判的に考察されてきた（Nolan 1998、森 2000、小沢 2002）。

ローズも、新自由主義が台頭していくなかで、サイコセラピーが普及したことの社会学的な意味について考察しているが、そのなかでは特に、精神医学（psychiatry）や心理学（psychology）などの“psy”の接頭辞が付く学問（psy-disciplines）に焦点が当てられている（Rose 1998、Rose 1999）。

ここでいうサイコセラピーも、精神医療や心理学のものに限らず、民間のカウンセリングやヒーリング、自己啓発、悩み相談など多種多様なものも含まれ、これらにいわば学術的な裏づけという〝お墨付き〟を与えるものが〝psy〟の接頭辞が付く学問であるとされる。これらの学問は、量子力学や現象学のような難解な学問と異なり、直感的にイメージしやすく日常生活のさまざまな場面で実際に応用しやすい用語やコンセプトを備えているため、人口に膾炙しやすい性質をもつ。人々はサイコセラピーを積極的に活用して自らの気分や精神状態をコントロールし、社会環境への適応を試みるのであるが、このようなかたちで社会のメンバーが自らの思考や行動を最適化および効率化していくことは、組織や集団、ひいては社会全体の合理化につながっていく。たとえば、従業員がおのおの仕事に対するモチベーションを自発的に高め、お互いに切磋琢磨するようになれば、会社全体の生産性の向上や収益の増大を期待することができる。ローズはこのようなメカニズムをフーコーの「統治性（governmentality）」の概念を援用しながら分析しており、雇用の流動化に象徴されるような変化しやすい社会環境にフレキシブルに適応し、他者と適切なコミュニケーションをとり、家庭生活や仕事を効率的にこなしていく新自由主義的な自己にとって、サイコセラピーが果たす役割は大きな役割は大きいという。[34]

このように社会学においては、クリティカルな視点から心理学的なものを考察する傾向性を看取できるが、必ずしもそうではない研究の系譜も存在する。代表的な論者には、社会学者のピーター・L・バーガー（一九二九〜二〇一七）がおり、論文「精神分析の社会学的理解に向けて（*Towards a Sociological Understanding of Psychoanalysis*）」（Berger 1965）[35]では、一九六〇年代のアメリカでなぜ精神分析という「特定の心理学モデル」が隆盛をきわめたのかという問題が扱われている。バーガーもまた、先にみた個人主義の高まりに警鐘を鳴らした社会学の議論と同様に、教会やボランティア団体のような公共領域や集団の衰退――簡単にいえば、投票率の低下に代表されるような公共の問題に対する無関心――というテーマを扱っており、これを「私化（privatization）」という言葉で説明しているが、その評価は大きく異なっている。[36] バーガーは、公共から解放されたプライベートな空間において、これまでにはみられなかったような新たな自己や社会が展開される可能性を積極的に評価しており（Berger 1977）、この意味ではプライベートな実践とされる精神分析も、特定の「効果」があったからこそ、人々に積極的に支持されたという解釈に開かれる。精神分析が支持された理由としてバーガーは、社会のなかで確実に自分たちの生活に影響を及ぼしているはずであるものの、その姿も、何を行っているのかもみえないような不可知の領域の拡大を指摘している。この領域に属するものとしては、自らがまったくあずかり知らないところで行われる政治的な決定や諸々の手続き、人々の願望や欲望を刺激する市場経済などが含まれるが、通常の社会生活のなかではこれらを直接的に知覚することはできない。そのため、影響を及ぼすものそのものよりも、どのような影響が自らに及んでいるのかを探究すべく、人々は自身の「無意識」について知ろうとする。すなわち、精神分析という方法を用いて自己を分析するようになったとバーガーは説明する。

もう一人、心理学的な知識や技法の普及に積極的な意義を見いだす社会学者として、1章でもふれたギデンズの名前も挙げられる。ギデンズは、社会学者のフィリップ・リーフ（一九二二～

二〇〇六）による心理学批判（Rieff 1966）を念頭に、そこで想定されている「心理学」が、社会にネガティブな影響を及ぼすものとして一面的に描かれている点を批判している（Giddens 1991 = 2005）。「心理学」と一口にいっても、そこには多種多様な知識体系や技法、学派が存在するのであり、このなかから特定のものを自ら選び取り、試してみるという行為には、再帰性がともなうとされる（再帰性やセラピーの詳細については1章1節を参照のこと）。さらにギデンズは、セラピーの普及が教会や地縁といった伝統的な権威を代替するかたちで、心理学の専門家に対する依存を誘発するようになったことを強調する個人化論やナルシシズムの自己論（Senett 1977 = 1991、Lasch 1979 = 1981）にも反論を加えている。加えて、セラピーの普及は伝統や道徳の代替物といった消極的なものでもなければ、「新たな不安に対処する単なる手段ではなく、自己の再帰性の表れ」（Giddens 1991 = 2005 37）であると指摘する。時代や社会状況によって「セラピー」の必要性やニーズが高まるという視点は、バーガーと重なり合う部分も大きいといえよう。

## テクノロジーに囲繞される自己と社会の加速化

ここまで「自己のテクノロジー」のなかでも心理学やセラピーといったテクノロジーについてみてきたが、自己に働きかけるための知識や技術全体のなかでは、氷山の一角にすぎない。養生法や伝統療法などの「癒す知」（島薗 2003）、スピリチュアルやネットワークビジネスなどの〝怪しげな〟心理学も含まれる「セラピー文化」（小池 2007）、自己啓発（牧野 2012）、ウェアラブル端末による身体や健康のマネジメント（Lupton 2020）など、多種多様な領域で考察がなされている。

ガーゲンは、アイデンティティを不断に作りかえる現代人を「飽和した自己（saturated self）」と呼んだが、これを構成する「寄せ集めのパーソナリティは、社会的なカメレオンにほかならず、アイデンティティの断片や破片として使えそうものは常に何でも借用し、置かれた状況のなかで役に立つように、あるいは望ましいかたちでアイデンティティを組み立てていく」（Gergen 2000 150）と説明している。

社会学者のアンソニー・エリオット（一九六四〜）とチャールズ・レマート（一九三七〜）も、「自分を変える」ための商品やサービスの消費、たとえば心理学やセラピーに加えて、美容整形や短期集中ダイエット、SNSでの発信および他者とのつながりなどが強迫的に求められる事態について考察している。ただ、その評価は否定的な部分が大きく、これらは「再帰性という理想が堕落して極端なかたちになったもの」（Elliott & Lemert 2009 xiv）として捉えられている。めまぐるしく変わっていく自己への渇望は「自己の再発明（self-reinvention）」と呼ばれ、これを喧伝し鼓舞するようになった社会に根ざす現代人の心性は「新しい個人主義（the new indivisualism）」として概念化されている。自己を再発明したいという願望や欲望の多くは、市場経済やグローバリゼーションの影響のもと、自己の「外側」から絶えずもたらされる。たとえば、毎年のように発売される〝最新〟のスマートフォン一つとっても、その新規性や機能性はさておき、これを手にすれば〝最新〟のライフスタイルを謳歌できるといった想像や期待に心躍るが、その翌年にはさらなる新機種の発売により〝最新〟ではなくなってしまう。「新しい個人主義」に翻弄されるようになった自己はやがて、何のために自己変容を追求するのかといった目標や、到達点とされるものや状態、その制約や限界となるものといった、自己が生きるコンテクストを見失っていく。従来の個人主義が、社会から目を背けて自己のうちに埋没し、内省を深めるようになる閉塞的な事態を主に想定していたとするならば、「新しい個人主義」は、「内面から新しい外界への適応へ」(Elliott & Lemert 2009 77) という言葉で端的に表されているように、関心の対象が自らの内面の探求というよりは、外界に示される自己の表層に向かうようになった点に「新しさ」があるといえよう。[37]

社会学者のハルムート・ローザ（一九六五〜）も「社会の加速化 (social acceleraion)」という観点から現代社会の特徴を捉え、[38] これを「技術の加速化」「社会変動の加速化」「生きるペースの加速化」の三つに大別して論じている (Rosa 2005/2013)。ここでは関連性の高さから「生きるペースの加速化」を取り上げるが、これには客観的な加速と主観的な加速が含まれる。前者は、食事や睡眠、余暇活動から労働にいたるまで、生活のなかで費やすさまざまな時間を圧縮することで、時間を確保すると同時に、時間の不足を防ぐための諸々の実践や工夫を意味する。ここから生じるのが後者の主観的な加速であり、時間が足りなくなることを危惧し、時間の確保の必要性を痛感し、これに邁進する心性を意味する。Google カレンダーにその日の予定とタスクを入力して社内でシェアし、大量に飛び交うメールをさばき、業務を効率化するデバイスやソフトウェア、アプリを駆使し、マルチタスクをやってのけるビジネスマンなどがその最たる例であるといえ、そこには無駄を徹底的に省き、限られた時間を最大限に有効活用しようとする思考が根づいている。この背景には「業務改善」や「タイムマネジメント」、「デジタルトランスフォーメーション」などの企業や組織が目指す目標があり、これらを実現させることを謳う、さまざまな企業向けのサービスや商品も提供されている。さらに、生活を加速させるテクノロジーのみならず、生活を「減速」させるためのテクノロジーも存在する。たとえば、ヨガやマインドフルネス（瞑想）、スローライフの探求、デジタルデトックス、ヒーリングミュージックやアロマ、睡眠時間を計測し質を高めるウェアラブル端末やアプリケーションにいたるまで、「心を休める」ための技法や商品も数多く流通し消費され続けている。ただ、「減速」のテクノロジーの多くは、再加速に備えるための補助的な位置づけにあるにすぎないとローザは指摘する。

社会の加速化に〝順応〟していくようになると、やがて高速で走り続けることが常態化し、走り続けなくてもよい世界でも、人が生存できるという可能性が忘却されていく。先方に送ったメールの返信が三日後に届いても憤らないような、「即レス」への強い義務感から解放された生活を魅力的に感じる人は少なからずいるだろうが、それも「合理化」や「進歩」といった社会通念や目標によって打ち消されていく。さらに加速や減速の機会も、経済的な不平等や職業的地位、社会階層によって不均等に分布している。それにもかかわらず、〝適切に〟加速や減速をしてこなかった者は、時間を適切に管理できない、あるいは自己管理ができない者として、非難や排斥の対象にもなりうる。そのため、加速化に駆り立てられる社会を批判的に捉え直し、その舵取りを公共の場で議論する必要性をローザは指摘する。

## 7　不安定な医療化

話を精神医療に戻そう。テクノロジーに囲繞され、自らを再創造したいという衝動に突き動かされ、加速する社会のなかでの生活を余儀なくされるという問題は、実は精神医療とも密接な関係にある。前節でみたように、コンラッドは市場経済の影響力が拡大するなかで、「自分で医療化する」機会が増加したことを「医療化のシフトするエンジン」の一つとして指摘したが、これを構成する心性として、治りたい、良くなりたいという期待と願望、そして想像力がある。医療人類学者のジャニス・ジェンキンスは、製薬企業が二〇〇〇年前後のアメリカで抗うつ薬を売り込む際に、薬効によって実現する自己のポジティブなイメージを「薬剤の想像（pharmaceutical imaginary）」の醸成というかたちで浸透させたと分析している（Jenkins 2010）。特にアメリカでは、医薬品を消費者に直接宣伝するDTC（Direct To Consumer）広告の出稿が認められていることもあり、一般人が疾患や医薬品の情報を製薬企業のメディアを通じて入手しやすいという制度的・構造的な背景があった。そのため、医療社会学・人類学では考察対象として、製薬企業が重視される傾向にあったが（Conrad 2005、Abraham 2010、Jenkins 2010、Dumit 2012）、一方で日本では、DTC広告が認められていないという点で違いがある。そのため、製薬企業の影響力を欧米のものと必ずしも同一視できない部分もあるが、医薬品の商品名を明示せずに、疾患の啓発を行う広告（「〇〇といった症状があれば、うつかもしれません」といったコマーシャルなど）は、規制の対象外となっている。[39] これらのメッセージのなかには医療機関の受診を促すものも多く、「お医者さんに相談」

といったようなかたちで、医療機関を介して医薬品を供給する、間接的な販売経路が確保されることもあった。加えて医療制度に関していえば、アメリカでは医療保険会社が受療可能な医療機関や治療内容を指定するマネージドケア制度が主流であるのに対して、日本には国民皆保険制度があるため、医療機関の選択肢が幅広くなりやすいほか、受療の費用も比較的低く抑えられやすいこともある。この意味では、「心の病」に対処するにはまずは医療機関、それもメンタルクリニックのような日常生活から少し離れた場所に行くことが先決、というような状況が少なからずあり、ジェンキンスの言葉を借りるならば、その先に「精神科の想像（psychiatric imaginary）」のようなものをみいだそうとしたとも解釈できる。

具体的に「何」を治そうとするのか、それはどのような「病」であるのかという点について考える際には、人々がどのような語彙や解釈を用いて、心身に起こった問題を捉えようとするのかが重要になってくる。これらの問題に関しては、うつ病や統合失調症などの精神疾患の典型的な症状をもつ人物を描写したビニエット（短い文章）を用いた調査が行われてきた。ビニエットを用いた調査では、そこに描かれた人物を回答者がどのように捉えるのかが検証される。たとえばうつ病を想定した事例については、回答者がこれを「人生によくある浮き沈み」「精神的な病気」「身体的な病気」として捉えるのか、さらには病名として「うつ病」「統合失調症」「ストレス」「その他」のどれを推定するのかといった問題が検証される。アメリカはDSMが作成された国ということもあって、DSMの診断と近似した病の推定および解釈が、他国に比べて多い傾向にあったことが報告されてきた（Giosan et al. 2001、Haslam & Giosan 2002、Pescosolido et al. 2010）。日本でも統合失調症とうつ病について、同様のビニエットを用いた全国調査が行われている。調査結果は、「日本の市民は、心の病の症状に対する病名を『うつ状態』または『ストレス』と推定する傾向があること、さらに統合失調症についての医学的な知識や関心がうつ病に比べて低い状況であることを示唆している」（的場ほか編 2012 52）とまとめられている。[40]

ＤＳＭ-Ⅲが刊行された一九八〇年以降、米国では毎年数十万部、精神医療従事者の数をはるかに上回る数のＤＳＭ-Ⅲの書籍が売れ続けたことを、精神医学者のアレン・フランセス（一九四二〜）は「文化の象徴（cultural icon）」という言葉で形容している。「ＤＳＭ-Ⅲの診断は精神分析にとってかわってカクテルパーティーのおしゃべりの話題になり、人々は自分たちの（あるいは上司の）問題がうまくあてはまるページを探すのに夢中になった」（Frances 2013 = 2013 122）という。日々の生活や、著名人や芸能人の「告白」や「カミングアウト」などを通じて、うつ病、双極性障害、適応障害、パニック障害など、ＤＳＭに記載がある精神疾患の名称を耳にすることが多いという点では、現代の日本にも通ずる部分が少なからずあるといえる。そして、本章の3節でみたように、ＤＳＭのように精神疾患をカテゴリーとして捉える思考のもとでは、病者に付着した障害や症状を取り除くことが期待される。

たとえば、日本ではうつ病ほど知られていないかもしれないが、二〇〇〇年代後半〜一〇年代初頭[41]にかけて、「社会不安障害（Social Anxiety Disorder：SAD）」を啓発する製薬会社の広告が集中的に出稿され、人前でうまく話せない、会食で過度に緊張してしまうなどといった対人的な悩みに苦しむ人々が広告の訴求対象とされた。自らの「社会不安障害」を適切に治療し取り除けば、

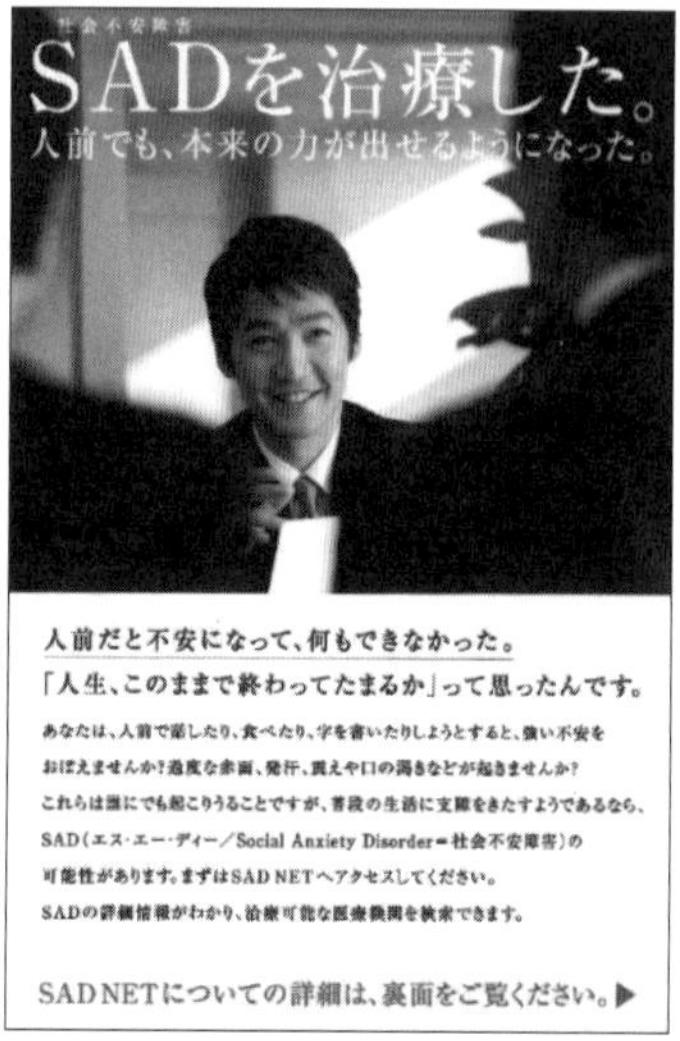
社会不安障害
SADを治療した。

人前でも、本来の力が出せるようになった。

人前だと不安になって、何もできなかった。

「人生、このままで終わってたまるか」って思ったんです。

あなたは、人前で話したり、食べたり、字を書いたりしようとすると、強い不安をおぼえませんか? 過度な赤面、発汗、震えや口の渇きなどが起きませんか?

これらは誰にでも起こりうることですが、普段の生活に支障をきたすようであるなら、SAD(エス・エー・ディー/Social Anxiety Disorder=社会不安障害)の可能性があります。まずはSAD NETへアクセスしてください。

SADの詳細情報がわかり、治療可能な医療機関を検索できます。

SAD NETについての詳細は、裏面をご覧ください。▶

図５　社会不安障害総合情報サイト（SAD-NET）のパンフレット
アステラス製薬株式会社・ソルベイ製薬株式会社・明治製菓株式会社

「人前でも、本来の力が出せるように」なれるという期待を抱いた人も少なからずおり、社会不安障害の治験参加を呼びかける新聞広告が出稿された際には、多数の応募者が殺到したという（永田ほか 2003）。社会不安障害を啓発する広告も、公益社団法人 日本アドバタイザーズ協会が主催する「第四八回消費者のためになった広告コンクール」の新聞広告部門にて、銅賞を受賞するにいたった。しかし、啓発のプラットフォームの役割をかつて果たしていたと目される「社会不安障害総合情報サイト（SAD NET）」は、二〇二二年時点では閉鎖されている。

社会不安障害はほんの一例であるが、ここで素朴な疑問として、医療化が一時もたらした「想像」や「夢」の後には何が残るのだろうか、という問いがある。たしかに最新のDSM-5にも「不安症群／不安障害群」が、WHOが作成した国際疾病分類ICD-11にも「不安または恐怖関連症群」の項目が設けられており、不安をめぐる問題は今なお精神医学の問題ではあり続けているものの、以前に比べると啓発の熱量が低下しつつあるといえる。コンラッドとシュナイダーも「医療化はあれかこれかの二者択一の問題ではない」（Conrad & Schneider 1980/1992 = 2003 2）としたうえで、そこには「程度」の問題があるとしているが、これに倣えば、不安をめぐる医療化はその「程度」を弱めるようになったといえよう。ただ、それは「医療化」のもう一つの方向性を示す概念として提起された「脱医療化（demedicalization）」とは内容や文脈を異にする部分も大きい。医療社会学では脱医療化の典型例として、一九七〇年代の女性解放運動を背景に展開された「自然出産」の推進や、社会運動を背景に実現したDSMからの同性愛に関する項目の削除が挙げられることが多いが（Fox 1977、Conrad & Schneider 1980/1992 = 2003）、これまでみてきた不安をめぐる一連の社会動向は、運動の結果として起こった集合的な現象というよりは、医療化を駆動させてきた市場経済の側が撤退した結果、医学的な治療可能性という福音が、形骸化されたラベルとして、あるいは摩耗し光沢を失った死語のようなものとして取り残されていったという見方もできるかもしれない。

もちろん、これをある一つの「心の病」の〝流行〟の終焉として捉え、その後は不安や対人コミュニケーションをめぐる問題も包含するような別の疾患名に置き換わったという考えることもできるだろう。最近では「発達障害」という言葉もよく耳にするが、これは正式な医学的な診断名というよりは、種々雑多な障害や症状、生活上の問題を総称する言葉として用いられることが多い（詳細は5章4章で後述）。さらに、よりスラングに近いものでは、「メンヘラ」（加藤 2020、寺田・渡邊 2021）や「コミュ障（コミュニケーション障害）」（貴戸 2018）のような精神疾患や障害との関連性を示唆する言葉もある。さらに、一九八二年にアメリカで刊行され、精神科医の斎藤学《さとる》によって翻訳出版がなされた、心理学者のクラウディア・ブラックのベストセラー『私は親のようにはならない』（1982 = 2004）は、子どもの頃に親との関係で人格形成に影響を受けた人々を表す「アダルトチルドレン」という言葉を日本に浸透させた。[42] このほかにも、親による不適切な養育が成人後もなおネガティブな影響を子どもに及ぼすことを説いた心理学者のスーザン・フォワード（一九三八〜）の『毒になる親』（1989 = 1999）が米国で刊行され、邦訳が一九九九年に刊行されて以来、日本でも文庫化され重版を繰り返すなど、「毒親」という言葉もよく使われている。[43] さらに、アメリカの臨床心理学者で精神分析のバックグラウンドももつエレイン・アーロン（一九四四〜）のベストセラー『ささいなことにもすぐに「動揺」してしまうあなたへ。』（1996 = 2000）も、日本では繊細過ぎる感受性をもつがゆえに生きづらさを抱える「繊細さん」あるいは「Highly Sensitive Person」の頭文字をとって「HSP」として知られつつある。このように精神疾患や診断カテゴリーのほかにも、精神医療に隣接する領域でさまざまなコンセプトが流通し、人々が自らの性格特性や生き方について考える際に用いられている。

このように、科学的な地位が比較的確立しているとされるものから、流行語や商業的なものにいたるまで、現代社会には心の問題やメンタルヘルスに関連する語彙や説明、技法があふれている。そのため、自身が抱えている精神的な問題に対処すべく、「医療化」のプロセスに乗ろうとしたとしても、その芯がぶれていくことも少なくない。あるときは薬物療法によって状態が快方に向かったと実感しても、その後「なんとなく〝自分の力〟で治っていないようなやましさのような感情が出てきて、だから認知行動療法を試しみて、けれどもやっぱり毒親に傷つけられたものはこれだけでは治らないような気がして……いや、そもそも自分の悩みは本当に精神疾患として扱われるようなものだったのかと疑い始めて……」といったようなかたちで、どこかにありそうなまだみぬ有効な〝治療〟を求めて、自問自答を続け、懊悩する日々が続くことも少なくないだろう。

前にもみたように、コンラッドとシュナイダーは「非医療的問題が通常は病気あるいは障害という観点から医療問題として定義され処理されるようになる過程」（Conrad & Schneider 1980/1992 = 2003 1）として医療化を定義した。しかし、医療と一口に言っても、医療人類学者のチャールズ・レスリー（一九二三〜二〇〇九）が「多元的医療（medical pluralism）」（Leslie 1980）という言葉で説明したように、医療は西洋医学を中心とした「主流」の医療のみならず、「傍流」とされる医療もあふれている。とりわけ精神医療においては、ある時代や社会のなかで正統とされる「医療」のほかにも、「医療っぽいもの」、「医療よりも治療効果がありそうなもの」、さらに忘れてはならないのが既存の医療を批判的に捉えるメッセージ――医療化の逆流ともいえるもの――も常時渦巻いている。逆流のなかには、供給される医療を〝過剰な〟ものとして批判するものから、治療効果の科学的根拠を疑うものまで、さまざまなものが流れている。以上の点をふまえるならば、コンラッドがいう医療化の「エンジン」のみならず、自動車に喩えるならば医療化の「ブレーキ」、あるいは方向を変更する「ハンドル」にも着目する必要性があるといえよう。

本書では、これまで扱ってきた医療化に加えて、その進行プロセスが行ったり来たりするほか、「医療」がもつ意味内容や目的地が移ろいやすく変わりやすいタイプの医療化を〈不安定な医療化〉と呼ぶことにしたい。これは医療化／脱医療化のように白黒をはっきりつけられるものではなく、限りなくグレーゾーンに近い領域を進むものである[44]。

そのため、医療化された状態、されなくなった状態という視点のみならず、精神医療において中途半端に医療化された状態を人はどのようにして生きているのかという視点[45]もまた、現代のメンタルクリニックおよびそこに通う人々について考える際に役立つはずだ。以上をふまえたうえで次章では精神医療にまつわる多種多様な相談先や機関、知識、技術、情報が渦巻く社会のなかで、人々がどのような悩みや問題をみいだし、メンタルクリニックへの通院を通じてどのように対処していくのかについてみていくことにしたい。

第3章

# トラブルの「実在」をめぐる問い

## 1　診てもらうべきトラブルをめぐる問い——対人間のトラブルのミクロポリティクス

3章以降は、メンタルクリニックを実際に受診した経験がある人や、医療スタッフを対象に行ったインタビュー調査の内容を中心にみていく。この3章では主に、人々が心身の不調や違和感を持ち始めてから、医療機関を受診し、「患者」になるまでのプロセスを扱う。ただ、直接内容に入る前に、少々回り道して、社会学における「トラブルのミクロポリティクス」という考え方を説明したい。これを知っておくことで、どのような悩みや困りごとがメンタルクリニックに持ち込まれるのか、そのプロセスをより明確に把握できる。そのため、多少難しい内容も含まれるかもしれないが、今しばらくおつきあい願いたい。

「トラブル（trouble）」とはもともと、社会学者のロバート・M・エマーソンとシェルドン・L・メッシンガーによって提起された概念であり、「トラブルのミクロポリティクス（the micropolitics of trouble）」（Emerson & Messinger 1977）と呼ばれる分析が広く知られている。トラブルは「何かがおかしく、改善されなければならないと認識すること」（Emerson & Messinger 1977 121）から始まるものとされ、トラブルのミクロポリティクスは、児童虐待や少年非行などの社会問題が、どのように出現するかを分析するために考案された。児童虐待の例でいうならば、「児童虐待」という社会問題は、いきなり「児童虐待」として現れないという点がポイントになる。まず、隣の家から子どもの泣き声や悲鳴を頻繁に耳にした住民が、児童相談所に通報することから始まり、その後、児童相談所の職員が自宅訪問し、家庭内の様子を観察および両親から聴取し、虐待の疑いがある場合は必要な介入を行い、これを「相談対応件数」として公的統計に記載することで「児童虐待」という社会問題が成立する。プライベートな領域に留まっていたトラブルが、公的な介入等を要する問題（problem）に変化していくこの一連のプロセスは、トラブルの「自然史（natural history）」として分析されてきた。マクロな社会問題も、トラブルのミクロポリティクス、すなわち関係者・機関における数々の相互のやりとりや調整に端を発するのであり、社会問題として公になるか否かも、ミクロポリティクスの結果に依存する部分が大きいということになる。[1]

その後、エマーソンは「対人間のミクロポリティクス（the micropolitics of interpersonal conflict）」（Emerson 2015）というかたちで、これまでの分析手法のブラッシュアップと考察対象の拡大を試みている。特にトラブルに対する「反応（response）」は、これまでにも増して重視されるようになった。トラブルの発生源も、そこに改善すべきものがあるとする「認識」の水準よりもさらに前段階へと、すなわち「より漠然としていて定義も困難な不満、苛立ち、心配といった感じ（feeling）」（Emerson 2015 1）に求められている。「感じ」に着目したトラブルの分析には、以下の利点があるという。

「トラブル」の概念を用いれば、比較や分析が可能なタイプの問題や困難のみに対象を限定せずに、さまざまな出来事に共通するパターンやプロセスに注意を向けられる。「トラブル」の概念により、問題の性質をあらかじめ決めなくて済む。何が〝真の〟問題やトラブルであるのかを決めるのではなく、このアプローチにおいては、人々がどのように、何を〝真の〟トラブルであると解釈するようになるのかという点に注目できる。繰り返しになるが、このような解釈は一貫したものでも、不変のものでもなく、時が経つにつれて二転三転していく（Emerson 2015 16）。

言っていることが難しく感じられたかもしれないが、先にみた児童虐待の例に戻ると、最終的に「児童虐待」という公的な社会問題に結実していくトラブルの〈種〉として、隣人による通報があったことを思い出してほしい。通報したのはもちろん、児童虐待の疑いを隣人が察知したからであり、この意味では、比較的明確なかたちで虐待の可能性というトラブルに向き合っていたといえる。一方で、先の引用で言及されていたのは、これよりもより曖昧なかたちをとるトラブルである。どうもトラブルっぽいものを抱えているような気はするけれども、それが本当に対処すべき問題であるのか今一つ確信が持てない、これを問題としてことさらに騒ぎ立てることは、単なる甘えやわがままなのではないか――といったかたちで、そこにはためらいや逡巡がともなうことも多い[2]。

また、トラブルの存在が認められ、そこから何かしらの反応が生じた場合でも、トラブルの解消や改善の見込みが低いと判断される場合には、「問題」として扱われにくい。行動を起こすことはなかなかエネルギーがいるし、起こしたからといって、そうそう現状が変わるわけではない。ゆえに、トラブルは往々にして封殺される、あるいはなかったことにされることも多い。このあたりの繊細なあわいをクローズアップできることが「対人間のミクロポリティクス」の分析の強みであるといえる。

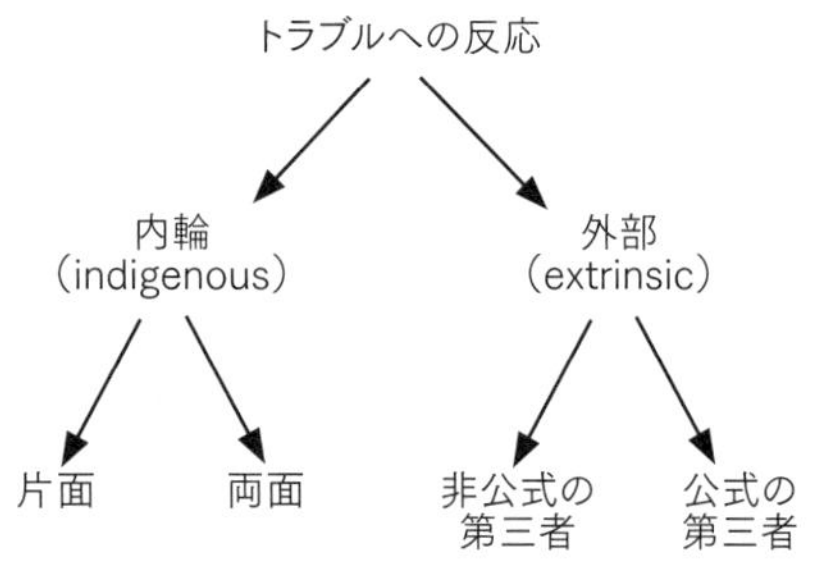


図６　Emerson（2015 15）より引用

トラブルの存在をある程度自覚し、それに何かしらのかたちで対処したほうが良いという反応が生じた場合、この後には、実際に誰がトラブルに対処すべき（できる）か、誰にトラブルについて相談するか／しないかという判断が続くが、エマーソンによると相談先は「内輪」と「外部」に分岐するという。「内輪」はトラブルがまだ表面化せずに、当事者や関係者といった身内のみに留まっている状態を指すが、本書との関連性が高いのはどちらかというと「外部」の方であるため、これ以上本文では詳述しない。[3]

「外部」は主に、トラブルの発生には直接関与していない人々や組織といった、第三者（これまで知らなかった人であることが多い）を指し、これはほぼ従来の「トラブルのミクロポリティクス」で扱われていた領域に対応する。さらに「外部」は、「非公式の第三者」と「公式の第三者」に分かれ、後者の「公式の第三者」には、医師や弁護士などの専門職や警察官、行政の相談窓口スタッフなどの職種が含まれる。「非公式の第三者」はそれ以外の人物やグループが含まれ、友人や知人、家族、近所の人、行きつけの喫茶店のマスターや仲の良い常連客など、多種多様な知己が含まれる。「公式」と「非公式」の区別は明確かつ網羅的にされるものではないが、専門的な資格や付与された権限といった「権威（authority）」の強弱によって区別される。

エマーソンの分析モデルは、精神医学とも重なり合う部分もあり、精神医学者の中井久夫（一九三四〜）は、医療機関に限らず、広く精神的な問題に対処する下位文化《サブカルチャー》を「治療文化」と呼んだ。

一つの下位文化としての治療文化とは、何を病気とし、誰を病人とし、誰を治療者とし、何を以て治療とし治癒とし、治療者—患者関係とはどういうものであるか。患者にたいして周囲の一般人はどういう位置をあたえられるか。患者あるいは治療はどこで行われるべきで、それを治療施設というならば、治療施設はどうあるべきで、どうあるべきではないか、などの束《たば》である。いいかえれば、この無数のことがないまぜになって、一つの「治療文化」となる。逆に、ある個人が、どういう時に自分を病者、患者とし、何を治療として受け入れるか、なにをもってなおったとするか、どこまで耐えしのべるか、時にはどこで満足するか。以上は先の定義の裏返しの等価表現である（中井 2001 114-115、傍線は筆者による）。

「どこまで耐えしのべるか」という点は、エマーソンの分析モデルでも重視されていたが、多くの場合、人々は何らかのトラブルを抱えたからといって、それを即座に誰かに打ち明けたり相談したりするわけではない。家庭生活に疲れ気分がふさぎこんだり、ストレスフルな職場環境にいたりしても、すべての人が精神科や心療内科の門戸を叩くわけではない。気分転換をしたり、SNSで愚痴を吐いたり、居酒屋でジョッキ片手に会社の悪口で盛り上がることも「治療文化」の一つとなりうる。この意味では、誰しもが「非公式の第三者」を通じて、日々のメンタルヘルスをめぐる問題に対処しているともいえる。ただ、毎日のように自殺願望や希死念慮にさいなまれる、耐えがたいストレスを抱えているといった場合には「公式の第三者」に相談することも多い。その際にはメンタルクリニックへの通院も主要な選択肢の一つとなる。ただ、1章でみたように、時代や社会によっては必ずしも一般的な選択肢ではないこともある。

トラブルをどこに持ち込むか、その外部への展開には「パターン化」がともなう。これはあるトラブルの解消に際して、優先的に相談されやすい人物や組織、用いられやすい手段や方法などが含まれる。「ある社会のなかでトラブルを扱えるとされる公的な機関や仲介者に、人々がいつ、どのように、なぜ向かうのか」（Emerson 2015 15）という問いの背景には、それを方向づけるパターン化のプロセスがあり、これも分析の対象となりうる。

以上のエマーソンの分析モデルや中井の治療文化論の考え方を念頭に置いたうえで、次節ではいよいよ、人々はどのようにトラブルを経験し、メンタルクリニックを受診するのかについてみていきたい。

## 2　身体トラブルの経験

ここからは、二〇一二年～一六年にかけて、精神科や心療内科といった診療所に通院した経験がある三一名を対象に行ったインタビュー調査の概要をみていくことにしたい[4]（医療スタッフを対象とした調査については後述する）。調査対象者の募集に際して、特定の精神医学的診断を受けていることや、通院や治療の継続年数、症状の軽重などによる条件は特に設けていない。これは、本調査が精神医学的な観点から「症例」の記述および分析を目的とするものではなく、患者が自身の状態をどのように解釈し捉えているのかという側面を考察することを目的としているためである。[5]ただ、調査対象者の全般的な傾向として、医師からうつ病や不安障害といった診断や病名の示唆を受けていることが多かった[6]（詳細は巻末の調査対象者のプロフィール表を参照のこと）。

調査対象者の募集の際には、東京大学文学部社会学研究室社会調査倫理委員会に具体的な調査内容を申請し、実施の承認を得た。そのうえで、①「心の病」関連の患者グループに参加し、そこで参加者に調査協力を依頼する、[7]②筆者の知己に紹介してもらう、③新聞広告の出稿、④調査会社を通じたリクルーティングといった方法を用いて協力者を募った。調査は半構造化面接法

（事前に用意した質問を行うが、なされた回答や話題によって適宜、質問の順番および内容の変更・追加等を行う方法）を用いて、合計三一名、一名につき約六〇分から一二〇分にわたって実施した。

主な質問内容として、①現在の通院状況、②過去から現在にかけて経験したメンタルヘルスをめぐる問題、③精神科や心療内科に通院するまでのプロセスと動機、④受けたことがある診断や説明の内容、⑤医師や医療スタッフ（心理士やカウンセラーが含まれる）に対する印象、⑥治療内容とその印象や評価、⑦治療によって生じた変化、⑧精神医療以外の取り組み、⑨メンタルヘルス関連の情報収集（書籍やインターネットメディアなど）の有無やその内容、⑩今後の治療の展望や取り組みの方針といった、一〇項目がある。インタビューデータはすべて録音して文字に起こし、その後にテーマやトピックごとに分析を行った。以上をふまえたうえで、具体的な内容をみていきたい。

まず、留意すべきこととして、最終的に精神科や心療内科の受診にいたったとしても、必ずしもすべての人が、自身が抱えているトラブルを精神的なものとして、当初から捉えていたわけではないことがある。身体的な意味と精神的な意味を併せ持つ「神経」のような曖昧な日本語や、心と身体のつながりを重視する心身医学を背景に成立した心療内科に象徴されるように、心身が不即不離であるという思考や感覚は、これまでみてきたように長きにわたって根づいてきた。特に感情や情緒の障害、社会環境に起因する問題が、身体全体に遍在するさまざまな症状に変換される現象は、医療人類学では「身体化（somatization）」と呼ばれ、東アジア圏で顕著にみられる現象として高い関心を集めてきた（White 1982; Kirmayer & Young 1998）。医療人類学者のアーサー・

クラインマン（一九四一〜）の中国の「神経衰弱症」の研究（Kleinman 1988 = 1996）によると、「精神病」とみなされることで受ける差別や排除への恐れから、公言できないような苦悩は、「推定上の身体的疾患」として語られることも多いという。「精神」を病んだというと、きわめて深刻で社会生活の存続の危機として捉えられかねないが、「神経」を病んだというと、誰しもがかかりうるもので治癒の見込みもあるものとして捉えられやすい。また、「神経」を休ませるための静養や養生など、日常的な治癒や実践もイメージしやすい。本調査でも、抱えているトラブルをまず身体の異変に起因するものとして捉えるケースが数多くみられた。その症状は、頭痛、腹痛、吐き気、肩こり、不眠や過眠、体重減少、貧血、だるさ、疲労感など多岐にわたり、いわゆる「不定愁訴」に近いものが多かった。

樋口さん（二〇代男性／会社員）（以下に出てくる人名はすべて仮名である）は、ある日を境に突然激しい頭痛に悩み始める。頭痛薬を服用するも症状は良くならなかったため、病院の神経内科を受診し、通院先で頭部MRI検査を受けるも、原因を特定できなかった。この間にも症状が悪化したため、会社を三週間ほど休職せざるをえなくなる。復職後の産業医との面接にて、心療内科の受診を勧められたことから、そこを受診した。通院先が心療内科だったことは、樋口さんにとって固有の意味を持っていた。

**樋口さん**　僕が行っていたのは心療内科なので。心療内科は突発的な症状に、精神科っていうのは、もともと持っているような病気に関係する医者なのかなと思って、その辺が違うのかなと思います。

ここでは「対人間のトラブルのミクロポリティクス」でいうところの「公式の第三者」として、心療内科と精神科が言及されている。ただ、両者の性質には違いがあり、心療内科は「突発的な症状」を、精神科は「もともと持っているような病気」を主に扱う点で線引きがなされている。当時の様子について樋口さんは、「多少は落ち込んでいた」と気分の変化に言及しつつも、これらの不調はあくまで「体調に来てしまっていた」と捉えていた。そのため、頭痛や腹痛といった症状を緩和する処方薬の服用を継続し、主治医から紹介されたカウンセラーのもとでも「自律神経を整えるみたいなイメージ」の自律訓練法[8]を試すようになったという。

丸山さん（四〇代男性／会社員）も、めまいや吐き気といった身体症状に苦しむようになったことから、脳神経外科や耳鼻科などに通い始めたが、樋口さんと同様、原因が特定されない状態が続いた。そこで「めまい　吐き気　原因」といった語句でネット検索をしてみたところ、うつ病関連の情報と心療内科の受診を推奨する記事を目にしたことから、受診にいたっている。受診先では自律神経失調症の診断を受け、一ヶ月の休職を指示されたというが、当時苦しんでいたのはあくまで身体症状だったという。

**丸山さん**　気分の落ち込みはその頃全然なくて、身体症状だけだったんです。気分の落ち込みは後に出てきますけど、本当に身体症状しかなくて。自律神経失調症っていう病気なんだって。当時は全然うつ病とは紐づけて考えていなくて。疲労から来る自律神経の不調による病気なんだって思っていたので。

自律神経失調症に対しては、主に「睡眠導入剤」や「自律神経を整える薬」が処方され、丸山さんは指示通りに服薬を続けた。なお、自律神経失調症という病名は精神医学の正式な疾患名や診断名ではなく、「内科を中心とする身体科において、さまざまな身体症状を訴えるがそれを説明するだけの身体病変がない患者に対して用いられている」（宮岡 1995 70）言葉である。[9] 丸山さんは、その後に受けることになるうつ病の診断と、当時の自律神経失調症を区別しているが、うつ病の診断前後の状態について、「自律神経失調症の間は、ちょっと持病を持っているっていう程度だったんですけど、この後は本当にうつとの闘病の始まり」だったとふりかえっている。最終的にうつ病の診断にいたるまでの過程のなかには、初めて通院した心療内科からの転院があり、転院先の医師からは「自律神経失調症だが、仮面うつ病かも」[10]という説明を受けたという。ここで、トラブルの内容や性質が身体的なものから、精神的なものへと徐々にシフトしていった様子がうかがえる。

身体的な問題だと思っていたトラブルが「心療内科」で扱われることに、困惑や違和感を抱くケースもあった。佐々木さん（四〇代女性／作業療法士）は、めまいや起床困難、慢性的な疲労感が生じるようになった原因は、貧血のせいではないかと考えていた。そこで、かかりつけの婦人科の医師からの紹介を経て、血液内科を受診した。処方された鉄剤を約一年間服用した結果、貧血は改善したものの、疲労感は残り続けた。通院して二年が経とうとしていた頃、主治医から心療内科の診療所を紹介されたため、そこを受診している。佐々木さんは当時、うつのような精神症状をほとんど自覚していなかったため、戸惑いを隠せなかったという。

**佐々木さん**　「え、心療内科に行くの？」って。自分ではそういう感じだったんですけど、身体が重いのか、気分が重いのか、ちょっとはっきりしない状態だったので、受けてみてもいいかなって。うつっていうのは、自分からはまったく思い当たらなくて。仕事の同僚に「うつじゃないの？」って軽い感じで言われて。「え？　そうかな？」と。うつはもっとすごく重くて自殺しちゃうようなイメージもあったので。ちょっと落ち込んだりしていることを、うつって言ったりするのを「そんなもんなのかなあ？」と思っていたんですけど。かかりつけの婦人科の先生がすごく心配されて、「心療内科に行ってみた方がいいですよ」って言われたので、「もしかして病気なのかな？」って心配になり始めて。

ここでは身体症状と精神症状が混在している状態と、当人にもトラブルの原因がわからない状態が語られている。トラブルを精神的なものとして位置づけることを難しくする要因として、うつという病名に付随する「もっとすごく重くて自殺しちゃうようなイメージ」があり、これは自覚症状とは落差があるものとされている。一方で、トラブルの展開という点から見ると、佐々木さんの違和感に対しては、「非公式の第三者」である職場の同僚と、「公式の第三者」である婦人科の医師が介在することにより、徐々にトラブルをめぐる解釈が変わってきた様子がうかがえる。

## 3　精神的なトラブルの発生源の有無

「過労の物語」

精神症状よりも先に身体症状を経験した、という語りをみてきたが、精神症状への移行の背景として、職場環境が言及されやすかった。北中は、過重労働が続くなかで心身ともに疲弊し、うつ病を発症するという精神医学的な説明を「過労の物語」と呼び[11]、二〇〇〇年代前後のうつ病患者の多くもこれに沿ったかたちで自身の病の経験を語る傾向を指摘した（Kitanaka 2011、北中 2014）。本調査でも同様の傾向がみられたので、その一端を示したい。

竹内さん（四〇代男性／会社員）は、勤務先で人事異動があった後に、業務内容の変化や職場の人間関係のストレスを抱えるようになり、心身の状態が悪化するものの、どうにか耐えながら同部署で二年間勤務し続けた。その後、再び人事異動が発生し、新設された部署に異動することになったが、これまでの二年間に蓄積された身体の痛みや常態化した不眠といった症状が、ここで限界に達してしまったという。

**竹内さん**　新しくできた部署のメンバーとして招集されることになったんだけど、二年前からつまずいて、前のめりになって転ばないように。ポトッとなるときがあるじゃないですか。その状態になっていたのに、なんとか転ばないで走り、態勢は崩しながらもうまく走りながら、倒れないでいたんですけど。そこのところでもう、ついていけなく、精神的にちょっと折れたようなうつになってしまって。完全に弾力性がなくなって。もともと不眠が出ていたんですけど、この頃はもう、せっかく指圧とかやって鼓舞していた背中の痛みとか、喉の苦しさとかが、最高潮になってしまう。

ここでは「態勢は崩しながらもうまく走りながら、倒れないでいた」状態から、「弾力性」を失い「精神的にちょっと折れたようなうつ」への移行が語られている。当初から自認していた身体症状も「最高潮」に達し、セルフケアによる対処も困難になるとともに、「精神的」な症状も顕在化していく。この「精神的」な症状として、仕事の生産性の低下やそれに対する周囲の評価に苦しんだ経験が語られていた。

**竹内さん**　そのときの精神状態と身体の疲れ具合、覚醒度合い、頭が完全にぼうっとして、考えがまとまらない状態では、もう全然仕事ができなくて。周りの目も、だんだん厳しくなっている気がしたり。あと、すごく疲れていることが、常に脂汗をかいて、頭がふらふらしているような感じにみえたんだと思うんですよ。だから毎週末になると、「ゆっくり休んで」とか、いろいろ同僚が言うんだけど、それは親切で言ってくれているんじゃなくて、自分を追い込もうとしているんじゃないかって。で、自分は会社に長くいる人間だから、そう厳しいことも言えないから、そうやって追い込んでいるんじゃないかって。まあ、そういうふうに思う資格もないいんですけど、ちゃんと仕事をやっていないんだから。

うつ病を患っている人が強い自責の念を抱きやすいことは比較的よく知られているが[12]、この語りからも同僚が発した何気ない言葉に非難や威圧の意図が読み込まれている様子がみられる。

身体症状と精神症状の両方にまたがる問題として、「自律神経失調症」などのほかにも、行動の抑制や気力の低下といったエピソードへの言及がみられたが、その際にも「過労の物語」が参照されやすかった。藤本さん（五〇代男性／求職中）は、退職前は損害保険会社に勤務しており、自然災害が相次いだ年に心身の状態が悪化し始めた。保険の調査業務で出張の頻度が激増したほか、これに比例して業務量も増えた結果、「キャパシティオーバー」の状態に陥ってしまう。過重労働が続くなかで胃痛にも苦しむようになり、最終的には心身ともに疲弊し退職を余儀なくされた。藤本さんは、胃痛とともに徐々に経験するようになった「億劫」と「だるさ」の感覚を次のように説明している。

**藤本さん**　自分としては胃がいつも痛い、切り込むような痛さと、あと、仕事をするのもすごい億劫でしたね。月曜日の朝は出社がすごく困難で、本当につらい。億劫とだるさがありますね。億劫とだるさって、自分のなかでは分けているんですけど。億劫っていうのは、寝てて、自分が何かこれから動くっていうのを想像できないような、気持ちが萎えちゃっている状況。億劫は、よく鉛を付けられたとかいいますけど、まさにそんな感じで。本当に起き上がるのさえ、「重たい」って感じがしちゃうんですね。だから変な話、トイレに用を足しにいくのも、もう大仕事だったんですね。起き上がって、トイレまで歩いて行くのが「すごく重たいなあ」って感じですね。だるさっていうのは、もう物理的に動くのがつらいっていう、この二つが主に出てきました。

「億劫」はこれから動こうとする動作を、「だるさ」は進行中の動作を抑制するものとして語られているが、そこで抑制される動作は、日常生活のさまざまな動作のほかにも、月曜日の朝の出社といった習慣にまで及んでいる。

ここまでのケースに比較的共通してみられたテーマを小括すると、まず「発症」という形でトラブルが発生した時点では、そのトラブルは身体に起因するもの、すなわち「身体化」に関連するエピソードが語られやすいことがある。「身体化」したトラブルは、心療内科をはじめとする医療機関の受診につながりやすく、これは同時に、当人の自助努力や対処とは裏腹に悪化の一途をたどっていったものとしても語られていた。発症の背景や経緯としては「過労の物語」に即した語りが展開されやすく、主に労働環境に起因する身体症状の悪化に加え、全般的な行動の抑制をはじめとする精神症状も自覚するようになっていく。さらに、このプロセスのなかに、自律神経失調症などの「神経」をめぐる心身医学的な解釈や語彙が介在することによって、身体症状から精神症状への移行は、断絶したものではなく、一定の連続性を帯びたものとして位置づけられるという特徴もみられた。

## 本当に病気なのか？——発生源の不在

一方で、うつ病の可能性やうつ症状を自認するようになったものの、発症の背景や原因に関する説明を持ち合わせていない、あるいは自身が置かれている状況には必ずしも当てはまらないという判断や解釈がなされる様子もみられた。このような場合には、自身の抱えているトラブルが精神医療のなかで扱われるべきかをめぐって、迷いや逡巡が生じることもある。特に、これまでみてきたように精神医療の〝過剰な〟医療化に対する批判をはじめ、心の病や障害を安易に自称することを諌める論調が流布していることもあって、トラブルの展開には逆風となる要素も少なくない。

このような場合、発症が〈原因不明〉であることが強調されやすい。以下、発症した時点を高校生の頃に通学が困難になったことに位置づけている松岡さん（三〇代女性／契約社員）と、二〇代のときに通信制の大学に在籍していた時（当時は仕事をしていない）に生じた生活習慣や行動の変化に位置づけている高橋さん（三〇代男性／介護士）のケースを順にみていきたい。

**松岡さん**　学校に行きたいんだけれど行けない。部活に行きたいんだけれど、なぜか家から出られない、時間までに用意できないとか。そういうところから始まっていて。その時には全然憂うつではないんです。その頃には、まあ根性がないからだと思っていたんですけど。その後、高校で勉強がうまくいかないまま、三年間通って、中退して。大検とって、大学には行くんですけど、やっぱり行きたいんだけど行けないんですよね。起きられない。家から出られない。出ても、山手線をグルグル回っちゃうみたいな。そのうちもう苦しくて、布団かぶって、うんうん唸るようになったんです。「これは病気かな、おかしいな」って思って。

**高橋さん**　憂うつな気分で何もする気なし、みたいな。僕、子どもの頃から、読書や映画鑑賞が好きだったんですけど。それをやろうと思っても、できなくなっちゃったんです。要するにやる気がなくなった。それが本当に苦痛だったんです。自分はこんなに本が好きだったのに、なぜ読めなくなっちゃったんだろうみたいな。今まで楽しくやれていたようなことが、急にできなくなっちゃって。苦痛っていうか、やれないことも苦痛だし、みるのも苦痛みたいな。身動きがとれなくなっちゃって。「あれ？」と思って、本当につらい時期でした。早くこんな状況を脱したいとしか思っていなかったです。

その後、両名ともに迷いながらも精神科を受診し、前者の松岡さんはうつ病を、後者の高橋さんは統合失調症（妄想や幻聴などの陽性症状ではなく、感情の平板化や自閉（ひきこもり）などの陰性症状が強いもの）を患っていると自覚するようになる。ただ、発症後まもない時点では両名ともに、通学や趣味活動といった日常的な活動が、なぜかできなくなってしまったという説明がなされている。その原因として、松岡さんのケースでは、当人の「根性がない」ことに求められているが、うつ病の可能性については「全然憂うつではない」と退けられている。高橋さんも「憂うつな気分で何もする気なし」という状態を語っているが、この後ではその詳細にふれるかわりに、読書などの具体的な行動が抑制されていく様子が言及されている。

〈原因不明〉であることが強調されやすい理由として——もちろん実際に原因不明であると彼らが考えている可能性も考えられるが——自ら積極的にある特定の「心の病」を自称したり、その原因を解釈しようとすることを、意図的に避けている可能性が挙げられる。「過労の物語」においては、労働環境をはじめとする外的な要因によって病気が発症したものとして捉えられ、その因果関係も比較的クリアになりやすい。そのため、患者自らが、「心の病」というトラブルの実在や原因を懐疑的に検証する必要性が生じにくい。むしろ、トラブルの実在や原因をいたずらに強調することは、「擬態うつ」や「新型うつ」といったネガティブなレッテルを貼られたり、場合によっては疾病利得を得ようとしているといった嫌疑さえかけられるものとなる。実際に精神科医の林公一による『擬態うつ病』(2001) などの書籍を読んだことがある松岡さんは、精神科を受診したものの、うつ病の診断がなされず、この時の診察を医師に「罵倒された」経験として語っていた。科学者になることを将来の目標としつつも、大学に通学できていないことを相談したところ、医師から「科学者になりたいと言っているわりには、大学に行かないのは現実性がない」と冷たく言い放たれたことが特に印象に残ったという。このような出来事もあって、自身の問題は病気のせいではなく「私が悪いんだ」という考えをさらに強めるようになり、自責の念に苦しむ時期が長くなったという。

安田さん（三〇代男性／会社員）も、職場の人間関係の悩みや仕事の負荷が増え、心身ともに疲弊したことから精神科を受診しているが、受診に際しては慎重な態度や判断を要したことを強調していた。安田さんも「病的なうつ」と必ずしもそうではない「新型うつ」を区別したうえで、自身の通院時の様子を語っていた。

**安田さん**　うつは基本的には、自分で改善できるものだって。病的なうつと、いわゆる新型うつは、だいぶ違うものだと思いますし。ちょっと気分がふさぎこんで、一般的には「二週間症状が続くとどうのこうの」っていうけど、自分はそんなことはないと。だから「もう一回頑張ろう」とか、気持ちを鼓舞してずっときました。ただ、それが四ヶ月くらい続いたので、これはちょっと自分でどうにかできるレベルを超えているので、医療機関の助けを借りたというか。

このなかで安田さんは、抑うつ状態や行動抑制といった症状が二週間以上続くという、うつ病の診断基準の一つを参照している。自身に関しては、これを大きく上回る四ヶ月が経ってもなお、通院せずに自助努力を続けてきたといい、ここで「自分でどうにかできるレベルを超えて」初めて通院したことが示されている。一方で、軽症ともいえるような症状で精神科を受診することに関しては否定的だった。

**安田さん**　精神医療には、気軽にかかるべきではないという。あまりかかりたくない。自分がかかることに対しても否定的なニュアンスがあったし。精神医療にはもっと深刻な人がかかるべきものであると。気軽にコンビニみたいにかかるっていうのは、私は嫌いな風潮があります。精神医療っていうのは、もっと深刻な人が行く病院で、気軽に受けるものではない。自分も含めて、社会生活を送れている人間が、気軽に受診するものではない。そちらに依存することになってしまう。それは一種の逃げだという思いが強くて。

安田さんの語りは、昨今の精神医療に対する批判的な議論を反映している部分も大きく、「コンビニみたいにかかる」クリニックと、「もっと深刻な人が行く病院」が対置されている。そのうえで、自分も含めた「社会生活を送れている人間」がクリニックを受診することは「一種の逃げ」であるとされ、「依存」につながりかねないものとされていた。

このように精神科、特にクリニックの受診に際しては、自分にその必要性が本当にあるのかを慎重に吟味する段階がケースによっては存在する。あるいは、吟味すべきであるという規範的な意識がともないやすいともいえるだろう。これをトラブルという視点からみるならば、メンタルヘルスをめぐるトラブルを「外部」の領域にすぐに移行させるよりも、まずは「内輪」の領域に最大限留めておくべきとする圧が生じやすいともいえるだろう。

## 4 「精神科に行くの……？」

トラブルの対応を依頼する「公式の第三者」が、「精神科」の領域に属する人物であることに対して、ためらいや抵抗感を抱くケースもあった。この場合、「精神科」という医療機関がもつ〝特殊〟なイメージが通院の障壁になりやすい。そのため受診しようとする人々は、その〝特殊性〟を問い直したり、別のイメージで捉え直したりすることもあった。

藤本さん（五〇代男性／求職中）は、内科の医師からの紹介を経て、初めて精神科のクリニックに通院している。以下は当時、藤本さんが抱いていたという「精神病」に対する「偏見」に関する質問者とのやりとりである。

**質問者**　「精神科にはちょっと抵抗があったけれども、一方でポピュラーになりつつあった」と先ほどおっしゃっていましたが、抵抗っていうと、どういう抵抗になりますか？

**藤本さん**　やっぱり、精神病っていうものに偏見があったんでしょうね、たぶん。精神病っていうと、自分よりもっと症状が重たい人が行くような。自分もうつ病で十分に重いんですけど、私が思っている精神病にかかっている人っていうのは、もっと重たい人かなってイメージが。

**質問者**　一方で、ポピュラーになりつつあったといいますと？

**藤本さん**　職場にはうつ病の人もいましたし、躁うつ病の人もいました。よく産業医のところに通っているのもみていましたから。「今日は産業医のところで診察の日だから」って、行っている仲間がいましたので。うつ病とか躁うつ病っていう病気自体には偏見とかなくて、「大変だなあ」ぐらいには思っていたんですけど。

このなかで質問者は「ポピュラー」という言葉を用いているが、これは先行するやりとりのなかで藤本さんが用いていた言葉である。藤本さんは「ポピュラー」という語を、職場の同僚にも通院している人がいるぐらいに精神科が身近になったという文脈で用いていた。対照的に、「偏見」の対象となっていた「精神科」については、自身の症状や問題とは性質を異にする「もっと重たい」ものとして対照的に位置づけられていた。ただ、その詳細については、特に言及されておらず、自身のメンタルヘルスのトラブルとは異なるものとして漠然と捉えられていたと考えられる。

職場でのスピーチをはじめとする対人緊張から、社会不安障害を自認するようになった東さん（四〇代男性／会社員）も、初めて心療内科クリニックを受診する際にはかなりためらったという。通院のきっかけの一つに、YouTube の動画配信者が社会不安障害について解説する動画を視聴したことがあったといい、配信者も世話になっているというクリニックに東さんも通いたいと思うようになった。ただ、立地や診察時間が条件に合わず、別の医療機関にせざるをえなかったが、情報収集の過程で心療内科を「面白おかしく」描いた漫画やイラストを多く掲載したホームページをみつけている。それを見て、精神科や心療内科について「こんなに気軽に考えていいんだ」「ここなら一回行ってみてもよいかな」と思うようになったというが、初回の通院にはやはり思い切りを要したという。

**東さん**　入るには、そっち側の人間になっちゃうんだっていうのが、ちょっとありまして。精神的にちょっと異常な人が行く病院だって、精神病みたいな括りで考えていたんで。だから、一回行ったら、自分はもうそっち側の人間という括りになっちゃうのかなって思っていたんです。で、行ったら別に、周りも意外と普通の人ばっかりで。叫んでいる変な人もいないし、変な顔をしている人もいないし。病院によるのかもしれませんけど。

東さんは「そっち側の人間」を自身とは異なる人物として位置づけており、その人物像として「精神的にちょっと異常な人」「叫んでいる変な人」「変な顔をしている人」といった特徴を挙げている。しかし、実際に通院したところ、「そっち側の人間」はいなかったという結果だったというが、これは同時に、東さんが当初危惧していたような、自身が「そっち側の人間」になるという結果を回避できたことも意味する。病院によって変わる可能性も示唆されているものの、語りのなかでは、クリニックが「こっち側の人間」が住む生活圏の延長線上にあるものとして捉えられている様子がわかる。

このほかにも、周囲の人から会話などを通じて浴びせられるステレオタイプとしての「精神科」と、自身が通院する「精神科」が異なることをはっきり区別することが、通院を開始するために必要だったというケースもあった。佐々木さん（四〇代女性／作業療法士）は、年配の上司に当たる人物から、「『薬を飲んだから薬漬けにされるよ』とか『病名をつけられたら引き返せない』」と言われたことや、精神科で被害を受けたという内容のブログを目にしたことから、初回の通院時には強い不安を覚えている。さらに通院後も、家族の反応を受けて不安が増大したという。

**佐々木さん**　家族が結構、田舎の人なので、精神科に身内がかかったっていうことがショックで。本当に精神病院っていうイメージしかないと思うんですよ、大部屋か何かの。それで「大丈夫？」ってことになって。私は「まあ、大丈夫じゃないの」って思いながら、精神科についてネットで調べたら、ちょっと怖い情報も出てきたので、だいぶ不安になってしまいまして。でも、そうではない人もいるから、まあ、いろいろなんだろうと思って。ちょっと相対化してみている。精神科に通うリスクを人から言われると、「そんなのばっかりじゃないみたいだよ」ぐらいの感じで言っているんで。正直、どっちが本当かわからないなって、その頃は思っていました。

「精神病院」と「精神科診療所」という二項対立のなかで、前者には「薬漬け」「病名をつけられたら引き返せない」「大部屋」といった旧来のステレオタイプがいまだ残存し、このようなイメージが不安をかき立てている様子がうかがえる。一方で佐々木さんは、「そんなのばっかりじゃないみたい」というかたちで、精神科を「相対化」する視点をもつことで、他者が「精神病院」の患者にみようとするイメージから距離を設けることを試みている。このような他者からの反応も含め、「精神科に行く」ことがもつ特有の意味合いも、通院の斥力になりやすいようだ。

## 5　自己診断と認知をめぐる問題

一方で、これまでみてきたようなうつ病をメインとする病の経験の語りから、神経症圏の病や不安障害の経験の語りに目を転じると、別様の傾向性もみられた。神経症圏の病や不安障害においては、対人場面での不安や緊張といったトラブルが語られやすく、たとえばスピーチでの声の震えや発汗、コミュニケーションの困難などが問題経験として挙げられやすかった。全体的に顕著にみられた傾向として、精神医学的な診断カテゴリーや自身の認知傾向に関する語彙を積極的に用いながら、精神症状を語りやすいことがあった。以下、順にみていきたい。

岩崎さん（三〇代男性／契約社員）は、現在抱えているトラブルの発端を大学生だった時期にみいだしている。具体的には、当時所属していた研究室やゼミのなかで孤立してしまうなど、学校生活への適応をめぐる問題が語られ、「半分ひきこもり的な状態になって、つらくてどうしようもなかったので、いろいろネットとかで調べたら、社会不安障害なんじゃないか」と思うようになったという。

**岩崎さん**　最初につらくなった状態で、「自分ってどういう状態なんだろう」とか、インターネットで調べたら、いろいろな病気が出てくるじゃないですか。なんかチェック項目みたいなのがあって。それに当てはまる、当てはまらないみたいなので、「私はこうなんじゃないか」的な。それがたぶん出発点なんじゃないかと思いますね。そこから具体的に、「そういう病気ですよ、症例がありますよ」っていうのを、どんどん調べていって。社会不安障害だったら、どういうプロセスや治療法があるのかっていうのはみていましたね。

精神疾患に限らず医学的な診断は、これまで漠然と捉えられてきた心身の違和感や不調に名前を付与することが多く、これにより患者は、対処すべき問題を把握し、治療の見通しを立てることで、安心感が得られる（Karp 1996、Nettleton 2006、Jutel 2011、野島 2021）。逆にいえば、診断がなければ、今後の対処法を講じることもできないし、治療にもつながらないという点で、不安やもどかしさが生じやすくなる。岩崎さんは、自己診断を経て精神科を受診した際に、担当医からも社会不安障害である旨が伝えられたため、これが「安心」につながったという。

**岩崎さん**　病名がまったく存在しないのであれば、何が何だかわからないっていうことですよね。ただ症状だけがあって、病名がない。ただ変な人間なのかなって。要はこういう症状があるけれど、その病名とか、目印的なものがなければ、わかんないというだけで。カテゴライズも何もできないのであれば、要は、わけわかんない状態。病名があると、「あ、そうなんだ、私はそういうものなんだ」みたいな理解。理解を得ると、わけわかんないものじゃないから、まだ安心できるのかな。何か改善しようかなっていう方向性がつくのかな。

職場でのスピーチに強い不安を感じていた、東さん（四〇代男性／会社員）も、当初漠然と感じていた不安や緊張といったトラブルを、後に社会不安障害として捉えるようになり、当時の様子を次のようにふりかえっている。

**東さん**　ネットでまず、あがり症について調べていて。あがり症の本とかはいろいろ買っていたんですけど、社会不安障害には、なかなかたどりつかなかったんですよね。ネットに、たまたま社会不安障害と書いてあって、中身を見るとまったく自分の症状というか。初めてそこでわかって、半年くらいネットとか本とか読んで勉強して。治る病気なんだなって、すごく嬉しかったんですね。

二〇〇〇年代後半〜一〇年代初頭にかけての社会不安障害の啓発の様子については、2章7節でみたが、東さんもこのようなメディアに接するなかで、あがり症が「治る病気」であることを知り、この時の経験を「すごく嬉しかった」と語っている。この意味では、自己診断は精神科の受診の促進も含めた医療化の「エンジン」になるとともに、その診断名もまた、治療や対処が可能な具体的な対象を指し、将来への展望を開くものとなりうる。

診断名に加えて、その典型的な「症状」と目される認知の傾向性も、精神科での対処が求められるトラブルとして挙げられることがあり、本調査では特に「予期不安」という言葉が用いられる傾向がみられた。予期不安とは、不安障害やパニック障害などの中核的な症状の一つであり、「いつまた不安発作におそわれるかと将来の発作を予期し、それに怯えて新たな不安を抱くこと」（染矢 2012 53）を意味する。予期不安は、さまざまな社会的な場面でその都度、認知や行動を修正する必要性としても言及されることが多く、電車に乗ること、大教室で授業を受けること、集会や会議への出席と発言、人前でのスピーチ、新しい人間関係の構築など、多種多様な事柄が不安を喚起しやすい状況として挙げられていた。

青木さん（三〇代男性／販売職）は、自身の「症状」の一つとして「自己否定」の問題を予期不安との関連から語っていた。

**青木さん**　自分に自信がないっていうか。自己否定の気持ちが強くて、何か申し訳なさを抱えながら生きているとか。あと、予期不安。常に先を読んで、こういう行動をしたら、こういうことが起きるから、それは嫌だなとか。すぐそういうことが、自動的に考えるような癖というか、すごく考えちゃうようになっちゃって。行動範囲が狭まっているから。

青木さんは「自動的に考えるような癖」としての「予期不安」に言及するのに加えて、「自分に自信がない」「自己否定の気持ち」といった一定の持続性や恒常性をもった性格特性や傾向についても言及していた。二〇代の時に初めて精神科クリニックに通院した際には、自宅にひきこもりがちな生活のなかで、一日のうちに施錠や郵便物を何度も確認せずにはいられない「強迫神経症」[13]に苦しんだことがあるという。通院のより直接的なきっかけとしては、父親の体調が悪化したことにあるといい、「親が死んだら一人で生きていかなきゃいけない」「そのためには、自分のこのおかしな状況を抜け出さなきゃいけない」と思うようになったことがある。そのため、これまでの生活を改めるようになり、以降はアルバイトを断続的にするようになった。ただ、長くても四ヶ月程度で仕事を辞めてしまうという悩みを新たに持つようになったといい、その原因について思い悩む様子もうかがえた。

**青木さん**　自分が長く働けないのは、性格の問題なのか、何かの病気なのか。いろいろ不安になったり。そういうのをはっきりさせて、性格の問題だったら、ちゃんと、っていうか何ていうか、治さなきゃいけないし。病気でも、まあ治さなきゃいけないし。

トラブルが「性格」に起因するものであるのか、あるいは「病気」であるのかをめぐって、思い悩んでいる様子がみられるが、いずれにしても治療が必要という判断が最終的にはなされている。このなかには、先述した「強迫神経症」と日常語としての「性格」が重なっている部分もあり、正常と病理の境界が曖昧な苦悩や悩みの存在もみられる。このようなグレーゾーンのトラブルも包摂する点は、精神科診療所の主要な特徴の一つだった。ただ一方で、医学的な説明や診断の付与といったかたちで白黒をつけていくことも、精神医療および精神科医に期待されているといえるだろう（この点については5章で扱う）。

## 6 性格や人格の掘り下げ——過去の探究

「自己否定」などの性格特性の一端を表す語彙のみならず、その根源にあるような自身の性格や人格がどのように形成されてきたのかを問うべく、自身の過去に起こった出来事を精査し、それが現在にどのような影響を及ぼしているのかをふりかえるケースもみられた。具体的には、自身の成育歴やライフヒストリーを詳細に語り、現在の「心の病」の発症という出来事も、これに連なるものとして捉えられていた。ただ、過去が現在に及ぼす影響力の強弱には人によって違いがあり、未だに過去のトラウマなどの経験に苦しめられていると語る人もいれば、過去の出来事は数ある原因のうちの一つにすぎないと相対的に捉える人もいた。

先にみた安田さん（三〇代男性／会社員）は、精神医療の「気軽」な利用に懐疑的だったが、自身のうつ症状とは別に、「生きづらさ」の問題にも言及していた。「生きづらさ」の具体的な内容として、「基本的に友達がいない、集団のなかにいると居場所がなくなる、自分が出せない、落ち着かない」といった事柄が挙げられていた。「生きづらさ」を抱えるようになった背景には、高校のクラス替え後に対人関係を築けずに孤立状態に陥ったこと、大学進学後の対人関係もうまくいかなかったこと、就職後の職場での孤立、現在も知人や友人とのプライベートな交流が乏しいことなどがあるという。[14] ただ、この「生きづらさ」は、うつが発症するにいたった「間接的なきっかけ」に留まり、「直接的なきっかけ」とは明確に区別されていた。[15] うつは、「生きづらさ」とは別のトラブルとして位置づけられ、その症状としては「表情が硬くなってしまう、反応がすごく鈍くなる、頭の回転が遅くなる、何をするにも気力がない」ことがあり、そのなかでも「現実的に困ったのが、仕事で切羽詰まっているときに全然馬力が出ない」ことだったという。

**安田さん**　直接的なきっかけと、間接的なきっかけがありまして。直接的なきっかけは、これまで仕事を騙し騙しやってきて、負荷がかかっていたのが、その時点で閾値を超えたって感じですかね。これまで何とか馬力でやってきたのが、その時は出なくなってしまった認識ですかね。間接的なきっかけとしては、やっぱり……自分の生きづらさっていうのに、ちゃんと目を向けてこなかった。自分を直視してこなかったっていうのが、理由だろうっていうふうに思っています。生きづらさとしては、まず集団のなかでなじめない、友人がいない、その二つですね。そういう人とのつながりが希薄な人間っていうのは、ある種の脆弱性があるというふうに思う。心が折れやすいのかもしれない。安定感がない。

安田さんと同様に、服部さん（四〇代女性／専業主婦）も、以前働いていた会社で対人恐怖やうつ病を患った原因として、勤務先の会社で受けた上司からの叱責や強いストレスといった要因を挙げていたが、このほかに親子関係という枠組みでも、発症の原因を探る様子がみられた。

**服部さん**　今思えば、私が対人恐怖とうつになったのは、あの祖父母に育てられて両親が結婚して子どもを産んだら、子どもはこうなるなっていう家族歴ですね。だから私は、実際高校のときまですごく元気だったんですけど、そこまでの蓄積がいろいろされているんですよね。親の顔色をうかがいながら育ったとか、「あれはだめ、これはだめ」って、「だめ」って抑えつけられて育ったという、特殊な環境で育ったので。あれじゃあ伸びていかないし、何でも怖くなってしまうし。あれはちょっと、親の責任だなって思います。

服部さんも職場環境とは別に、過去の家庭環境という観点から自身の精神的な問題を解釈している。その根源は「あの祖父母に育てられた両親」にまでさかのぼって求められているほか、両親の抑圧的な養育が続いたことも詳細に語られていた。一方で、会社員だった当時は、主に体重の減少、起床時の息苦しさ、意識が朦朧とするといった症状に悩んだことから精神科に通院したという。安田さんと同じく、精神医療の対象となる「直接的」な要因と、必ずしも対象にならないような「間接的」な要因というかたちで、トラブルの性質を区別する構図は服部さんのケースでも明瞭にみることができた。

このほかにも、「心の病」や精神疾患の罹患をほのめかしつつも、これ以上に自身の生活全般にわたる悩みや生活歴を重視するケースもあった。阿部さん（三〇代男性／福祉作業所に通所）は、これまでの「症状」を「社会適応能力が欠如」という広汎にわたる問題経験として語っていた。

**阿部さん**　症状……うん……まあ、社会適応能力が欠如。要するに職場、学校、家庭。やっぱりこう、うまくいかないってこと。そういうところでなじめない、孤立してしまう。そういう関係性を結ぶっていうのがやっぱり苦手ですよね。それで、やっぱり余計なことを考えてしまうんですよね。あることないこと考えてしまう。だから妄想に近いんですよね。

この場面は、これまでの「症状」についてたずねているところである。質問者が使った「症状」という言葉を、阿部さんは復唱して少々言いよどんだ後に、「社会適応能力が欠如」という返答をしている。「社会適応能力が欠如」という問題も、幼稚園の頃にいじめを受けて通園バスに乗れなくなった時点までさかのぼって語られていた。これ以降も、中学生の時にいじめが原因で不登校になりかけたものの、家族から暴力的に阻止されたこと、その後も続いた家族関係の不和など、成育歴にまつわるエピソードが重層的に語られていた。通院のきっかけや動機についても、次のように語られていた。

**阿部さん** 何て言うのかな。要は自殺しきれなかったんです。それが根本的な理由でしょうね。たとえば、最初に衝動に駆られることだったら、まず自分が死ぬこと。その次は、他人を殺すこと。それもできない。もう、そうしたらどこにたどりつく、もう自分をどうにかすることしか見当たらなかったってことで。やっぱり自分は、何もできないんだなあ、という。高校卒業して、大学行って、それで一般就職して、それで幸せな結婚をして、それで家を持って、それで孫を産んで、それで親を喜ばせるような。大学を卒業して、ある程度したら家から出て行って。そういう未練が、世間一般的な路線に乗れなかった。まず、大学受験に失敗して、それで人間関係もうまくいかず、うん、そういうような……いまだに引きずっていますね。

ここでは、通院の経緯やその直接的な理由というよりも、生活史上の挫折経験として「世間一般的な路線に乗れなかった」ことや、「親を喜ばせるような」生き方ができなかったことが重点的に語られている。通院動機も、「自分をどうにかすることしか見当たらなかった」というかたちで、精神科への通院と治療という文脈には必ずしも収まりきらないような内容、いわば人生をリセットするといった内容が語られていた。当時精神科医に期待していたことも、「とにかく話を聞いてもらいたかった」ことだったといい、抱えている問題が広汎かつ多岐にわたっていたようである。

ブログのアフィリエイト広告等で収益を得て生活している長谷川さん（二〇代女性／ブロガー）

も、これまでの生い立ちをふり返るかたちで、心の病を患うまでのプロセスや、自身の性格の特徴について詳細に語っていた。さまざまなエピソードがふれられ、たとえば「乳児期に全然寝返りを打たなかったこと、便秘だったこと」のほか「良い子で全然手がかからなかった」といった母親の当時の証言も参照され、自身の病の先天性や根源性が強調されていた。

**長谷川さん**[16]　私は赤ちゃんの頃から自己表現ができず、育っていくなかでも大きな傷をたくさん抱え、今まで人とまともに接したことがないなか、大きくなるにつれ、しゃべらなければならない、溶け込まなければならないという過度なストレスを抱えていたので、いつも不安で緊張していました。父もいなくなり、母も私をとことん否定して怒鳴りつけるため、愛情にとことん飢えていたので、誰かに認められないと価値ある存在だと思ってもらえない、私はいる意味がないのだと感じながら過ごす毎日でした。もともと、人の役に立ちたい、人を傷つけたくない、楽しませてあげたいという気持ちが強かったので、頑張って頑張って、でも心のなかではかなり無気力になっていました。人の要望に応えてあげなければいけないという強迫観念で過ごす毎日は、本当につらくて、それがたとえ褒めてもらったとしても、私は自分の存在に価値も、意味も見いだせなくて、死んだ方がいいんだと、ずっと毎日思っているぐらいでした。

「父もいなくなり、母も私をとことん否定して怒鳴りつけるため、愛情にとことん飢えていた」

という発言があるが、これは長谷川さんが小学生の頃に両親が離婚したことの影響力の大きさを反映したものとなっている。離婚という出来事は、長谷川さんにとって「私は捨てられた」ことを意味するものであり、「父もいないので自信がどんどんなくなっていく生活」につながっていった。「もともと焦りと不安と怒りが強い母が、ますますヒステリックになり、いつも怒っているようになった」結果、「私のことをいつも否定するようになり、頑張ってもほとんど褒めてくれません」という事態に陥り、長谷川さんの心に「かなり大きなトラウマを残した」という。

これまでの議論をまとめよう。主として発病初期に精神症状よりも身体症状を強調して語る「身体化」や、うつ病とこれに付随する「過労の物語」が参照される場合、トラブルの発生から精神科・心療内科の受診にいたるまでのプロセスの説明が、比較的一貫性や整合性をもちやすい傾向がみられた。一方で、このような背景や文脈が不在あるいは希薄な場合には、病の経験は捉えがたく、言葉にするのも難しくなる。特に「新型うつ」や「擬態うつ病」といった、うつ病の診断対象の拡大を〝濫用〟として諫めるような言説も一定の影響力を有している様子もうかがえ、これに対して患者自らがそのようにみなされないように警戒したり、慎重な態度をとったりする様子もみられた。精神医学の〝過剰診断〟の問題に習熟していることを示したうえで、自身の通院が熟慮にもとづく妥当なものだったことを積極的に示すケースもみられた。

神経症圏の病や不安障害も、〝過剰診断〟として批判の対象になりうる。一方で、特に逡巡やためらいをともなわずに自己診断を行ったり、問題となる認知や行動の特定を能動的に行ったりする様子もみられ、この点はうつ病とはやや異なる傾向にあった。特に社会生活上の課題や実際に困っていることへの対処という点では、自身の状態を「病気」であるか否かを正確に判断することよりも、より実践的かつ効果的な解決が優先されやすい。「予期不安」をはじめとする当人の認知の傾向性が言及される場合でも、さまざまな社会的場面で断続的に発生する「不安」への対処というテーマが前景化しやすい傾向がみられた。

一方で、不安が必ずしも精神医療の領域のみに回収されないような問題、特に当人の性格や人格に起因するものとして位置づけられる場合には、精神疾患や障害の「治療」という文脈がさらに薄まっていく。特に当人の成育歴や人格形成に影響を及ぼしたと目される出来事が、回顧的かつ重層的に語られる場合には、この傾向が顕著にみられた。問題として語られている「性格」や「人格」も、確立・独立した自我のなかに宿るというよりは、親子関係、家族関係、友人関係、職場など、さまざまな人間関係の網で織りなされてきたものという性質が強い。そして、このような濃密な人間関係のなかで、精神的な苦悩を抱えるようになるという論点は、歴史的にも文化的にも根深い問題で、多くの精神医学者や研究者によって議論されてきた。ただ、人間関係に根ざしたトラブルがいかにして解消されうるのかという論点をここで扱うと議論が脱線してしまうため、これについては5章で改めて取り組むことにし、先に進みたい。

## 7　医療従事者はどう診るか――トラブルの受け止めと対応

続いて、メンタルクリニックに持ち込まれるさまざまなトラブルや相談を、医療従事者はどう診て、対応するのかという点について、ここからは視点を変えてみていくことにしたい。

先述した患者を対象とした調査とは別に、首都圏にある八軒の精神科診療所およびスタッフを対象としたインタビュー調査を実施した。期間は二〇二〇年～二一年で、一人当たり約五〇分の半構造化面接法を行っている。本書の内容に関連する質問項目として[17]、①主な患者層や病態、②設備やスタッフの配置、③相談への対応の仕方、④医学的な判断および診断と介入の方針、⑤患者との関係構築の仕方が含まれる。患者を対象とした調査と同様、インタビューデータはすべて録音し文字に起こしたうえで、テーマやトピックごとに比較検討を行った。なお、本調査は東京通信大学「人を対象とする研究倫理委員会」の審査承認のもと行っている。

インタビュー対象者の職種には、精神科医、精神保健福祉士、看護師、臨床心理士が含まれる。他の職種に比べて精神保健福祉士が多く含まれている点は、サンプリングの偏りともいえ、これは調査の制約の一つである。一方で、狭義の「医療」の枠に限られずに初回面接（インテーク）を行うことが多いという精神保健福祉士がもつ特徴は、これまでみてきたような精神科診療所の間口の広さという性質とも関連し、この点では日常的なトラブルや相談事へのスタッフの「向き合い方」がみえやすくなる。また、看護師と臨床心理士については、数は少数に留まるが、職種の多様性を考慮して対象に含めた（詳細については巻末の調査対象者のプロフィール表を参照のこと）。

まず、調査全体から確認できたこととして、精神科診療所には、精神疾患や心身の不調に関する相談のみならず、仕事のストレスや家庭の問題といった相談も少なからず持ち込まれることがある。この点は、これまでみてきた内容とも重なる。特に、「精神科」の間口を広げ、その後有効な支援につなげていくためのきっかけづくりを診療所のスタッフが重視している様子がみられた。たとえば、Aクリニックの診療部門の精神保健福祉士は、自身が勤務する診療所のありかたを以下のように説明していた。

> **Aクリニックの精神保健福祉士**　地域に住む方たちがご自分で抱え過ぎて、病気が悪化したりする前にかかりやすい、ほんとにもう内科とか歯医者にかかるような感じで、気軽にちょっと来られるようなクリニックになっていけばいいかなと思っています。本当に地域でっていうか、人の生活の中で当たり前にある病院の一つとして思ってもらえるように、そこの垣根っていうのは下げていきたいなというところはあります。

Aクリニックの診療部門の患者は、統合失調症が約二割ともっとも多く、次いで気分障害が約一・五割、発達障害が約一・五割を占めるという。統合失調症の再発や悪化の防止という目標もあるものの、受診の「垣根」を下げて「内科とか歯医者にかかるような感じ」で「気軽」に相談できる診療所づくりも目指されている様子がうかがえた。

幅広い相談を受けようとする姿勢は、「比較的軽度」とされる症状や問題で受診する患者についてたずねる場面でも看取できた。Bクリニックでは、全体的に統合失調症の患者が多いというが、若年層には発達障害が多いという。発達障害をめぐる相談や悩みは多岐にわたるといい、以下はこの話の流れから派生したやりとりである。

**質問者**　症状が比較的軽度というと語弊があるのかもしれないですけど、割と軽めの人っていらっしゃるんですか。不安障害とか神経症圏など、そういった症状の方って。

**Bクリニックの精神保健福祉士**　いらっしゃいますけど、そうだとしても軽いかっていわれると、やっぱりちょっと語弊があるかなっていう感じなので、何をもって軽いかはちょっと難しいですね。何か一見良さそうにみえるなとか、この人普通にみえるなとかってあるんですけど、やっぱ話を聞いていると、ここがちょっと弱いんだなとか、こういう独特な考え方をするんだなとかあるので。あんまり、軽いはちょっと難しいかな。

ここでは「比較的軽度」の例として出された不安障害や神経症圏という一般的なカテゴリーが、個人が実際に抱えている生活上のさまざまな問題という、より広い視点から捉え直されている。具体的には、一見しただけではわからないような精神的な脆弱性や「独特な考え方」が挙げられており、これらもまた対処すべき問題、あるいはトラブルの原因となるものとして位置づけられている。

持ち込まれたトラブルに幅広く対応しようとする実践は、初診のみで関係性が途切れることを防ぐという目的でも行われるようだ。特に、明確な病識を有するまでにはいたっていない患者に対しては、まずは心身の不調を鎮めるなどの対応策が講じられる様子が確認された。以下は、発達障害の患者がもっとも多く、次いで気分障害の患者が多いというCクリニックのケースで、精神保健福祉士が医師の初診時の様子や投薬について説明している場面である。

**Cクリニックの精神保健福祉士**　「自分のこれは精神科の症状なのか、病気なのか、そこまでじゃないのか」という相談をしていただける方のほうが、非常に対応はしやすいのかなと思います。先生の方も、こういう状態なので、たとえば、本当に軽いお薬や、漢方のようなお薬だったら出せるので、そういったので少し様子をみてくださいって。安定剤や眠剤というかたちであれば、精神科医療の敷居のちょっと高いところの、一つの入り口にはなるのかなと思ってます。

精神疾患の有無の鑑別や診断のかわりに、初診の場で行われているのは、主に患者の「状態」の判断であり、これに応じて効果が穏やかとされる薬剤が処方されている。精神科医療の「一つの入口」という言葉にもあるように、まずはクリニックで患者が抱えているトラブルを引き受けられることを、安定剤や眠剤の処方を通じて、患者に示しているようだ。そしてもし、「少し様子をみて」いるあいだに患者の状態が改善した場合には、「本当に軽い」薬でもトラブルにある程度対応できることを意味するようになり、病気の治療というよりは、その時々のコンディションの調整といった意味合いが強くなっていく。

では、初期の段階で持ち込まれるこれらのトラブルは、一時的な心身の不調を超えて、どのように精神医療が扱う問題として位置づけられていくのだろうか。ここでは患者の日常生活上のトラブルが「主訴」というかたちで、精神疾患や障害を示唆するカテゴリーに関連づけられていく様子をみてみたい。

**Cクリニックの精神保健福祉士**　主訴でいうならば、やっぱり仕事を続けられないとか、仕事がうまくいかない、人間関係が難しい、気分の落ち込み、不眠というような、やっぱりうつ病にみられるような症状、あとは人間関係でいうならば、やっぱりどちらかというと発達障害に多いような症状がよく聞かれている印象です。初診の方は特にそういった印象が多いかなと思っております。

**Aクリニックの精神保健福祉士**　発達障害に関しては、男性はだいたい仕事でちょっとうまくいかなくて、とかそういうところでつながってくる方が多くて。女性は片づけができなくてとか、ちょっと家庭のことがうまくいかなくて来られる方が多いんです。

ここでは、仕事の問題や人間関係、生活習慣などのなかから、特に一定の持続性を持つものが、うつ病や発達障害といった疾患や障害のカテゴリーに結びつけられている。特に発達障害に関しては、調査対象となったほぼすべての診療所にて、近年の患者数の増加が言及されており、統合失調症を主に専門とする医療機関でも同様の傾向が確認された。疾患や障害の語彙を用いて、患者が抱えているトラブルを捉えつつも、それを必ずしも狭義の「医療」や「病理」に限定しないこと、いわゆる「人生相談」のようなものも包含させる実践は、まさに「発達障害」という障害や生活上の困難を総称する言葉に象徴されているといえる（「発達障害」の含意については5章でも扱う）。換言すれば、トラブルを精神医療の領域に引き入れつつも、それのみに限定されないような柔軟な対処の余地が残されているともいえよう。

次の段階として、これまで「うつ病っぽい」「発達障害っぽい」というようなかたちで語られていた曖昧な状態や、日常的なトラブルと精神疾患および障害が混在している状態が、改めて疾患や障害として位置づけられることがある。Dクリニックは、これまで統合失調症を主な専門としてきた背景もあって、同疾患が約七割を占め、残りの約二〜三割を気分障害が占めている。デイケア[18]を併設していることもあり、退院後の統合失調症患者を新規で受け入れることが多い一方で、近年は適応障害と診断される新患も増えつつあるという。

**Dクリニックの精神保健福祉士1**〔受診患者層について〕ブラック企業で、情報系のところとか、行政で働いている人も結構いる。あと、保育士さんとか看護師さんとか。職場の人間関係で、まじめすぎ、かたい、使えない、そういうのもあるかもしれない人たちがとても疲れちゃって。病名でいうと、適応障害とつけて、少しお休みになって、もう一度、その職場が合わないなら、別のところに行った方がいいかもしれないみたいなことで、しばらく休むということで来られる方がとても新患のなかでは多い。半分ぐらいはそうかもしれない。

休職をはじめとする労働環境の調整という目的で、適応障害等の診断がなされるケースは、他の医療機関でも聞くことができた。以下は、発達障害を主な専門とするEクリニックにおける、診断基準を満たさない患者に対する精神科医の対応の概要である。

**Eクリニックの精神科医**　実際には、たしかに初診で来た人のそこそこの割合はそこに入らない〔＝精神医学的な診断基準を満たさない〕ので、当座やむをえないよと。これはいろんな考え方があるわけですよね。「病気じゃないからお帰りください」って言う手がないわけではないけれども。やっぱり困ってきているわけだから、何かをしてお帰ししないといけないので、そこに出てくるのが適応障害っていう診断ですよね。本来、適応障害っていうのは、そのときに起こっているストレスに見合わないような心身の反応をいうんだけれど、最近聞いていると、たしかにブラック企業みたいなところがいっぱいあるわけだよね。そうなると、そこでそんな反応を起こすのは別に異常ではなくて当然であって、はっきり言って環境を変えるべきなんだよね。そうは言っても、なかなかそういうときって判断力が落ちていたりするし、辞める自信もなかったりして、ずるずるいっちゃうわけですよね。そういう人をどうするかみたいな部分、ソーシャルワーカーみたいなことが求められるのかな。

これよりも前のケースでも、初診時に必要に応じて比較的効果が穏やかな薬を処方する実践が述べられていたが、ここでも「何かをしてお帰ししないといけない」ことが意識されている様子がみられる。この直後では、適応障害の診断について言及されているが、これは医療の問題というよりも「ブラック企業」に象徴される労働環境に起因する問題として捉えられている。そのため、優先されるべきことは転職などによる環境の変化であり、これは医療の範疇を超え出た「ソーシャルワーカーみたいなこと」としても位置づけられている。

統合失調症を専門とし、訪問診療にも力を入れているFクリニックの精神科医も、狭義の医療に限定されないような支援や対応の必要性について言及していた。特にひきこもりの状態にある患者の対応に苦心している様子がみられた。

**Fクリニックの精神科医**　ひきこもりのケースが「いわゆる病的な統合失調症ベースですよ」っていうケースがある一方で、「発達障害がかなりメインですよ」っていうようなケース、ちょっとパーソナリティ的な要素が強かったり、ちょっとしたことのつまずきからとか、あんまり、いわゆる狭義の精神病じゃないようなケースのひきこもりの件とか、障害者ベースで診ていくっていうよりも、社会復帰ベースっていうか、そこのモデルがあんまりないんです。

課題として挙げられているのは、精神医学的な診断がなされにくいひきこもりの患者に対する支援の難しさであり、「精神疾患があれば、今までの既存のものにもっていけるけど、そうじゃない人たちの行き場」が少ないことが語られている。「既存のもの」の具体例としては、精神障害者のための通所サービスや生活訓練事業が言及されていたが、これらも診断がなされない場合利用が困難になりやすいため、門戸が閉ざされたものになってしまっているという。

トラブルを医療の問題としてのみでは扱いにくいこと、換言すれば「医療化」を完遂しにくいような場合には、医療の枠組みを超えるような対応や支援、解決策が求められ、それが今なお模索され続けているのが、現代のメンタルクリニックの一面といえるかもしれない。これまでみてきたケースでも、医療や診断の枠にこだわらずにさまざまなトラブルに対応し、支援や解決策を柔軟に講じようとする試みとその困難性が語られていた。では、これらのトラブルはどのように「治療」に結びついていくのだろうか。次章では、患者側の視点に戻り、何を、どのような方法やアプローチを用いて治療しようとするのかという点についてみていきたい。

# 第4章 治療する自己

——薬・脳・こころをめぐる語り

## 1　精神科薬物療法――何を治そうとするのか

これまでみてきたように、メンタルクリニックは狭義の医療の枠に収まらない「度量の広さ」を併せ持つことが多い。このなかには「自己否定の気持ちを減らしたい」という青木さん（三〇代男性／販売職）の悩みから、「仕事でメンタルがへこむから、ちょっと回復させてもらおう」とする市川さん（二〇代男性／清掃業）の期待にいたるまで、多種多様なものが含まれる。4章では、彼らが抱えているトラブルをどのように「治そう」とするのか、さらにそのトラブルが「治りうる」のか――むろん、そもそも「病気」とされない場合は、「治る」という結果には結びつきにくい――という点について考えていきたい。

まず確認すべきこととして、当人が解消や解決を望むトラブルが、広範囲かつ多岐にわたるほど、その実現が難しくなるということがある。一見、ひどく当たり前のことをいっているようであるが、たとえば不眠症というトラブルを抱えている人がいたとして、ある日を境に適切な時間に自然と床に就けるようになったとする。これはある意味、理想的なトラブルの「解消」であるといえる。では、医師に処方してもらった睡眠導入剤を服用して、入眠が可能になった場合はどうだろうか。眠れたのだから問題は「解決」されただろう、という判断も当然考えられる。しかしここで、「不眠症は服薬という手段で『解決』されていたとしても、『解消』ではないだろう。なぜならば『自然』には眠れていないのだから」という違和感が生じたとする。すると、「自然」に眠るという条件が追加され、トラブルの範囲が拡大する。さらに、不眠になった原因にも目を向けなければならないという声を受け、思い当たる原因を考えてみたところ、職場の上司と折り合いが悪いことによるストレス反応ではないかと思うようになったとする。するとトラブルはさらに拡散し、仕事の領域に属する問題への対処という課題も追加されることになる。

3章でみた中井の「治療文化」の説明を思いだしてほしい。そこには、「ある個人が、どういう時に自分を病者、患者とし、何を治療として受け入れるか、なにをもってなおったとするか、どこまで耐えしのべるか、時にはどこで満足するか」（中井 2001 115）とあったが、実は「治る／治らない」という問題は、何を治そうとするのか、言い換えればトラブルをどのようなものとして捉え、形づくるのかという問題とも密接な関係がある。さらに、トラブルを解決・解消する手段も重要になり、ある方法や手段は受け入れられても、別のものは受け入れられないといったことも起こりうる。

2章4節では、一九九〇年代以降に急速に流通が拡大した抗うつ薬をめぐる議論や問題をみた。これと並行して、欧米の医療社会学や人類学においても、実際に抗うつ薬をはじめとする精神科治療薬を服用した経験がある人々を対象に調査が行われてきた。4章ではまず、その概要をみていきたい。

一九九〇年代のアメリカでは、性格や人格を明るくポジティブなものに変容させ、病気や症状のなかに埋没した〝本当の〟自己を発見させるものとして、抗うつ薬プロザックの効果が称揚されていた。これとは対照的に、主にうつ病患者を対象に行ったインタビュー調査では、抗うつ薬の効果を肯定的に捉えるケースはそれほど多くは紹介されていない（Karp 1996、2006、Stepnisky 2006、Fullagar 2009）。その理由として、抗うつ薬の服用が患者にネガティブな影響ももたらすことがある。具体的には、感情や情緒を服薬で調整せざるをえない自己に対して抱く否定的なイメージ、身近な他者から被るネガティブな反応やスティグマへの恐れ、薬効から生じる自身の精神状態や行動の変化から生じる戸惑い[1]などが事例として挙げられている。

服薬を始めてから、その後長期間にわたって服用し続けるまでのプロセスを分析した欧米の研究では、患者が徐々に生物医学的な説明や語彙に習熟していくようになるという共通したテーマがみつかりやすい。シンボリック相互作用論[2]という社会学の立場から、うつ病患者の服薬経験を考察した社会学者のディヴィッド・カープ（一九四四〜）は、患者が自身の抱える精神的な問題を、脳のなかで自然に発生した生化学的なエラーとして位置づけ直す、生物学的な「回心（conversion）」の過程に注目する（Karp 1996、2006）。この「回心」を通じて、患者は自らが精神病に苦しんでいるのではなく、生化学的な問題に苦しんでいるのだと解釈するようになるという。このような知見は、他の研究や調査結果とも共通する部分が大きく、背景に製薬企業による啓発や広報の影響を指摘するものもある（Stepnisky 2006、Fullagar 2009）。社会学者のジェフ・ステップニスキーは、精神疾患の生物医学的な説明への習熟を「抗うつ薬のナラティヴ」の習得として位置づけ、このなかに自己の「分離（split off）」の効果を読み取っている。

抗うつ薬のナラティヴは、人生やそのなかで生じた混乱を、たった今発見されたばかりの生物学的な機能不全の産物として、回顧的に構成し直す。このナラティヴは、生物医学的な機能不全に帰することができるものとして、自己の特定の部分を分離しつつ、他の部分を「本来の自分」として保持できるように、自己の再組織化を導くものである（Stepnisky 2006 200）。

たとえば、気分の落ち込みが長引く、家族や友人と楽しくコミュニケーションがとれないといった悩みを抱えてきた人も、「抗うつ薬のナラティヴ」によって自らの過去や現在を語り直すことで、その悩みは脳のなかにある日突然生じたエラーに原因があるものとして位置づけ直される。悩みを抱える自己は、本来の自分とは異なるものであり、それは特定の診断名で呼称されるほか、三人称の目的格で「それ（it）」とも呼ばれる。これらは「本来の自己」が対処や調整を行うべき対象として、客体化して捉えられやすい（Karp 1996; 2006; Jenkins & Carpenter-Song 2005）。簡単にいえば、病気の自分は「これは私ではない（This is not me.）」ということになり、私のなかにいる〝異物〟は可能な限り取り除くか、あるいはコントロール下に置くことが求められる。

「本来の自己」の状態を維持する際に役に立つのが、薬物療法であるとされる。その効果に加えて、特に重視されるのは、患者が薬をうまく使いこなせるようになることである。最初はうまくいかないこともあるが、最適な薬を取捨選択して試し、その都度、種類や服用量を調整していくなかで、患者の自己像も薬効を受動的に受ける自己から、薬をコントロールする能動的な自己へと、その立ち位置が徐々に変わっていく。そして最終的には、自律や主体性といった感覚も人によっては取り戻せるという。これらの欧米の研究に共通する特徴としては、脳神経化学的な説明が人口に膾炙したことを[3]背景に、薬物療法の治療対象として比較的クリアに「脳」という器官を想定していることがあり、「本来の自己」と「本来の自己ではないもの（脳）」といった主体と客体にもとづく関係性も、その上に形成されていることがある。また、向精神薬の服用にまつわる依存のリスクの問題や他者から被るスティグマといった脆弱性から、いかに「本来の自己」を保持するかというテーマが強調されやすい傾向も、これらの研究からみてとることができる。

研究の背景にある社会批判にも連なる関心としては、病を患うことで他者とのつながりが希薄化し、孤立を余儀なくさせる社会が存在すること、すなわち私化や個人化という問題（2章6節参照）がある。たとえば、うつ病に関しては――その一面的な描き方に批判的な見方もあるにせよ――患者が生物医学的な説明や語彙を用いながら、病を自分一人の身体のなかに閉ざされたものとして捉え、抗うつ薬を用いて自己対処していくことが、病の経験や物語を他者と共有する機会の喪失につながっていくことが指摘されている（Karp 1996、2006、Stepnisky 2006）。カープはうつ病を「孤立の病」として解釈し、患者は自身の苦しみが他者に伝わらず、理解されることはないという期待の薄さや諦念から、人との接触を避けるようになり、結果として孤立状態に陥りやすいことを指摘する。ステップニスキーも「抗うつ薬のナラティヴ」が個人化をもたらす、すなわち抗うつ薬を用いて心身の特定の状態をリスクとして自己管理することを、個人に求めやすい点を指摘している。[4]

一方で、抗うつ薬の服用に関する批判的な議論を捉え直す見方もある。フランスの社会学者のアラン・エーレンバーグは、カープと医療人類学者のエミリー・マーティン（一九四四〜）の議論（Karp 1996、Martin 2007）が、心の病に関する生物医学的な理解や解釈の普及を私化や個人化の兆候として、一足飛びに結びつけて論じるという問題点を指摘している。[5] カープもマーティンもアメリカの研究者であるという背景もあり、その主張にはアメリカ文化の影響が色濃く反映されているとし、これには個人を集団やコミュニティに包摂することを理想とする暗黙の前提が潜んでいると論じている。そのため、私化や個人化をめぐる問題も、社会や文化の背景が異なれば、その位置づけや内容も異なるものとなる。[6]

比較文化的な観点から、欧米と日本のうつ病について考察した医療人類学者のローレンス・J・キルマイヤー（一九五二〜）によると、欧米の自己は「利己的で、個人主義的で、独立していて、個性的な選択や主体性の行使、外向性、道具的な効能に価値を置く」（Kirmayer 2002 306）、すなわち独立独歩で常に最適な選択肢を模索しながら生きる傾向にあるという。一方で、1章4節や2章4節でもみたように、日本のうつ病の経験は欧米のものとは異なる部分も大きく、脳内の神経伝達物質のエラーの発生という個人の内側の出来事というよりも、労働環境や他者との関係性のあいだで発症するというイメージが強い傾向にあったことも指摘されてきた（Kitanaka 2011）。さらに見方を変えるならば、他者との強固な関係性やしがらみにとらわれているからこそ、苦悩やそこからの病の発症がもたらされたという対極的な事態も想定できる（Tone 2009）。したがって、「心の病」の経験をめぐる物語に生物医学的な説明や語彙が浸透していくことを私化や個人化の兆候として評価し、そこからの打開策として、他者とのつながりの回復やコミュニティへの包摂といった目標を設定することには――むろん一定の意義はあるにせよ――やはり限界があるといわざるをえない。

以上の論点をふまえて本書では、抗うつ薬の服用の是非をめぐる議論にはこれ以上立ち入らず、その代わりに、人々が精神科治療薬に対して抱くイメージや、その効果をどのようなものとして解釈しているのかという点を重点的にみていくことにしたい。ここで「精神科治療薬」という表現を用いたが、その理由として、欧米の研究では比較的長期間にわたって服用する抗うつ薬がクローズアップされやすいのに対して、一部の研究（Tone 2009）を除いて頓服型の抗不安薬や精神安定剤などが扱われることが少数に留まることがある。本書は、抗うつ薬以外の薬剤も対象に含めるべく、精神科治療薬という総称を用いるが、必要に応じて抗うつ薬や抗不安薬などの下位分類の名称も併用したい。

## 2　薬効をめぐる語り――効く薬と効かない薬をめぐる問い

続いて、精神科治療薬を処方された人々が、薬にどのような解釈や意味づけをしているのか、そしてどのような効果を読み込んでいるのかについてみていこう。

調査全体を通して、精神科治療薬を形容する言葉や語彙、イメージには複数のバリエーションがあることを確認できた。たとえば、医薬品の一般名と商品名を正確に区別して使い分け、精神薬理学や脳神経化学の知識も参照しながら、用法や用量、作用機序などを説明する人がいる一方で、「憎しみを抑える薬」や「実際の効果はたぶんない、お守りみたいなもの」など、薬効を感覚的に捉える人もいた。また、全体的に「向精神薬」や「抗うつ薬」といった精神科治療薬を直接表す名称の使用が避けられ、「薬」というより一般的な名詞や婉曲表現が好んで用いられる傾向もみられた[7]。以下、薬物療法や薬効をめぐる語りについて、テーマごとにみていきたい。

## 休職・休養

身体症状とその背景にある「過労の物語」が語りの中心に位置づけられ、かつ産業精神保健や休職関連の制度が設けられている企業に勤務しているような場合には、心身の状態に変化をもたらしたものとして、薬物療法の効果に加え、休職や休養の効果も言及されやすい。

めまいや吐き気といった身体症状に悩むようになった丸山さん（四〇代男性／会社員）は、「自律神経失調症」の治療のため、睡眠薬や「自律神経を整える薬」を服用し始め、同時期に医師の指示のもとで一ヶ月間会社を休職している。休職後は状態が快方に向かったことから、所定の期間内で復職できたというが、これには薬物療法に加えて、休職の効果も少なからずあったという。

**丸山さん**　薬が効いたのか、休んだことが効いたのか、その両方か、わからないですけれども、結構早めに効果がありまして。一週間くらいで、めまいも吐き気も止まったような気がします。

この休職期間から約五年が経つと職場環境が大きく変わり、月一〇〇時間以上の残業が続くようになったほか、気分の落ち込みや起床の困難といった症状も現れ始めるようになる。通院先の医師からも、このタイミングでうつ病の診断を受けたほか、勤務先の産業医からも六ヶ月間にわたる休職を指示されている。その後、復職するも心身の状態は安定しなかったことから再び八ヶ月間休職する。この時期には睡眠導入剤に加えて、抗うつ薬や抗不安薬も処方されるようになり、当時の様子は次のように語られていた。

**丸山さん**　だいたい薬を飲むときが休むときなので。休んでいる時は効くんですけど、また会社に出ると効かなくなって、調子が悪くなって。やっぱり薬で治ってなかったのかな、休んだから治ったのかなって。

丸山さんはその後も、休職と復職を断続的に繰り返している。休職期間中に受診していた復職支援を専門とする医療機関の医師からは、休職すると症状が緩和することから、「職場結合性うつ」ではないかという説明も受けている。丸山さん自身も、薬効よりも休職によって状態が改善したという理解にやや重きを置いている様子がうかがえるが、その判断は「難しい」ものだった。

**丸山さん**　薬が効くっていうのは難しいなあ……まあ、朝起き上がれるっていうのが大きいですね。朝、立ち上がることもできなかったので。

複数回にわたる休職期間を経た後には、徐々に状態も改善していったというが、その理由もやはり職場環境の変化に求められていた。

**丸山さん**　上司が変わったんですけど、自分に合っていたっていうのと、自分に合った仕事の任され方をしたので。前は何度か異動希望を出していたんですけど、会社は移動を認めてくれなくて。「元気になったら、もともといた部署に戻ってください」という繰り返しをずっとしていたんですけど、たまたま上司とメンバーが入れ替わって、今すごく環境的に穏やかなメンバーです。

この語りのなかには、職場環境に起因する病は、やはり職場環境の改善によって快方に向かうという一貫性がみられるが、一方で薬物療法への言及は依然、後景に退いている様子がうかがえる。むしろ、仕事の負荷の大きさという問題が中心的な位置づけにあるからこそ、より直接的な解決方法としての休職が重視されているともいえる。

次に、井上さん（三〇代男性／会社員）のケースであるが、井上さんは五年間の勤務期間中、五回にわたって会社を休職している。はじめは不眠、動悸、眼のまぶしさ、手のしびれといった身体症状を自認したことから内科に通うようになり、処方された睡眠薬を服用するようになった。それでも不眠が続いたため、勤務先の産業医にも相談したところ、「会社に行くのがつらいんじゃないか」という見解が示され、休職の勧告を受けている。休職期間中は「廃人のように家も出られず、ひたすら横になっているような状況」が続いたが、休職して二ヶ月が経った頃から外出できるようになった。それからさらに約三ヶ月後には、復職に向けての活動（復職に必要な情報収集や近距離の外出など）を始めるようになり、その後復職を果たしている。当時の様子は「良くなってはいるものの、元通りではないような感じ」だったといい、不眠や動機、手のしびれなどの身体症状はある程度治まったものの、精神症状は「元通り」とまではならなかったという。「バリバリ仕事をしていたような状況ではなくて、やっぱり疲れやすかったり、気持ち的に焦りがあったりとか、疎外感があった」というが、この「疎外感」というのは、自身が同僚とは異なり、休職を余儀なくされるほどに心身の状態が悪化したという点で、「普通の状態じゃない」感覚を指すという。それでも仕事は約二年間、休職せずに続けられたというが、その後の第一子の誕生を受けて、育児の負担や夫婦関係の問題にも疲弊していったほか、不眠も再発したことから、今度は当人の希望で約六ヶ月間にわたって休職している。

**井上さん**　この時には、自分がつらい、あの時の状態に近づいているってことで。家庭環境などもあり、どちらかというと自分から「お休みさせてもらえないでしょうか」っていう感じでした。ちょっと薬ではやっぱり解決できない心理的なものとかもありましたし。結局、心理的に自分がそういう状態になっているので。家庭のことが、そのときはほぼ疲れる原因になっているのに、会社を巻き込んじゃって申し訳ないっていう気持ちだとか、このままじゃいけないっていう。やっぱり、どっちかっていうと自分を押し殺しちゃうような心理状態にありましたね。そこが薬だけでは、やっぱり改善って難しくて。

ここでは「薬ではやっぱり解決できない心理的なもの」が強調されており、それは主に家庭生活から生じる疲弊に求められている。薬物療法による改善の見込みは低いとされる一方で、疲労回復に直接つながる休職という解決策が重視されている。井上さんはその後も、主治医の指示のもとで休職と復職を断続的に繰り返し、最終的には会社を退職するにいたった。

職場環境との密接な関係性のもとで治療効果が語られる場合、薬物療法による効果よりもむしろ、休養や休職をはじめ、当人が置かれていた環境をより直接的に変化させたことの効果の方が強調されやすい。この背景には、職場環境が病因であると同時に、直接的な介入対象として位置づけられていることがある。では、環境要因よりもむしろ、薬物療法とその効果について、より直接的な言及や評価がなされるような場合には、どのような語りが展開されるのだろうか。

### 状態改善のための服薬

精神科治療薬に限らず、一般的に医薬品は心身の状態の維持や改善のために用いられることが多い。精神科治療薬も他と変わらない医薬品の一種であることには違いがないとして、特別な意味づけをしない、あるいはそれを回避しようとするようなケースもみられた。

青木さん（三〇代男性／販売職）は、3章5節でもみたように、一〇代～二〇代にかけて、いわゆる「ひきこもり」状態の生活を過ごし、自宅では「ほぼ寝たきり」の生活になるまで精神状態が悪化していた。しかし、当時同居していた父が大病を患い、自立する必要性を強く感じるようになったことから精神科に通院し、そこで抗うつ薬の処方を受けている。以下は、服薬を始めた時の様子について、質問者がたずねている場面である。

**質問者**　薬は出されて、すぐ飲まれました？

**青木さん**　……どうだったかなあ……。でも、飲んでいたと思う。たぶん飲んだと思うんだよなあ、怖かったけど。怖かったのは覚えているんですよ。

**質問者**　なぜ怖かったんですか？

**青木さん**　薬飲んだら、どうなっちゃうのか。やっぱり、偏見じゃないけど、精神科で処方される薬を飲むとなんか、副作用が強くておかしくなっちゃうんじゃないかとか。異常行動を起こしちゃうんじゃないかとか。

服薬に関する最初の質問に対し、青木さんは「たぶん飲んだと思うんだよなあ」と明言を避けるかたちで回答したうえで、「怖かったのは覚えている」と当時の記憶をさかのぼっている。恐怖を覚えた理由として、薬が「精神科で処方される薬」であり、「副作用が強くておかしくなっちゃう」ことを挙げている。[8] ただ、実際には「異常行動」のような副作用は出なかったといい、これが服薬を継続できた最大の理由だったという。

**青木さん**　副作用がなかったこと。単純にもうそれしかないと思います。他の人の意見を聞いていても。何かしらつらい症状が出たら、やめていたと思いますよ。幸運なことに僕の場合は、そんなにつらい症状が一切出なかった。薬を飲んで、つらい経験をしていないから、飲めただけなのかなって。普通に、みんなも風邪薬を飲んで、別にそんな拒否しないじゃないですか。何か他の病気で処方された薬も。その時に、何かつらい症状が出たら、やめると思うんですけど。

ここでも「副作用」や「つらい症状」が出なかったため、服薬を継続したことが強調されているほか、そもそも精神科治療薬の服用に抵抗感を抱くという前提そのものが見直されている。特に「みんな」も飲む「風邪薬」が引き合いに出されることで、薬効および副作用の有無以外の評価軸や観点から「薬」を意味づけていくことの無用さも示されている。また、「他の人」や「みんな」といった第三者の見解や態度も参照されることで、服薬が普通の行為であることがさらに強調されている。

このほかにも薬効について、気分の安定や心身の症状の緩和といった、特定の効能や用途という限定的な文脈で捉えるケースが複数確認された。

**藤本さん**　まあ、薬で気分が良くなるんだったらいいなということで、特別抵抗感とかもなかったです。

**東さん**　デパス〔＝抗不安薬〕のイメージ、まあ、リラックスする薬。緊張をとる薬ぐらいにしか思っていなかったですね。

**丸山さん**　〔抗うつ薬は〕なんか、脳に効くのかなって。めまいが止まるとか、疲れがとれるとか、そういうのなのかなって思って。

いずれのケースも、薬効は一時的あるいは限定的な範囲に留まるものとして語られており、薬はあくまで心身の状態を整えるための一手段として位置づけられている様子がみられる。[9] 薬効が言及される場合でも、それが欧米の先行研究でみたような「自己」や「アイデンティティ」の脅威になるというよりは、「気分が良くなる」「緊張をとる」といった一時的なものとして語られていた。あくまで服薬は心身の状態を調整していくためのものとして、その薬効については多くは語られず、ごく手短にふれられる傾向をみることができた。

さらに、患者側が薬の効能や用途を明確に認識している場合には、医師の判断を仰いで処方を受けるというよりは、医師に処方を遠回しに、あるいは間接的に促すこともある。以下は、東さん（四〇代男性／会社員）と松岡さん（三〇代女性／契約社員）のケースである。

東さんは、会社の定例会議中に生じる強い緊張感に悩んでいたことから内科に通院した。そこで医師に「何か効く薬ってあるんですか？」とたずねたところ、抗不安薬（デパス）が処方された。ただ、東さんは抗不安薬が処方されることを通院前から予想していたといい、この背景には、彼の奥さんが過去に「パニック障害っぽくて、タクシーとかがつらい」ことを同じ内科医に相談したところ、同薬の処方を受けたことを知っていたことがある。抗不安薬については、先にみたように「リラックスする薬」や「緊張をとる薬」として捉えられており、頓服型ということもあって、会議中に必要に応じて服用するという明確な用途が語られていた。

東さんのケースは、直接医師に薬の処方を依頼するというよりは、事前に想定していた内容の処方を受けるというかたちに近かったが、松岡さんのケースでは、より直接的かつ具体的に、医師に処方を依頼する様子が見られた。3章3節でみたように、当時大学生だった松岡さんは、通院先の精神科医から相談内容に対して辛辣な意見を受けたことを「罵倒された」経験として語っていた。通院前から自認していたうつ病の診断もなされなかったため、以降は精神科ではなく内科に通うようになった。内科では「処方内容を希望して、〔松岡さんが〕考えた内容で」薬の処方を受けている。主治医には「何の期待もしていなかった」といい、大学生の時にアルバイトとして働いていたコールセンターの苦情処理のストレスや、そこから生じる吐き気などの症状に対処する目的もあって、服薬を継続していた。薬の種類や量も自己判断である程度調整することがあったという。

**松岡さん**　自分で薬を付け足して良いところと悪いところがあると思っていて。たとえば、良いと思っているのは、不安に襲われた時に頓服で、デパスとか抗不安薬を飲むことと、あと私、不眠と過眠を繰り返しているので、不眠になった時に処方されて残っていた睡眠薬を飲んで、〔担当医に〕事後報告すること。あと、もう一つあるのが、私今、過眠に悩んでいて。先生は薬のせいだと疑っていたので、こないだ薬が半分に減らされたんですね。そうしたら、不安に襲われることがぐっと増えまして。で、まだ手持ちで、減らされる前の用量のものを持っていたので、そっちに切り替えて事後報告して、元に戻してもらいました。

不安に襲われた時には抗不安薬、不眠になったときには睡眠薬といったようなかたちで、薬の用途や期待される効果は明瞭に語られ、内服薬の選択も「事後報告」とあるように、医師よりも松岡さんの判断や選択が優先されやすかった様子がみられる。また、過眠を緩和するために処方量を半減させた医師の方針も、その後の不安の増悪につながったものとして解釈されている。そのため松岡さんは「手持ち」の薬を追加して「事後報告」し、その結果、医師に処方量を元に戻してもらったという一連の流れが語られており、服薬方針を決める際の自身の能動性や果たす役割の大きさを象徴するエピソードとなっていた。

松岡さんはその後、内科ではなく精神科への通院を再開するようになった[10]。そこでは松岡さんにとっての「ベストな処方」がなされたため、一、二年間通院を続けたというが、通院先がその後遠方に移転したために転院を余儀なくされた。転院先として、自分で探したクリニックに通うようになるが、そこでは「ベストな処方」が医師の判断により変更された。そのため、松岡さんは「治療の効果が上がってこなくなったので、ここにいたら治らない」と思うようになり、短期間で通院をやめている。その後は再び、自宅近くに新たにできた内科に通い始め、そこでも医師に「ベストな処方」を依頼している。

東さんと松岡さんのケースでは、医師の判断から比較的独立したかたちで、服用する薬の種類や量を選ぼうとするなど、服薬方針をめぐる自律性が垣間みられた。しかし、精神医学の専門知識や技術に対する懐疑や不信感を強め、背を向けるというようなことはなく、最終的には専門的な判断をある程度重んじる様子も語られていた。東さんは服薬の効果として、会議時などに生じる声の震え、発汗、赤面といった症状が緩和されたことを挙げていたが、その後、抗不安薬の服用のみでは対処困難な出来事が発生したために、内科ではなく精神科への通院を決めている。その出来事というのは、一年後に予定されている会社の永続勤続表彰において、東さんがスピーチ代表者に選出されたことであり、「一年も先のことを、なぜこんなにドキドキするんだろう」とあまりに先の出来事に対する緊張感の高まりに、違和感を覚えるようになったという。改めて、精神医療関連の情報収集をしたところ、ただの「緊張」とは区別されるかたちで「社会不安障害」を自覚するにいたった。「社会不安障害」の治療法として、「薬を飲みながらカウンセリングを受けて、ハードルを下げつつ、いろんなことに挑戦していかなければいけない」ことを知ったことから、服薬だけでは不十分であると思うようになり、精神科医による治療を求めるようになった。松岡さんも「ベストな処方」が続いていた内科においてさえも、現状の処方内容では「それ以上良くなることはなかった」こともあって、「ちゃんと精神科に行かないと」と思うようになり、通院を再開している。

これら二つのケースからうかがえるのは、自己判断にもとづく服薬、特に頓服薬の使用が積極的に求められる場合でも、それだけでは対処が困難ないし改善が見込めない膠着状態に陥った際には、精神科医による判断や診断が再び求められやすいことである。東さんは一年後の出来事に対する緊張状態を、松岡さんは「それ以上良くなることはなかった」ことを再通院の理由として挙げていたが、これらが意味するのは、短期的なスパンで状態の改善が認められたとしても、長期的なスパンでみた場合には、不確実性や先行きのみえなさが露呈しやすいことである。あるいは、これまでは薬剤によって対処できていたトラブルも、徐々にそれのみでは対処が困難なものに変化するほか、他の解決策も探すべきではないかという意識――端的に言えば、薬だけでは治らない、あるいは治る〝べき〟ではないといったもの――につながっていくのかもしれない。

この不確実性に対処できる「公式の第三者」として、医療専門職が再び位置づけられているといえるが、換言すれば、薬剤の入手や使用といった能動的な側面とは裏腹に、「自分で医療化すること」は薬物療法のみによっては完遂しにくい、すなわち医学的な判断や診断の権限、あるいは最終的な評価については、医療専門職に委ねられやすいことが示唆されている。

## 3 脳神経化学的な〈知識〉の習得と〈実感〉の不在

次に、欧米の研究で重視されていた脳神経化学的な知識の習得についてみていきたい。本調査でも一部ではあるが、これらの知見と共通して、薬効の解釈を積極的に試みるケースがみられた。高橋さん〔三〇代男性／介護士〕は、抗精神病薬のエビリファイを服用したときにはっきりとその効果を実感したという。「素晴らしいっていうか、全然変わりました」「悪い気分がなくなっちゃったっていうか、全然もう前向きっていうか、精神的に良い状態」といった言葉にも表れているように、自身に生じた変化をかなり肯定的に評していた。薬効についても、脳神経化学的な説明や語彙に依拠しながら述べていた。

**高橋さん**　僕の場合、副作用もそんなに出なかったし、使いやすいっていうか、飲みやすかったんです。一般論として、あの薬って過鎮静[11]がないんです。リスパダール〔＝抗精神病薬〕やセロクエル〔＝抗精神病薬〕とかを飲んでいた時期もあったんですけど、あれって基本、脳の神経系統の一部をそのまま遮断しちゃうんですよね。だから傾眠[12]とか、ぼうっとしちゃうとか、何もする気がないとか。要するに動静でいうなら、静ですね。エビリファイって、それが生じない薬なんですよ。薬理作用としては、脳の神経のなかのまるごとを遮断しないで、ごくごく一部だけに作用して。で、快楽を消失しない。だから欲求を失うことないんですね。

高橋さんは、「一般論」としてのエビリファイの薬理作用として、「過鎮静がない」「快楽を消失しない」「欲求を失うことがない」ことを挙げている。これは高橋さんが行動（特に読書や映画鑑賞といった趣味活動）の抑制や気力の低下に苦しんだエピソードにも関連づけられている。「過鎮静」が生じないことは、これまで服用してきたリスパダールやセロクエルといった薬と差異化される点であり、エビリファイの有効性を示す根拠としても提示されている。

ただ、自身の日常生活のなかに生じた肯定的な変化を捉えようとする際には、脳神経化学的な説明以外の要因も積極的に取り入れられており、高橋さんは、介護の仕事を始められたことや、仕事を続けるなかで自身が成長していったことも重視していた。より具体的には、同僚が「たまたま良い人で、根気よく仕事を教えてくれた」という幸運や、高橋さん自身も、「教わった業務を頭のなかで覚えて、無駄に同じことを繰り返さない」といった努力を続けてきたことにふれられており、これらはエビリファイの効果という「一般論」と対比される、個人的なエピソードとして語られていた。[13]

モノアミン神経伝達物質と精神疾患の発症の関連性という知識は、高橋さん以外にも、調査対象者のほぼ全員が知っている様子が確認されたが、田村さん（六〇代女性／専業主婦）も、脳神経化学的な説明について一通り言及した後に、それを個人的な文脈、特に自身の性格特性や生活背景といったものに結びつけ直していた。田村さんは、約四年間にわたって抗うつ薬（ＳＳＲＩ）の一種であるパキシルの服用を続けていた。発症のきっかけとしては、実姉夫婦とその息子とのあいだで遺産相続をめぐる確執や係争が数年間続いたことがあるといい、そのなかで心身ともに疲弊し、うつなどの精神疾患を発症したという。以下は、脳神経化学的な説明について、質問者がたずねている場面である。

**質問者**　脳内物質っていうか、脳の働きの障害というか、そういう説明が結構なされていると思うんですけど、それについてどう思われますか？

**田村さん**　わかります。私はドーパミンなんかがすぐ出て、すぐひっこんじゃうからだめなんだと。私、良いことがあっても、パーンとなくなっちゃう。だから、「それをいつまでも出たままにするための薬なんだよ」っていうのを夫が説明してくれて。それが「パキシルだ」って言ってまして、「あ、なるほど」って思って。合っているかどうなのか、説明には納得しているんですけど。

**質問者**　パキシルの効果って実感されたことってありますか？

**田村さん**　パキシルは、もともと私の心配性かつ攻撃的な性格のせいなんでしょうけれども、私は効き目が悪いのかなと。あんまりこう、穏やかにはなれないですね。

**質問者**　それでも服薬は続けてこられたんですよね。

**田村さん**　もうそれしか手がない。係争でもって勝つことが非常に難しいので。裁判の場ではもう勝ち目がないので。もう、薬だとか自分の気持ちでもって、解決するしかないな、と。金銭的な面で仇を討つことはできないんですよね。

右のやりとりのなかで、まず、脳神経化学的な説明についての質問に対しては「わかります」という言葉で返事がなされている。続いて、自身のドーパミン放出の特徴について言及されているが、この説明は田村さんの夫によるものであるとされ、妥当性については「合っているかどうなのか」というかたちで明言が避けられている。パキシルの効果を実感したことがあるかという質問には「効きが悪い」と答えており、その理由として「私の心配性かつ攻撃的な性格」の影響が挙げられている。この後の内容では、発症のきっかけとして語られていた、遺産相続をめぐる親族間の確執というテーマが前面に出るようになり、「裁判の場ではもう勝ち目がない」という将来の見通しが語られている。この後では、「薬だとか自分の気持ちでもって解決するしかない」という方向性が示されている。一連のやりとりを通じて、薬物療法をめぐる脳神経化学的な説明が徐々に薄められていくとともに、自身の性格特性や生活上の出来事といった身近な文脈に引き戻されていく様子がうかがえる。末尾の方で言及されている「自分の気持ち」をめぐるトラブルも、薬物療法ではなく、確執への向き合い方という解消法に結びつけられている。いうならば、心の問題は薬というよりは、心の整理、溜飲を下げることで解決されるという構図をみてとることができるだろう。

心の病の発症をめぐる脳神経化学的な説明を一部ではあるが取り入れつつも、そこから差異化するかたちで、別の原因に言及するタイプの語りもみられた。

**服部さん**　実際、自分が具合悪い時は、脳内物質が何か悪さをしているのかなって思うんですけど、うつになったきっかけは、あくまで家庭環境だと思っているので。セロトニン仮説は、あんまり私には当てはまらないですね。何もしていなくても涙がボロボロ出てしまう時期があったんですけど。結婚後なんですけど、母から「本当にごめんね」と言われた時、涙があふれて気持ちがスーッとして、それで一気に楽になったっていうのがあって。だから、脳内物質云々というよりは、やっぱり親子関係とか人間関係っていうのが、すごく関わりがあるなっていうふうに私は感じます。

服部さん（四〇代女性／専業主婦）は、自身が対人恐怖やうつを患った背景には、両親が自身に対して否定的な養育態度をとり続けてきたことがあると語っていた。そのため、脳神経化学的な説明に関しては、「自分が具合悪い時は、脳内物質が何か悪さをしているのかなって思う」としつつも、直後では、うつになったきっかけを再び「家庭環境」に位置づけ、その後も母子関係の修復に関するエピソードを語っていた。

このほかにも、脳神経化学的な説明を一般的な知識としては受け止めつつも、個人の経験や実感からは距離のあるものとして語る様子が複数確認されたので、その一部を抜粋して併記したい。

**藤本さん**　〔神経伝達物質が精神状態に及ぼす影響について〕痛いとか、かゆいとかいうものじゃないですから、「ああ、そうなんだ」ぐらいしか浮かばなかったです。「まあ、脳の神経で、そういう物質があって、それをうまく出るようにしている薬なんだ」という、それぐらいしか実感はもっていないですね。

**安田さん**　作用機序としては、セロトニンでしたっけ？　それに作用する薬を飲んでいるんですけど。飲むと、ドバドバ抑制を解除するんでしたっけ？　これについては、ある程度理解して、それがまあ、脳内で働いているから、気分が安定しているんだろうっていう認識はもっています。そういうことによって良くなっていくという認識ですけど、結局、現象に対する対処であって。家が燃えたから水で消そうとか、何かあったらこうしようっていう対処でしかない。セロトニンの抑制を解除しようとか、そういう話。そういう薬理機序で今の状態があるんだろうっていうのは思ってはいますけど、特に意識はしていないですね。

これらの語りのなかでは、「ああ」や「まあ」などの言葉が差し挟まれているが、これらは言いよどみのほか、譲歩の意味合いでも用いられていると考えられる。ロシアの文芸学者のミハイル・バフチン（一八九五〜一九七五）は、英語の「ええと（well）」や「あの（you know）」のように、直接何かを意味するわけではないが、発話と発話の間の隙間を埋める言葉を「つなぎ（phatic）」と呼んだが（Bakhtin 1953/1986）、このつなぎには発話者の立ち位置が変化していることを聞き手に示す効果もあるという（Juzwik 2012）。私たちも日常会話のなかで、「まあ、あいつも嫌なやつなんだけどさ……」などと発言することがあるが、この見方に従えば、「まあ」という言葉によって「あいつも嫌なやつ」という内容が、発話者自身の心境や見解と完全に一致しているわけではないことが示されている。前者の藤本さんは、「ああ、そうなんだ」という発話を通じて一定の理解を示しつつも、後半では「実感はもっていない」と締めくくっている。後者の安田さんも「まあ、脳内で働いているから、気分が安定している」という「認識」を示しつつも、「意識はしていない」と閉じている。このように、脳神経化学の説明は、否定や拒絶のように、明確なかたちで排されはしないものの、一定の距離が設けられやすく、これが「つなぎ」という言葉の節々に反映されていると考えられる。

これまでみてきたように、本調査でも自身の病をめぐる経験を解釈する際に脳神経化学にもとづく説明を行う様子が一部にはみられたが、それ以上に顕著だったのは、発症の別の要因を探そうとする試みや、説明の「実感」のしにくさだった。そして、これとは別に発症の「原因」として探し求められやすいのが、「根本」と呼称される治療の領域だった。

## 4　薬理作用と依存

先にみた青木さんのように、風邪薬のような医薬品全般と同列のものとして精神科治療薬を捉えるケースがあった一方で、薬がもつ特殊な意味や、服薬の際に抱いた強い抵抗感を強調する語りもみられた。安田さん（三〇代男性／会社員）は、うつ症状を自認したことから通院しており、精神医学における医療化の進行には否定的だったが、その後の服薬開始時の様子については次のように語っていた。

**質問者**　最初薬を飲んだ時って、どんな感じでしたか？

**安田さん**　やっぱり怖かったですね。相当怖かったです。あんまり薬自体も好きではなく。

**質問者**　薬っていうのは薬全般？　風邪薬から鼻炎薬……

**安田さん**　全然、風邪薬とかはバンバン飲みます。脳神経に作用する向精神薬があまり好きではない。飲む時は、それによって、自分が自分でなくなったらどうしようっていう思いが強かったです。自分の本質というか、人格というような、精神に作用する薬を飲んでしまうことは、自分という人格が変容してしまうんじゃないかという恐れ。それと、依存に対する恐れですね。向精神薬でハッピーになる、なんか麻薬をしてハッピーになっている自分は、自分ではないです。ある程度、そういう認識で。精神に作用していて、それによって保たれている自分、それによって変容した自分っていうのは、自分ではないのではないかというような恐れもありました。

**質問者**　そういった恐れがあっても、服薬はされたんですか？

**安田さん**　服薬はしましたね。一応、その薬について調べて、まあ処方量も少なくって、まあ問題ないだろうとわかったので、あとはもう医者を信じるしかないということでしたね。今言っている恐怖心もたくさんあったけれども、このままじゃちょっと、どうしようもないということで飲みました。

安田さんは服薬開始時の心境について「相当怖かった」と述べたうえで、「あんまり薬も好きではなく」と付言している。質問者はここでいう「薬」の具体的な内容を確認しているが、安田さんはこれを受けて、「バンバン」飲む「風邪薬」と、「脳神経に作用する向精神薬」をはっきりと区別している。後者については、薬が人格を変容させることへの恐れや、依存に対する危惧が表明されているほか、精神科治療薬も「麻薬」に喩えられるなど、精神状態が変容した自分は「自分でない」ことが強調されている。また、「精神に作用して、それによって保たれている自分」も、忌避される自己像として語られている。

右のやりとりの後で、質問者は恐怖がありながらも服薬した理由についてたずねているが、その返答としては、①処方量が少ないため問題が発生しにくいこと、②医師の指示のもとであれば、適切な服薬が可能なこと、③服薬しないままで当時置かれていた状況（主に仕事の負荷の増大）に対処することが困難だったことが挙げられていた。このような説明が付されることにより、自身の服薬が「麻薬」や「依存」などの語彙が示唆するような〝乱用〟には当てはまらないことのほか、薬によって「変容した自分」にもならないことが示されている。

松田さん（三〇代女性／案内事務員）も「依存」の問題に言及していたが、安田さんとは異なり、通院を開始してから約六年間にわたって処方され続けてきた抗うつ薬（ＳＳＲＩ）を一度も服用したことがない。その理由を次のように語っていた。[14]

**松田さん**　なんか怖いっていうか、ＳＳＲＩについて自分なりに調べていたので。副作用が怖いというのもあったし。あと、薬に依存するんじゃないかと。自分は嫌というか、薬を飲まないとやっていられなくなるんじゃないかっていう怖さがあって。やっぱりネットとかで調べていると、依存されている方が結構いらっしゃるので。ＮＨＫとかでもやってますよね。そういうのをみていると、こうなるのは嫌だと。薬に本当に頼らないと治らないのかな。他の方法で治したいなっていう希望があったので。

ここでは「依存」について、インターネットやテレビ番組の情報も参照されており、このなかで「依存されている方」の存在が言及されることで、ＳＳＲＩの依存性のリスクがより強調されている。そのため、「依存」の状態に陥るのを回避すべく「他の方法」[15]を探すようになった旨が語られている。さらに、薬以外の選択肢を探すことができた「自分」と、薬を必要とする「うつ病の方」を区別して語る様子もみられた。

**松田さん**　私は薬がなくてもいけるんじゃないかなと自分で思っちゃったんで。でも、もしどうにもならなかったら、たぶん手を出したと思うのですけど、あまりにもどうしようもなかったら。でも、なんとかなるだろうって、自分で自分に対してマインドコントロールをかけるというか、「自分は大丈夫」と。そういうふうに思うようにはしてました。

**質問者**　どうしようもないというと、どんな時なんですか？

**松田さん**　たぶん、うつ病の方とかで、ちょっと良くない話ですけど、自殺を考えてしまう方とかいらっしゃるじゃないですか。もうどうにもならないという心境にまで追い込まれて。きっとそういうふうになった時には、お薬の力って必要なんだろうなっていうふうに私は思うんですね。

松田さんは、「もうどうにもならない」時には人によっては服薬が必要になるだろうという、一般論に近い見解を示す一方で、自身に関しては、「自分で自分に対してマインドコントロールをかける」といった対処をすることで、服薬せずに済んだとしている。この点は、安田さんのケースと同様に、服薬は自己コントロールが困難になった場合にのみなされるべきとする共通したテーマを読みとることができる。精神科医のジェラルド・クラーマン（一九二九〜一九九二）はかって、向精神薬の効果に頼りながら苦痛を緩和し、生きる喜びを取り戻そうとすることを良しとせず、自助努力で禁欲的に対処すべきという規範的な意識をもつアメリカ人の態度を「薬理学的カルヴァン主義（pharmacological Calvinism）」と呼んだが（Klerman 1972）[16]、松田さんや安田さんの考え方とも共通する部分が大きいといえよう。

服薬の適切な管理はもちろん重要であるが、これについて、他者から詮索されたり、疑義をさしはさまれたりするような場合、それが悩みの種になることもある。菊池さん（二〇代男性／会社員）は、会社の同期から服薬について執拗にたずねられた経験について語っていた。

**菊池さん**　同期で、結構仲の良いやつもいたんですよ。で、まあなんかのきっかけで言ったんですよ、それ〔＝抗不安薬を服用していること〕を。なんかしつこく訊いてくるんで。「じゃあ、お前、正直に言えよ。薬とか飲んでるの？」って言われて。「まあ、うん」とか言ったんですけど。そん時の反応は、「ああ、こういうイメージなんだな」って思いまして。

**質問者**　「こういう」といいますと？

**菊池さん**　割となんか怖い、そういう薬を飲んでいると、なんだろう、「飲み過ぎとかで、飲んでいないといられなくなるんじゃないの？」みたいな。そういうイメージで捉えられることもありますけど。まあ、僕は別に医者の用法用量を守っていれば大丈夫だと思ってますので。まあ、普通の人は結構抵抗ありますよね、そういう薬飲むっていうのは。

**質問者**　菊池さん自身は、医者の用量を守れば、依存とか、そういった問題も引き起こされないという……

**菊池さん**　わかんないですけどね。それは、いやいやいや、やめる……のとかもわかんないし、どうなるか。仕事によると思いますし、それも。仕事のストレス度合いとか……

「飲み過ぎとかで、飲んでいないといられなくなるんじゃないの?」といった同期の発言は、服薬に抵抗感を抱く「普通の人」の発言として位置づけられているが、この発言は「医者の用法用量を守っていれば大丈夫だと思ってます」という医学的な安全性という見地から捉え直されている。この後では、服薬に関する考え方についての確認がなされているが、これに対しては「わからない」というかたちで、菊池さんは言葉を濁している。「わからない」理由としては、服薬の継続の判断は仕事の「ストレス度合い」などの状況に左右されるため、現時点では服薬をやめる頃合いを見計らえないことが示唆されている。穿った見方をすれば、医師の指示通りの服薬のみで問題に対処していくことは困難であり、仕事の状況によっては、長期間にわたって服薬せざるをえないし、場合によっては薬の量を増やす可能性もあると捉えられている。これに加えて、仕事時の服薬の様子も語られていた。

**菊池さん**　〔仕事中の自身の様子について〕自分の嫌な部分っていうか、隠したい部分って、まあ、あるじゃないですか。それが、やっぱり強くなるなあっていうのは思いますね。

**質問者**　薬はあまり見せたくない部分を隠すような?

**菊池さん**　うーん、バレていますけどね。それでもまあ、それを飲むことによって、仕事をちょっとマシにしたりできる、したいなとか。本当、生活のためですね。

**質問者**　生活のためというのは、仕事をスムーズにこなすみたいなかたちですか？

**菊池さん**　そうですね。仕事の時は飲んでますね。たとえば、休みの日はそんなに飲んだりしないんですよ。でも、プライベートでも、緊張する場面はよくあると思うんで、そういう時は頓服飲んだりしてますね。

ここでは菊池さんが悩んでいる視線恐怖などの「隠したい部分」を隠すために服薬しているという内容が語られているほか、仕事のための服薬という目的も再度強調されており、「本当、生活のため」としてまとめられている。加えて、仕事と対比される「休みの日」に「そんなに飲んだりしない」という発言も追加されており、服薬する場面もあくまで「緊張する場面」に限定されるという説明がなされている。

これまでみてきたように、精神科治療薬の服用は、自身の心身の状態を自律的にコントロールできる自己像に対する脅威となる側面も併せ持つ。これに関連する語りのなかには、服薬を依存や乱用につながる危険な行為としてみる――この一面的な見方は、症状の緩和や社会生活への適応といったポジティブな側面を捨象して事例を捉える「極端な事例の構成」（Pomerantz 1986）ともいえよう――発言も少なからず含まれていた。服薬している人にとっては、このような捉え方はスティグマや脅威、そして重圧にもなりうるものであり、そのために自身の服薬がこれには該当しないことを積極的に示す必要性も生じやすくなる。そして、これらの服薬をめぐる規範的な意識（「～すべき」と考える意識）に通底しているのは、人々が抱える何らかのトラブルが精神科治療薬の服用（のみ）によって解決されるべきではないとする想定である。次にみるのは、これまでみてきた語りとは対照的なものであり、薬物療法の効果が及ばないとされる範囲、その〈無効性〉に着目した語りである。

### 薬物療法と「根本的」な治療の齟齬

長谷川さん（二〇代女性／ブロガー）も、「根本的」な治療の必要性を強調していたが、そのなかでは先にみた精神科治療薬への「依存」の問題も挙げられていた。

**長谷川さん**　薬ばかりに頼っていると、どんどん薬が増えてやめられなくなったり、調子が悪くなっていったり、大変なこともあると思うので、薬プラス根本的な部分にきちんと向き合う姿勢は必要だと感じます。そちらの方が、たとえ症状が軽い人だとしても、治りが早かったり、気づきが深まり、自分を大切にできる結果、今後の人生が良くなると感じます。

ここでいう「根本的な部分」とは、3章6節でみたような幼少期以降の親子関係の影響を受けて形成されてきた性格や人格を指し、これに起因する問題には薬物療法が有効に作用しないものとされていた。

**長谷川さん**　私は自分で、親の愛に飢えているんだなっていうのをすごい感じていたので、薬で愛が満たされるとは思えなかったんですよね。なので、そういう意味では根本的に、やっぱり人に傷つけられたものは、人に愛されることによって、きっと治るんだなって思っていたんで。薬じゃ、どう考えても無理かなって思っていて。もしそうして治るのであれば、愛が満たされるのであれば、ネットとかにも「満たされるんだ」というふうに書いてあるはずだし、だけどそんなの別に書いていないし、物理的に考えてもありえないんだろうなって思っていたので。

「親の愛に飢えている」状態は、「人に愛される」といった非物質的なもの、特に心理的なアプローチによって変化しうるものとされるため、脳神経化学的な薬物療法の有効性は、長谷川さんにとっては期待しにくいものとなる。このほかにも、薬を処方する医師が、長谷川さんが「根本的」と呼称するような問題や治療対象を、必ずしも全面的に把握できないということも、服薬しようとしない理由として挙げていた。

**長谷川さん**　精神病にかかってお医者さんに行くと、「この薬を飲んでいれば治りますよ」と言われたとしても、もしかしたら飲んでも治らないかもしれないし。そのお医者さんは、私の人生とかを全部知っているわけではないし。一回か二回の診察で原因のすべてを特定できるわけでもなくて。そのことを考慮してくれて、薬を出してくれているのとはまた違うわけで。

ここでは、薬物療法が功を奏する条件として、医師が患者の「人生とかを全部知っている」ことと、そのうえで病の「原因のすべて」を特定することが示唆されている。[17] この条件が満たされない以上、薬物療法の有効性は大きく減じられることになる。[18] では、精神療法やカウンセリングのような「こころ」に働きかける技術についてはどうだろうか。

## 5 「カウンセリング」にふれること

薬物療法以外にも、病んでしまった心、直したい自分の考え方の癖、日々のストレスにいたるまで、「こころ」に働きかける技術はたくさんある。2章でもみたように、精神医療のなかでは、薬物療法と双璧をなす治療法の一つに精神療法があり、数々の種類や流派にあふれているものの、現在は認知行動療法がメインとなりつつある。ただ、一方で精神療法や心理療法よりもカウンセリング（counseling）と呼ばれるものの方が、身近に感じられる人も多いのではないだろうか。精神医療や心理学以外にも、キャリアカウンセリングやスクールカウンセリングなど、いろいろな場面で耳にすることが多い。

カウンセリングという言葉[19]が日本に広がるようになったきっかけは、心理学者のカール・ロジャーズ（一九〇二～一九八七）の理論と実践が戦後、日本に導入されたことがある。ロジャーズは、来談者中心療法（Client-Centered Therapy）という精神療法・心理療法を考案し、感情にほだされずに常に中立的な態度で治療に望もうとする従来の療法とは異なるアプローチを提唱した。特徴として第一に、来談者のみならずセラピストも、セッション中に湧き上がってくる感情を自由に表現することが認められる。第二に、来談者の社会的属性や性格等にかかわらず、セラピストが来談者を無条件かつ共感的に受け入れることが求められる（Nye 1992 = 1995）。このあたりの特徴は、ロジャーズが「患者（patient）」の代わりに「来談者（client）」という言葉が好んで用いたことにも如実に表れている。[20] 来談者中心療法については数多くの解説書もあるため、これ以上は詳述しない。[21] かわりに、来談者中心療法がやがて日本でいわゆる「カウンセリング」として普及していく過程について、簡単にみていくことにしたい。

ロジャーズの学説や実践は、『臨床心理学』（1942 = 1951）という翻訳書を通じて、友田不二男（一九一七～二〇〇五）により紹介された。ただ、当時の日本は戦後の混乱期にあったこともあり、関心はほとんど集まらなかったという（小沢 2000）[22]。一九五七、八年頃から、カウンセリング関連の書物が少しずつ売れ始めるようになったが、本格的な導入は、五〇年代にアメリカが日本の国立大学を対象に行った臨床心理学の普及活動が進んでいくのを待たねばならなかった。そして「カウンセリング」が根づいていく場所として、大学には「学生相談室」や「教育相談室」という場所が徐々に開設されていくようになる。さらに、七〇年代〜八〇年代にかけて、中学校や高等学校で登校拒否や校内暴力といった社会問題が注目されるようになると、教員を対象としたカウンセリング研修も急増するようになり、ロジャーズの学説の影響を色濃く受けた「カウンセリング・マインド」という言葉も普及していくようになる。九〇年代には、学校における「いじめ」が社会問題として注目されるようになり、一九九五年には文部省予算にてスクールカウンセラーが学校現場に入るようになっていった。このように日本におけるカウンセリング理論の導入は、教育現場を中心とするものであったが、普及が進んだ理由としては、クライエントの尊重という理念への共感というよりは、複雑な理論を必要とせずとも、技法を習得しやすかった点が影響したことも指摘されている（芳賀 1991、丸山 2012）。

また、一九八〇年代には、カウンセリングの学術的な専門性を高めようとする動きや、資格制度の整備の動きも現れるようになる。学会や資格認定機関、教育機関の設立も相次ぎ、八二年には日本心理臨床学会、八八年には日本臨床心理資格認定協会が発足し、以降は大学院レベルの養成課程の設置が進行した。さらに、二〇一五年には心理職の国家資格を定めた公認心理師法が成立した（丸山 2012、2016）。このように臨床心理学の制度化や資格化が進むにつれて、カウンセリングの専門的な地位が高まるようになり、学術的な知識に支えられた「科学」としてのカウンセリングというイメージも、九〇年代前後に根づいていくようになった（Harding 2015）。そして、この意味での「カウンセリング」という言葉は、今もなお息づいているといえる。私たちが「カウンセリング」を受けに行くと家族や友人に言う時、あるいは言われた時、その「カウンセリング」は単なる悩み相談とは受け止められにくい。公式の第三者への相談、つまり、家族や友人、同僚といった、非公式の第三者への相談では解決が見込めないような〝深刻〟なトラブルを抱えていると思われることも少なからずあるだろう。[23]

ただ、こういった〝フォーマル〟ともいえる「カウンセリング」だけが、「カウンセリング」なのではない。一九九〇年代には、心理学の知識や技法を用いて自分や周囲の人の「こころ」について考える習慣、すなわち「心理学すること」が日本に普及した時期であるともされ、これは心理学者で文化功労者でもある河合隼雄（一九二八〜二〇〇七）の功績であるといわれている（東畑 2017）。たとえば、今も読み継がれているロングセラーの書籍『こころの処方箋』（1998）は、人間関係のしがらみに悩む多くの人々の心を潤した。また、こんにちでも「カウンセリング」という言葉は、日常語から臨床心理学の狭義のものにいたるまで、さまざまなものを意味する。日常語としての「カウンセリング」の中身は、百家争鳴・玉石混交の状態であるともいえ、専門家が実施・監修するものから商業ベースのものにいたるまで、多種多様な「心理学」や「セラピー」がひしめきあっている。精神科医のアルフレッド・アドラー（一八七〇〜一九三七）の心理学をベースにしたという著書『嫌われる勇気』（岸見・古賀 2013）は、「二一世紀を代表する」大ベストセラーになったほか、近年でも有名企業におけるマインドフルネスの導入が注目されるなど、枚挙にいとまがない。

臨床心理学に限定したとしても、臨床心理学者の東畑開人が「日本的心理療法」の原型を「認知行動療法をトッピングした精神分析もどきのユンギアンフレイヴァー溢れるロジェリアン」

（東畑 2017 4-5）と喩えたように、一枚岩とはいえない部分が少なからずある。実証科学であることを目指し、ある程度制度化が進んだ認知行動療法でさえも、それが専門書や教科書の記載通りに、〝純粋〟なかたちで普及するとは限らない。認知行動療法の実践という観点からみると、医療機関にいる専門家のもとで定期的に受けるフォーマルなものから、市販されている書籍やネット記事を読んでの独学での実践、さらにはYouTubeの解説動画やスマートフォンのアプリ、RPGゲームにいたるまでバラエティーに富んでいる。

さらに、「カウンセリング」の具体的な内容や中身がどうこうというよりも、ただ漠然と「カウンセリング」を受けた方が良いのではないかと思ったり、なんとなく受けてみたいと思ったりすることもある。1章でみたギデンズの「セラピー」に関する考察をふまえるならば、これは第三者の力を借りて現状に何かしらの変化を生み出そうとする「再帰性」の表れとして肯定的に評価されるものになるかもしれない。ここからは、前節に引き続き本調査の結果を中心にみていきたい。

市川さん（二〇代男性／清掃業）は、現職の清掃業の前には布袋の縫製工場に勤務していたが、毎日同じ作業を繰り返すだけの検品作業がつらくなり、誰かに「愚痴を聞いてもらいたい」と思うようになった。そのためまずは自宅近くのメンタルクリニックに通院するも、「お医者さんは何か愚痴を聞いてくれるというよりは、『今の症状はどうですか？』みたいなことしか聞いてくれない」ことや、「薬を飲んでいても、そんなに気分が良くなるって感じがしなかった」ことに失望してしまう。そこで、一ヶ月に一回の頻度で、クリニック内でカウンセリングを受けることにした。カウンセリングは、「数秒」の医師の診察の後に行われ、市川さんは医師を「薬を出す人」、カウンセラーを「熱心に話を聞いてくれる人、兼アドバイスをくれる人」として位置づけていた。カウンセラーには主に仕事の悩みを相談し、「こういう場合には、どういうふうにメンタルを持っていったらよいのでしょうか」と市川さんが質問すると、カウンセラーからは「こういう考えもありますし、こういうのもありますよ」といった提案や助言がなされたという。

象徴的なエピソードとして、市川さんが工場の退職を決めた時の「カウンセリング」がある。当時、市川さんは仕事内容には不満を覚えていたものの、職場の同僚とは良好な関係を築けていたといい、プライベートで飲み会をしたり、休日には釣りに出かけたりしたという。そのため、退職というかたちで職場を離れることには「寂しさ」も感じたといい、カウンセリングでもそのことを相談したという。

**市川さん**　寂しい気持ちを誰かと共有したかったんです。先生に「寂しいのは当たり前のことだよ」ってアドバイスを頂いて、たぶん共有してもらえたと感じたので。そうしたら何か、急に涙が出てきて。たぶん辞めたい気持ちが半分、辞めたくない気持ちが半分だったと思います。最終的には、自分の辞めたいっていう気持ちを引き出してもらったんだと思います。

しかしそれでも、日々の労働に対する倦怠感は払拭できなかったため、市川さんは最終的に退職を決める。カウンセラーからは感情の抑圧よりも受容が促され、結果として「自分の辞めたいという気持ちを引き出してもらった」と肯定的に評しており、全体的に「話をきいてもらえた」ことに満足感を覚えたようだった。

自身の性格傾向に悩み、これまでの人生における挫折経験を重層的に語っていた阿部さん（三〇代男性／福祉作業所に通所、3章6節参照）も、精神科医とは別に「話をきいてもらう人」が欲しかったことと、「金銭的に余裕があった」ことから、通院先でカウンセリングを約四年間受けている。ただ、その詳細について多くは語られず、「ただ話すだけ」のものだったという。これは必ずしも否定的な意味を持つものではなく、阿部さんはカウンセラーのみならず、人と会話することと全般に価値を置いていたことがこの背景にある。阿部さんにとっての「カウンセリング」は、「いろんな人と話す機会を作る」試みのうちの一つであり、実際にこのなかには、理容師、飲食店従業員、ハローワークの職員といった人々も含まれていた。彼らとの日常会話を通じて、「人との関わり方」を身につけていったという言葉にもみられたように、阿部さんは専門的な「精神療法」や「心理療法」を必ずしも求めていなかったと考えられる。むしろ、阿部さんがもっとも気にしていた、生育歴から生じた対人関係の構築困難を克服できるような、日常に根ざした試みや生活上の工夫が積極的に求められているようだった。

アメリカでうつ病患者を対象にインタビュー調査を行ったカープも、患者が治療者に友人のような親密な関係性を求めることがあり、じっくり話を聞いてもらえることに価値を置く傾向がみられたことを報告している（Karp 2006）。ただ、専門家が提供する知識や技法を用いて、何らかの問題に具体的に対処することよりも、これまでの経験や思いを治療者と共有したいという要望や意向が強くなりすぎると、〈治療者〉と〈患者〉の関係性の維持がときに困難になることも指摘している。[24] 一方で、患者の視点からみるならば、経験や思いの共有も一つの「治療」になりうるともいえ、「何を治療として受け入れるか」という点では、「治療文化」（中井 2001）を構成する一つの要素にほかならない。特にメンタルクリニックのような日常生活の場から少し離れた場所で話すことは、これまでみてきたように患者にとっては固有の意味をもちうる。

そのため、医療機関以外の場所で、人と話せる機会を持てるならば、話をすることを目的とした通院の必要性は少なくなる。たとえば野村さん（二〇代女性／学童保育指導員）も友人に悩みを相談することが多いという。

**野村さん**　カウンセリングなら、私には話せる友達もいるんで、カウンセラーの人じゃなくても、友達に話せばいいかなって思う。もし誰もいなければ、たぶんカウンセラーの先生に話したり、もっと専門的なところで何とか療法みたいなのをやりたければやるのかなって思うのですけど。カウンセリングって、保険がきかなくて自己負担じゃないですか。だったら、自分で調べたりして。

ここで指摘されているように、心理士によるカウンセリングは一部を除いて保険適用外となるため費用がかかりやすい。そのため、野村さんは薬物療法や独学での心理療法を試みている。

このほかにも、第三者に個人的な話をすることに抵抗感を覚えたというケースもあった。佐々木さん（四〇代女性／作業療法士）は、主に身体症状を自覚した後にうつ病の診断を受け、その後は薬物療法を受けているが、カウンセリングを受けることを「怖い」と思ったという。

**佐々木さん**　カウンセリングって、なんか怖いなって思ったっていうのもありますし。よく知らない人にどっぷり話を聞いてもらうってことは、勧められてもあんまりやんなかったんじゃないかなって思います。

このなかでは「どっぷり話を聞いてもらう」タイプのカウンセリング、すなわちプライベートな事柄や内面にも深く立ち入るようなカウンセリングが想定されている。このタイプのカウンセリングを良しとするかどうかは、受ける側が自分のことをどこまでオープンにしたいかという点に依存する部分が当然ながら大きい。特に医療機関以外に、身近な友人や家族なども相談先として選択肢に含まれる場合には、医療機関に持ち込むべきとされるトラブルと、医療機関の外で解決や解消を期待するトラブルとのあいだで、ある程度の線引きがなされ、これに応じて相談の経路も変わっていく。そのため、「こころ」に働きかけるための技術は話をすることだけに限らず、より治療に近いもの、すなわち精神療法や心理療法といったものが重要になってくる。この後では、より具体的な精神療法の技法についてみていくが、そのなかでも特に精神医学的な治療において重要な位置づけにある認知行動療法を扱うことにしたい。

## 6　認知行動療法をめぐる語り

情報がかなり流通しているため、本調査対象者の多くも何らかのかたちで認知行動療法にふれた経験をもっていた。[25] なお、2章と同じく、以下でも認知行動療法（Cognitive Behavioral Therapy：CBT）の短縮表記である「CBT」の語を用いることにしたい。

CBTの受け方や実践方法も人によってさまざまで、精神科医や心理士によるものから、復職支援施設やデイケアのプログラムへの参加、完全な独学、オリジナルのアレンジにいたるまで、バリエーションに富んでいた。一方で中断した人もいて、その理由としては、（CBTで必要な作業として課されることが多い）一日の気分や認知の日常記録をとり続けることが面倒だった、そもそも印象にあまり残らなかったというものがみられた。この場合、CBTについての言及がごくわずかなものに留まっていたため、以下の考察では扱っていない。そのためここからは、CBTに一定期間取り組んだ経験がある人——ただし、その内容や実践方法は多岐にわたる——を対象に、その経験をめぐる語りをみていきたい。

一般的にCBTは、今流れているこの時間、すなわち現在に焦点を当て、そのなかで生じる非適応的な認知や行動を、より適応したものに調整することを試みるものとされる。たとえば、テストで六〇点をとったとしたら、「六〇点しかとれなかった」と落ち込んで勉強を投げ出すかわりに、「六〇点もとれているのだから、頑張ればもっとできるはずだ」と認知を切りかえれば、勉強の継続という適応的な行動を生み出すことができる。認知や行動を自ら積極的に変えていくという意味では、CBTには能動性が求められやすいといえる。別の観点からみると、続けていくには認知や行動を継続的に調整していくためのモチベーションも必要になる。

これまで会ってきた担当医に対する印象や薬物療法の効果について、いずれも肯定的に語っていた高橋さん（三〇代男性／介護士）は、CBTも肯定的に捉えていて、続けている理由もはっきりしていた。高橋さんは、統合失調症とうつ病の薬物療法を続けた後に、医師の指示のもと減薬を試みるが、この時点ではまだ、CBTを始めていなかった。その後、通院頻度の減少と減薬がさらに進むにつれて、自身の症状が再び悪化しないかと不安になったことから、クリニックの心理士のもとでCBTを本格的に始めるようになる。以下は、CBTで変えていこうとしたものと、さらにその効果に関する語りである。

**高橋さん**　通院回数が多くなればなるほど、効果が出てくる。最初の頃は「何だこれ?」って。要するに「全然、自分の考え方なんて変えられないだろう」っていう気持ちだったんですね。それが薬を併用することによって、だんだん変えていって、CBTの効果の比率が上がっていくというか。性格を変えるんじゃなくて、自分の考え方、考え方の歪みを是正するっていうことに焦点を当てている。

**質問者**　性格を変えるのと、捉え方を変えるのは違うのですか?

**高橋さん**　いやいや、性格を変えるっていうのは、ある種の洗脳というか、自己啓発というか。あれとは違うんですよね。そうじゃなくて、何か命題があって、難しいたとえですけど、それに対する捉え方を変えることによって、それが苦にもなるし楽にもなると思うんですよね。そこのところを導き出していくことですよね。細かいところをちょこちょこ変えていく。

CBTの効果は、減薬中の薬物療法の効果を補いつつ、そこから徐々にメインの効果になり、日常のなかに溶け込んでいくものとして捉えられている。ただ、ここで注意したいのが、効果は「自分の考え方」や「考え方の歪み」に局所的に作用すると、高橋さんが解釈していることがある。これとは対照的なもの、換言すれば効果が及ばないものとしては「性格」があり、「ある種の洗脳」という言葉にも示されているように、「性格を変える」ことは望ましくないとされている。CBTによって調整していく「考え方」はこれとは異なるものであり、「細かいところをちょこちょこ変えていく」もの、すなわち性格に〝付着〟するようなものとされている。具体的には、日々の生活のなかで断続的に発生する認知や行動といった断片的な対象がこれには含まれる。例として、高橋さんは人から嫌なことを言われる場面を挙げていた。

**高橋さん**　「この人、こんな嫌な顔をして、こんなこと言ってきて、俺のこと嫌いなのかな?」って、やっぱり瞬間的に思うわけですよ。そこのところの考えが歪んでいるのかもしれない。そこで、「この人は、本当は俺を嫌っていないかもしれないいんじゃないか」と捉え直す。歪みが出てくると、結局自分がつらくなるからということで直していく。

相手が自分のことを「嫌いなのかな」と思うことが認知の歪みとされる一方で、この認知の歪みがどこから発生しているのか、その発生源は言及されていない。ここではあくまで、「瞬間的」な認知の修正が急務とされ、これよりも前の発言にあった「性格を変える」ような実践とは区別されるものとなる。換言すれば、「性格」のような「根本的」な要素をあえてみえないようにする、ブラックボックス化していくことが、CBTをうまく進めていくためには役立つともいえる。

藤本さん（五〇代男性／求職中）も、CBTを生活のなかで役立てており、その効果を実感しているといい、「すごいCBT推進派というか、非常に信頼の置ける方法」と評していた。ただ、藤本さんは高橋さんよりもより徹底して、周囲をとりまく環境に適応するために努力を重ねているようだった。藤本さんは、損害保険会社に勤めていたときにうつ病を発症したことから精神科に通院している。この背景には、同年に天災が相次いで発生したことにより業務量が倍増したほか、損害調査業務のための出張にも頻繁に行かなければならなくなり、「キャパシティオーバー」の状態に陥ったこともあった。その後も体調はさらに悪化し、最終的には退職せざるをえなくなったが、退職後、主治医からCBTの書籍を読んでみるように勧められた。読書後は自ら、一日の気分や認知の記録を毎日パソコンで表にまとめる作業を続けるようになるなど、熱心にCBTにもとづく実践を続け、調査時点では始めてから一年が経っていた。また、この時期には病気の悪化に気をつけつつ、再就職のための企業面接を受けるようになっており、CBTは嫌な思いをすることも多い就職活動を続ける目的で用いられていた。

**藤本さん**　今就活で、障害者枠で面接を受けているんですけれども、やはりかなり辛辣な質問が結構あるんです。たとえば、「なぜここでもっと頑張れなかったのか?」とか、「病気になったのは、何かあなた自身に落ち度があったんじゃないか?」とか。前だったら、そこで、しょげるというか、悪い方に考えていたんですけど、「面接官は、本当は自分のことを考えて言っているんじゃないか」とか、「これは実は深い思いやりがあって訊いているのかもしれない」とか、良い方の可能性をみつけて。そういう捉え方を、普通にできるっていうか。前だったら、額面通り受け取って「嫌だなあ」という気持ちになったのが、なんか自然と「この人、こういうふうな意図で訊いているんだ」とか、そういう捉え方が、ある程度ついてきているのかなって気がします。

藤本さんは、面接官から受けた言葉に対して、抵抗や反発といった感情を抱くのではなく、発せられたメッセージの意図をポジティブなものに捉え直すことで、より「適応的」な認知を生み出し、就活を継続していると語っていた。さらに具体的な取り組みとして、その日の面接の内容と、その時に生じた気分や認知も記録しているといい、一連の作業を通じて「普通だったら、みんなしょげちゃうんじゃないかというぐらいだけど、今頑張れているのは、記録をつけているからかなって、自分で勝手に思っている」と述べていた。

この後でさらに藤本さんは、現在の就活だけではなく、過去の出来事についても、CBTの視点から再解釈を試みていた。

**藤本さん**　キャパシティオーバーでつぶされちゃったってことであれば、その時点で、自分で全部抱え込まないで、「今ちょっとこうなんだけれども」って、誰かに仕事を振ることもできますよね。あるいは上司に言って、「一人じゃ対処できないから、何とかしてくれ」って信号を発する。それらは落ちついてよく考えれば、誰でも考えられることですけれども。それが、認知の仕方っていう癖だと思いますけど、全部自分で背負わなきゃいけないような考え方の癖っていうか、「自分がやんなきゃいけないんだ」っていう思い込みですよね。それがわからないと、そういう癖がついちゃっているので、どこに行ってもそういう状況はあるわけですから、別の発想ができなくなっちゃう。

たしかに、CBTの思考法にもとづいて「キャパシティオーバー」の問題の打開策を考えるならば、「一人で対処しなければいけない」という認知を修正し、そこからSOSの発信や仕事の分担の要請といった、より適応的な行動を引き出すことができたのかもしれない。しかし、天災の多発という不可抗力による業務量の急増という、本人の手に負えない事態は、藤本さんの認知と行動の調整によって、はたして対応可能なものだったのだろうか。さらにいえば、過酷な労働環境のなかで、最適かつ合理的な回答を導き出せるほどの判断力が発揮されることを期待することはできたのだろうか。

このようなケースは、CBTが不適切に用いられたケース、あるいは本来あるべきはずの姿から逸脱した〝CBT〟であるという批判も、当然成り立つだろう。たしかに、精神医学や心理学の専門家の指導やアドバイスのもとであれば、藤本さんが行っていた「CBT」とは別の方法や実践が提示されたかもしれない。ただ、本書の関心は、CBTそのものというよりは、何かの目的で人々が実際に用いる「CBT的なもの」にあった。そして藤本さんのケースでは、労働環境という要素がブラックボックスに入れられ、反実仮想のなかで潜在的に可能な、あるいは可能だった認知や行動の調整に焦点が当てられていたといえる。

では、藤本さんの「CBT」は、労働環境という「社会」に起因するはずの問題を、個人が対処すべき問題として、自己責任化していくこと、いわゆる私化や個人化をめぐる社会学的な批判にも連なっていくものなのだろうか。これに対して本書は、必ずしもそうではない、と回答する立場をとる。認知と行動の調整という枠組みは、たしかに問題を明瞭かつ具体的に捉え、実生活のなかで何らかの変化を生じさせる際に有用であるものの、その枠組みに亀裂や綻びを入れるようなものもまた存在する。それは、先のケースのなかでブラックボックスに入れられたもの、当人の性格や置かれている社会環境の再認識かもしれないし、それ以外のもの、たとえばいまだにひきずっているトラウマや毒親の影響といったものであるかもしれない。引き続きこれについてみていくことにしたい。

## 認知行動療法の困難

社会不安障害の診断もなされている村上さん（三〇代男性／製造業）は、視線恐怖や閉所恐怖を克服すべく、通院先のクリニックのカウンセラーのもとで、CBT、特に曝露技法[26]（曝露療法）と呼ばれるアプローチに取り組むようになった。この後の内容にも関連するため、ここで曝露療法をごく簡単に説明したい。

たとえば犬にさわれない人がいたとする。これを克服すべく、その人にいきなりドーベルマンのような大型犬にさわらせるのは無理がある。だから、チワワやパグのような恐怖が生じにくい小型犬から始めてみる。小型犬を触れるようになったら、ワンサイズ大きな犬に挑戦してみる。こうしてステップを踏んで、最終的にドーベルマンにもさわれるようになったとき、どの犬にさわっても恐怖や不安が出てこなくなる。これが曝露療法のアプローチの基本と主な治療戦略・目標となる。

村上さんも、不安が強く出やすい行動をリストアップし、それらを不安が強い順に並び替えて一覧にした不安階層表を作成した。そして不安が比較的弱いもの、具体的にはレストランで外食をする、理髪店で散髪するといった行動に取り組んでみたところ、何とかこなすことができた。ただ、そこから次に進むことがなかなかできなかったという。これについて村上さんは、「どうしてもこの性格の難しいところで、同じ行動を何度やっても、できたからよかったと捉えられないんです」と語っていた。換言すれば、ある行動ができたとしても、それを達成や克服として捉えられない「性格」――不安階層表に記されていないもの――に起因する難しさが語られている。担当のカウンセラーからも、達成した行動を成功体験として受け止めるように何度も促されたというが、それでも「性格」の変わりにくさゆえにうまくいかなかった。それゆえ、次の目標行動にも移行できなかったことから、その後は進捗が滞り、最終的には中断せざるをえなくなった。

「性格」が治療や療法に及ぼす影響力の強さはこのほかにも語られていた。長谷川さん（二〇代女性／ブロガー）も、通院先の診療所で「カウンセリング」を受けていたが、一ヶ月で中断している。「カウンセリング」がCBTにもとづくものであったかという点については、当人も把握していないため定かではない部分もあるが、カウンセラーと話をしていくなかで「宿題」が課されることがあった。「宿題」の例として、離れて暮らす家族に電話をかけてみる、自助会に参加するといったものがあったというが、これについて長谷川さんは抵抗感を覚えたという。

**長谷川さん**　怒りと悲しみと憎しみがものすごくあるときって、頑張って話そうとしても嫌なんですね。もう話すこと自体が嫌なんですよ。宿題を出されても、それはもう今まで十分に頑張ろうとしてきたことだし、人に決められようとしてきたし、人を楽しませようとしてきたし。それをやって、私は地獄に落ちたみたいになってしまったのに。「まだ頑張れ」というメッセージ、「これをやってみてください」と言われても、そんなの頭でわかっているから、今まで何回も挑戦してきたし、やっても何も変わらなかったし、という気持ちがあったんです。だから、ただのアドバイスっていうのは、私にはすごく合わなくて。

自分でとことん考えて、いろいろやってきて、全然変わらないっていうことだったので。

長谷川さんにとって、心理士が「宿題」として出した一連の行動の指示は「もう今まで十分に頑張ろうとしてきた」こと、「何回も挑戦してきた」ことであり、たとえこれらを繰り返したとしても、状態の改善の見込みは薄いとされている。さらに長谷川さんは、発症の原因について、幼少期以降、他者の要求に過剰に応え続けてきた生育歴に求めていたため（3章6節参照）、カウンセラーの言葉に従うこともまた、状態の悪化になりかねないということになる。これよりもむしろ、これまで抑圧されてきたとされる「本当の気持ちを大事にする」こと、他者よりも自分の意思を尊重することの必要性が強調されていた。

最後に、井上さん（三〇代男性／会社員）も、自身の「根っからの性分」ゆえにCBTに違和感を覚えるようになったというが、これは特に、認知や行動をより適応的なものに変えていくというCBTの基本原理そのものに向けられている。井上さんは担当医に勧められたCBTの書籍を読んだほか、うつ病の休職期間中にはスマートフォンのアプリで一日の気分や行動の記録をとっていた。しかし、そこから得たのは「外から見て、自分を正当化するだけ」だったといい、CBTとは「自分がやっていることを俯瞰的に見て、『頑張ったからいいじゃん』っていうような結論に最終的になる」ようなものであると考えるようになったという。例として、人の世話や手伝いをした後に生じる「疲れ」という認知を変えていくことへの違和感が語られていた。なお、これよりも前の場面では、「疲れ」が蓄積されていった結果、うつ病を発症したという解釈がなされていた。

**井上さん**　自分の根っからの性分なのかもしれないですけど、人に協力してあげたいとか、世話焼き的なところがあって。そうすると当然、自分が疲れるので。それを「頑張ったんだからいいじゃん」っていうふうに捉えるのも何か変。うまく言葉にできないんですけど。

「根っからの性分」に従って、他人に世話を焼きすぎると、井上さんは当然ながら疲れてしまう。しかし、井上さんの「CBT」では、「たしかに疲れてしまったけれども、協力を惜しまなかったことは望ましいことだった」というように、疲労感を認知によって上書きするというルールが課されることになる。

井上さんはこのほかにも、職場の会議で衝突が発生した場面を例に挙げ、そのようなときにも「当然、嫌な思いがする」と述べている。相手に対し井上さんの方が妥協し、衝突を避けて相手の意向に合わせようとする場合は特に、嫌な思いは残り続ける。CBTを用いて、その気持ちに対処することは、井上さんにとっては困難をきわめるものであり、「僕はそこまで最終解脱をした人間ではないので。煩悩の塊なので。『そんなことできねえよ』みたいな感じ」と述べている。この前にみたつらい就職面接の継続という目的でCBTを活用していた藤本さんのケースとは対照的に、井上さんは自分の「性分」や「嫌な思い」を無理に消そうとしない、「そんなことできねえよ」というかたちである程度割り切っているようだった。

繰り返しになるが、これをもってCBTには効果がない、治療には限界があると主張するつもりは毛頭ないし、到底言うこともできない。ただ、少なくとも、CBTあるいはCBT的なものが普及し、個々の人びとがさまざまなかたちで試行錯誤するようになると、そこにはオリジナルなものや脱線したものも現れるという事実がある。そのなかには、CBTがその成立過程のなかで離脱を目指した、精神分析の領域に近いものも含まれうる。精神分析というと格調高い学問の言語に聞こえ、素人には容易に手が出せないような印象があるかもしれない。しかし、私たちの多くは、ずっと忘れられないようなつらい「トラウマ」を抱えていたり、家族のなかに生じた「葛藤」に悩んだり、さらには自分や他の人の人格や性格が、なぜ今あるようなかたちで形成されたのか、何らかの「分析」を試みたこともあるのではないだろうか。

そしてこれらのCBTの〝残余〟、あるいはCBTだけでは〝飽き足らなかったもの〟とも呼べるものは、薬物療法のところでもみたように、ここでもやはり「根本的」な治療の探求というテーマに結びついていく。

## 7　追い求められた「根本」

安田さん（三〇代男性／会社員）はうつ病の発症のきっかけを、労働環境という「直接的な原因」と、「生きづらさ」という「間接的な原因」に区別していたが（3章6節参照）、これまでCBTを受けようとしなかった理由についても明確に語っていた。

**安田さん**　認知療法って表層的なもので、一般に認知の歪みを矯正するっていうことですよね。認知の歪みって、首尾一貫性はないですよね。また、行動療法は、行動科学から来ているものなんですよね。そうすると結局、行動の矯正ですよね。別にそれを嫌だとは全然思わないんですけど、まだちょっと受けようと思わない。やるんだったら、もっと根本。でも、その手段がないなら、実生活の経験の積み重ねによって、自分を徐々に変えていこうかという認識ですね。

何を認知の歪みとみなすかについての判断基準に「首尾一貫性はない」ことや、行動療法の成り立ちの歴史（「行動科学から来ているもの」）も参照しながら、安田さんはCBTを「表層的」なものとして退けている。一方で重視しているのは、「もっと根本」へのアプローチであり、先に引用した語りの前では、実際に「根本」に働きかけられる技法を探し、試してきた体験が語られていた。その概要を手短に記したい。

安田さんは、主治医が「全然生活歴を聞いてくれない」医師だったこともあって、より対話に重きを置いたアプローチを求めるようになる。当初は精神分析を受けることを検討するも、費用が高額になることがわかった。そのため、代わりに来談者中心療法を受けることにしたが、安田さんは当時、両者ともに「根本」に到達しうるアプローチであると考えていた。来談者中心療法については、「生きづらさ」を開示するような療法が行われることを見込んでいたといい、「自分なりの気づきなり、自分の変容っていうものを期待しているように思っていた」という。しかし、その結果は「過剰な期待」に終わり、理由として、担当になった心理士の技法が「下手」だったことがあるという。具体的には、異なるセッションであるにもかかわらず、前回と同じ内容の質問が繰り返されたことや、カウンセリングの最中にも「間をつなぐだけの質問」が相次いでなされる印象を受けたという。そのため、来談者中心療法は三回ほどで中断している。その後、テレビなどのメディアにも数多く出演している著名な心理カウンセラーが主催する「性格を変えるワークショップ」にも「半信半疑」で参加するも、これにも抵抗感を覚えたという。

**安田さん**　基本的に自己開示療法なんですよね。みんなの前で「昔の自分を許してあげよう」とか、「自分のトラウマになった母親が目の前にいると思って、声をかけて、許してあげようとか、抱きしめてあげよう」とか、そういった治療が中心です。だから、自己開示とトラウマが直接対応している療法。だけど、自分にはそれができなかったんですよね。みんなが「トラウマに向き合おう」みたいなこと言っていることに違和感というか、カルトみたいな感じに違和感を覚えた。その場で感傷をみんなで共有することで自分を癒していくという行為がどうしても受け入れられなかったです。

ワークショップが個別ではなく集団の形式で行われたことも影響しているかもしれないが、実際に「根本」に到達しうる可能性がある療法を受けてみても、安田さんの不信感は募るばかりだった。この背景には、聞きかじった心理学関連の知識や情報を「素人」が積極的に吸収し、自己適用していくことに安田さんが批判的だったこともあり、アダルトチルドレンをはじめとする「ジャーゴンのようなもの」が「精神科の裾野を広げる」ことにも反対していた。たとえ「根本」と目される治療の領域を開きうる語彙や説明であっても、それが有識者や専門家の手の元を離れ、流布・拡散していくような事態になってしまうと、それはもはや精神医療とはいえない、というのが安田さんの基本的なスタンスであるとも解釈できる。

対照的に、医療機関を通院後、新たに受けるようになった療法が精神医学的なものではないことに積極的な意義を認めるケースもあった。長谷川さん（二〇代女性／ブロガー）は、CBTの実践のなかに命令や指示のメッセージを読み込み、拒否感を示す一方で、「根本」の治療を安田さんと同様に重視していた。CBTを中断後は「もう我慢しないで、本当の気持ちを大切にしていこう」と思い、長谷川さんは「自分に合ったカウンセリング」を受けるようになったが、これは「アドバイス系のカウンセリング」とは対照的なものとして語られていた。このなかでも特に、FAP（Free from Anxiety Program）療法というカウンセリングの効果が大きかったという。[27]

**長谷川さん**　〔FAP療法のカウンセラーに〕「母親との関係が、ものすごく今の性格というか、トラウマというか、苦しさにすごく影響している」って言われて。やっとそこで、「ああ、母親との関係が原因なんだ」っていうことに気づいたんです。それまではなかなか、仲は悪かったと思うんですけど、それがそこまで原因だとはなかなか気がつかなくて。やっぱり、家庭環境はずっと当たり前で過ごしてきたので。あまり外との交流もなかったですし、家庭のなかでの決まり事というか、そういうのが当たり前だと思って育ってきちゃったので。厳しい家庭環境ってことに気づけないんですよね。それにカウンセラーさんは、私の経験を否定しないし、尊重してくれて、話を聞いてくれるだけではなく、潜在意識にも働きかけて、自分にはどうにもできないところを治療してくれるっていう療法だったので。やっぱり話だけよりも、その効果があったんだと思います。

FAP療法を受け始めて一年が経った頃に起こった変化と、そのときにカウンセラーから受けた説明についても語られた。

**長谷川さん**　今までとことん、気持ちを抑圧してきたため、殺人級の恨みと、憎しみと、怒りと悲しみがあることがわかりました。もう何もやりたくない、ずっと寝ていたいという自分もいましたし、怒鳴りたい、全部ぶち壊したい、いっぱい泣きたい、いっぱい甘えたいという自分もたくさん出てきました。そんな気持ちを出してはいけないと、ずっと抑えてきたため、最初は少しでも出すのにものすごく抵抗があり、なかなかできませんでしたが、一年程度で抵抗なく感情を出せるようになりました。カウンセラーさんによると、私はとことん見捨てられ不安が強いということでした。

ここで「根本的」な治療対象として語られているのは、幼少期以降の母親との関係によって抑圧されてきた「感情」や「気持ち」であり、それらを抑え込むよりも「解放」したり「デトックス」することが、ポジティブな結果につながったとして語られていた。カウンセラーから受けた言葉も受けて、「根本」にあるものとして「見捨てられ不安」も位置づけられている。さらに、長谷川さんは自身に「効いた」療法が、これまで受けてきた精神医学的な治療とは対極的なものであったことにも積極的な意義を見出していた。

**長谷川さん**　薬物療法とかお医者さんの療法っていうのは、どちらかというと抑えつけ系だと思うんです。抑圧系というか、麻痺させる系だと思って。症状が出ないようにする。対症療法っていうじゃないですか。悪いところが出てきたので、抑えつける療法かなって思っていて。で、私が経験してきた瞑想とかFAPといった療法は、結構解放系なんです。ありのままの自分にバランスを整えていくために、私の場合はそのプロセスが解放だったっていうことであって。自然体のありのままにしていくのを助けてくれる療法っていうことで。やっぱり、抑えつけることとの違いがあると思います。

「抑えつけ系」の「薬物療法とかお医者さんの療法」と対比されるのが、長谷川さん自らが経験してきた「解放系」の療法である。その治療目標も、症状の除去や緩和というよりも、「解放」

することとされ、「ありのままの自分」や「自然体」の姿に近づいていくことの必要性が述べられている。そのためには、これまで抑圧され続けた「感情」を解放することが必要であるとされ、実際に長谷川さんは、FAP療法とそのカウンセラーのもとで、自身のトラブルを解決・解消するための方法を試みてきた。

ここまで、人々が精神医療や心理学およびそれに付随する知識や技術を用いて、自らをどのように治療していくのかについてみてきた。「治療する自己」が働きかけようとするものも、大別するならば、薬物療法やCBTが主に作用する対象である〈表層〉と、「根本」と呼称されることが多く、性格や人格の奥底に眠るとされる〈深層〉に分けられそうだ。そして、何を治そうとする／しないのかという問題は、メンタルクリニックで受けてきた「治療」から何を得られた／得られなかったという帰結にもつながっていく。

5章では、最後の問いとして「なにをもってなおったとするか、どこまで耐えしのべるか、時にはどこで満足するか」（中井 2001 115）という点について、メンタルクリニックが根づいた社会的な影響も含めて考察したい。

第5章

# 「治る」と「治らない」のはざま

## 1　医療者との関係のなかで

5章のテーマに入るにあたり、ここでやや唐突ではあるが、医療社会学のテキストのなかから、「医学小史（*A History of Medicine*）」というタイトルの寓話を紹介したい。

「先生、耳が痛いんです」
紀元前二〇〇〇年「この根っこを食べなさい」
紀元前一〇〇〇年「こんな根っこは異教徒のまやかしのものじゃ、この祈りの言葉を唱えなさい」
西暦一八五〇年「こんな祈りは迷信にすぎん、この薬を飲みなさい」
西暦一九四〇年「こんな薬はインチキだ、この丸薬を飲みなさい」
西暦一九八五年「こんな丸薬に効果などない、この抗生物質を飲みなさい」
西暦二〇〇〇年「こんな抗生物質なんて人工物だ、この根っこを食べなさい」
（Weiss & Copelton 2021 278）

これは近代西洋医学がいわば一周回って、伝統医療に回帰していく歴史を戯画的に描いたものである。発熱や咳が出た時、すぐに西洋薬を服用する人もいる一方で、葛《くず》の根から作られる漢方薬（葛根湯）や身体が温まる生姜を摂る人も多いだろう。自然由来や天然由来といった言葉には、今も固有の魅力がある。ただ、摂取後に効果が早く表れるに越したことはない。ゆえに医学の進歩は、当然ながら多くの需要を喚起するし、切実に治癒や回復を求める人にとっては希望や福音になることも多い。だからこそ、根っこは抗生物質へとその地位を譲ってきたのであり、今も西洋医学は圧倒的な影響力をもっている。

では、精神医学はどうだろうか。治療薬の開発や有効な支援法の創出といった点では、当然ながら進歩――何をもって「進歩」とみなすかという点については議論の余地があるだろうが――の方向に向かってきたといえる。しかし、こんにちもなお、精神疾患を発症する原因やメカニズムがはっきりとわかっていないという点では、一般的な医療とは異なるところも大きい。そのため薬にもまして、根っこや祈りの言葉のようなものの方が、影響力をもつことも少なくない。ウーリーが精神医学の歴史を「熱狂／失望のサイクル」として描き出したように（2章3節参照）、精神疾患の原因を今度こそ明らかにしたという学説、さらには疾患を根治する治療法や新薬が満を持して華々しく登場しても、その後は期待していたほどの成果を上げられないことも多々起こってきた。やがてそれらが「失望」へと変わり、忘れ去られた頃に、再び新しい「熱狂」が湧き起こるというサイクルが繰り返されてきたのである（Whooley 2019）。

そして、忘れてはならないのが、精神医学の進歩をめぐる「熱狂」や「失望」は、集合的な体験のみならず、個人的な体験にも転じうるということである。ある時期には、希望をもって〝新しい〟薬や治療法を試し、何かが変わるかもしれないという期待に胸を膨らませても、その後は当初思い描いていたような変化が生じず、がっかりするかもしれない。そんな時、さらに〝新しい〟薬や治療法がないか、どこかに名医はいないか、最新の医学的知見にはどのようなものがあるかなど、西洋医学のなかでさらに有効な「医療」がないか探し求める人もいる。あるいは、西洋医学から離れ、「根っこ」や誰かの優しい「祈りの言葉」のようなものを探し求める人もいる。「もうこれでいいや」と妥協したり、あきらめてしまう人もいる。

ただ、一つ言えることとして、どんな「医療」であるにせよ、それがどのような雰囲気や言葉をまとって提供されるのかという点が、患者に少なからず影響を与えることがある。本来効果がない偽薬であるにもかかわらず、思いこみにより効果を実感することを「プラセボ（placebo）」効果というが、この「プラセボ」という言葉はもともと、キリスト教の伝統のなかで、死者のための祈りの言葉として用いられていた（Moerman 2002）。ラテン語では“Placebo Domino in regione vivorum”というが、これには「喜ばせる、満足させる（I shall please）」という大意がある。一九世紀初頭にはプラセボは医師によっても用いられる言葉になり、当時の医学事典では「患者を利するよりも喜ばせるために医療を行う際に添える言葉（epithet）」（Moerman 2002 11）として定義されている。当時の医療は科学的な治療を提供するというよりは、いかに患者を満足させ喜ばせるかという点が重要だったのであり、医学史家のロイ・ポーター（一九四六～二〇〇二）も、一七世紀〜一九世紀のイギリスを舞台に〝健康〟の販売にいそしみ、時に患者を喜ばせたニセ医者たちの歴史を克明に描いている（Porter 1989 = 1993）。二〇世紀中頃に生物学に基礎を置いた医療が普及するようになると、プラセボもこれまでとは異なる意味、すなわち医師が奏効すると長きにわたって思いこんでいた薬が、後にまったく効果がないことが判明することを意味するようになった。ただ、発覚する前は少なくとも効果が〝あった〟という点で、プラセボは患者にまして医師を喜ばせるものでもあった。不思議なことに効果があると信じ込んでいた医師が処方した薬が、そうでない医師のものよりも効果てきめんであることも少なくなかったという（Moerman 2002）。

こんにち、プラセボは一般的に、医薬品の臨床試験を行う際などに用いられる偽薬《ぎやく》を意味することが多いが、医療人類学者のモアマン・ダニエル（一九四一〜）は、プラセボを「意味反応（meaning response）」、すなわち「病の治療のなかで生じる意味がもたらす心理学的・生理学的な効果」（Moerman 2002 14）として定義している。内容が同じ「医療」や「治療」であっても、そこに患者がどのような「意味」を読み込むのかによって、その効果は変わりうる。

これに関連して、「精神科担当医の診察態度」に対する患者の評価を調査した日本の研究がある（夏苅ほか 2018）。調査は約六〇〇〇人の患者本人と家族を対象としたもので、患者の病名は約七一・六%が統合失調症である。「医師を選択する基準」について、患者本人の回答で「大いに参考にする」割合が最も高かったのは「適切な薬を処方する能力」（六五・四%）だったというが、これに次いで「人柄」（六五・〇%）、「コミュニケーション能力」（五七・八%）、「行動力」（五七・二

%）、「知識」（四三・五％）が続いている。人柄やコミュニケーション能力が重視されているという点は、薬の処方や治療・支援方針の意思決定のみならず、診察室のなかの雰囲気や言葉のやりとりなども、医師への高評価に関連しているといえるだろう。また、自由記述のなかの「医師に言われて嬉しかった言葉」として、「『自分の子どもだと思って、治療するからね』『この状況をよく乗り越えましたね！』『あなたは心を開いて話をしてくれる、いい患者さんです』『一緒に頑張れるよう、よくなるイメージをともにもちましょう』」（夏苅 2018 882）といった回答例が挙げられている。一方で、「反面教師としての『医師に直してほしい態度』には、『失礼な言い方ですが、治せないのに治るふりをしている』『あなたは、一生治りません、将来をあきらめてくださいと言われた』『精神科医が一番この病気に偏見をもっている』」（夏苅 2018 882）といった回答もあったという。

本調査のなかでも、医師の診察態度が、患者の通院の継続や治療の動機づけに影響を及ぼす様子がみられた。たとえば、うつ病に苦しんでいた丸山さん（四〇代男性／会社員）は、休職期間中に勤務先の産業医の紹介を受けて通院していた医療機関の医師の診察に違和感を覚えたという。

**丸山さん**　データを集めているようなイメージ。要は、患者さんを呼んで、自分の研究に役立てているというか、本当に治そうと思ってくれている気がしないから、どっちかっていうと、ご自分の病気の研究のために患者を臨床で診ているみたいなイメージです。うがった見方をすれば、被験者としてしかみていないんじゃないのかなっていうような印象の先生でした。

担当医はうつ病のリワークの分野では著名な人物だったといい、他ではみられないような独自のプログラムを受けられたことには一定の意義も感じられたという。しかし、丸山さん自身の復職は困難をきわめた。休職が長引くにつれ経済的にもひっ迫したため、やむをえず障害年金の受給に関する相談をしたが、担当医がそれをけんもほろろに否定したこともあって、「ここまで気持ちをわかってもらえない人のところだと、病気の治療を続けられない」と思うようになった。そのため通院を中断し、その後は以前に通っていた「しっかり話も聞いてくれる先生」がいるクリニックへの通院を再開したという。

このほかにも、医師の診察や問診を無機質で「冷たい」ものとして捉える語りがみられた。不眠や気分の落ち込みに悩んだことから通院した三浦さん（四〇代女性／カルチャースクール講師）は、その後まもなくして東洋医学を専門とするクリニックに転院したというが、この背景には、最初の通院先の医師の第一印象が好ましくなかったことがあるという。

**三浦さん**　最初は男性の先生だったんですけど、第一印象も良くなくて、あんまり好きじゃないなあと。最初、一番体調が悪かった頃に行ったんで、しゃべる口調とか問診の仕方とか、すごく誘導尋問っぽく感じたりとか。あと、パソコンに向かって、あんまり目をみて話を聞いてくれないなっていう印象でした。そういうタイプの先生だったので、話を聞いてもらえているんだか、よくわかんないなって印象が最初にあったので。

これとは対照的に、転院先の医師に対する印象を次のように語っていた。

**三浦さん**　先生は親身に話を聞いてくれて、ずっと目をみて話をしてもらえるし。東洋医学って問診じゃなくて触診もあるので。顔をさわったり、口の中を診たりっていうのがあるので、すごく接しやすいです。女性の先生なんですけど、わりと気軽に話せるような親しみのある先生で、それが今も続いている感じです。ほかにも、うつだけじゃなく、他のところも診てくれるっていうか、もっと体調的に違うところも診てくれて。先生の話もわりと面白いっていうか、自分では思いもよらなかったような「実は胃が痛いでしょ？」みたいなことを言われたり。私はそんな感じなかったけど、それで胃の検査をしてみると、胃が悪くなっていたことがわかって。

丸山さんも診察室の雰囲気のなかに「データ」の収集に近いものを読み取っていたが、三浦さんもパソコン画面から視線を一切そらさない医師と、「ずっと目をみて話をしてもらえる」医師を対照的に位置づけていた。加えて、触診や心身医学的な説明など、医師の身体と患者の身体が向き合うことの治療的な「意味」も三浦さんは読み取っており、それが現在受けている治療に対する満足感や効果の実感につながっていると考えられる。

ほかにも、医師の言葉の選び方や雰囲気も、患者に一定の影響を及ぼすようだ。藤本さん〔五〇代男性／求職中〕は、約二五年間にわたって世話になっているという主治医について、「温かい」という言葉で形容しながら次のように述べていた。

**藤本さん**　みるからに穏やかな感じがする方で、やはり精神的なものを癒やされるお医者さんっていうのは、人格的にも割と優しい、温かい感じの方なんだという印象っていうのが最初にありましたね。言動も雰囲気も、とても丁寧にされていたので、この先生ならいいかなって。〔紹介元の内科医には〕良いところを紹介していただいたっていうふうに、その時の気持ちは記憶しています。診察の時の言葉の選び方も、「何が悪かったの？」っていう聴き方じゃなくて、「どういうふうに感じましたか？」っていうような、そういった聴き方っていうのが、すごく抵抗なく自分のなかに溜まっているものを話せたっていうか。話しやすい感じに言葉を選びながら、うまく聴きだしてくれたなっていう印象がありますね。

精神科や心療内科に限ったことではないが、診察が数分で終わり、患者の話も十分に聞かれないことを「三分診療」や「五分診療」と呼ぶことがある。診療所の経営や予約数の確保という観点からみれば、やむをえない部分も大きいが、裏を返せば心の問題を扱う医療機関である以上、会話を通じて自身が抱えている苦悩や問題をできるだけ知ってほしい、あるいは共有したいという患者側のニーズが大きいことも物語っている。藤本さんが出会った医師も、限られた診察時間のなかで最大限「聴き方」を工夫しており、病の原因の特定というよりは、患者の心のなかに「溜まっているもの」を吐き出させる実践がなされていた様子がうかがえる。ゆえに藤本さんもこの医師のもとで治療を受けることの「意味」を見いだせていたのかもしれない。

一方で、クリニックで医療者と話をすること、すなわち「公式の第三者」に話を聞いてもらうことそのものに「意味」が積極的に見いだされる場合、その後は医学的な治療や支援に結びつきにくいこともあるようだ。

**Hクリニック臨床心理士**　それこそ一回来て、もうそれで終診っていう、一回話を聞いてもらえればそれでいいんだっていう人もいるし。メンタルクリニックなんだけど、お薬をそんなに希望しないっていうような。カウンセリングを希望するっていう人も多くて。そういう人は何回かお会いしたら終わりになるし。

むろん、通院や服薬をしないで済むに越したことはなく、一回で何らかの治療効果が得られた可能性もある。ただ、彼らのその後の経過については定かではなく、何を思ってクリニックを去っていったのかについても、残念ながら知る由がない。誰かに話を聞いてもらう、愚痴を吐くことですっきりするという感覚は、私たち誰しもにとって身近なものであり、この意味でトラブルが解消した――溜飲を下げるといったようなかたちで――のかもしれない。あるいは、日常生活のなかから一歩外に出て、メンタルクリニックを受診し、専門家という「余所者」に相談したことに通過儀礼《イニシエーション》のような意味を見いだしたのかもしれない。

「非公式の第三者」の存在も、通院の終了やこれまで抱えてきたトラブルへの向き合い方の変化につながるようだ。阿部さん（三〇代男性／福祉作業所に通所）は、「話を聞いてもらいたかった」ためにクリニックに通院しており、症状もこれまでの成育歴や親子関係の影響という観点から捉えていた（3章6節参照）。阿部さんのトラブルもまた、医学的というよりは自身の生き方に関するものに近く、そのためトラブルの解決も、人間関係を充実させるといった医療の圏域の外に求められていた。

**阿部さん**　人と接することを大切にしようかなと。だから、たとえば道に迷ったら、その辺の詳しそうな人にきいてみるとか。見ず知らずの人でもどんどんきいて、ちゃんと目的を達成する。人っていうものは、良いものなんだって思えるようになりたい。中学校の時に、自分を含めて人間というものを好きになれなかった。今は少なくとも自分のことは好きになれるようになってきたけど……他人を好きになることが今の目標。それでも、親はまだ当分難しいと思うけどね。まず、人間を好きにならないと、親は好きになれないでしょう。

ここでは「他人を好きになること」が現在の目標として語られているが、この「他人」には道で出会った人のほか、行きつけの飲食店の従業員、市役所の職員まで、多種多様な属性の人が含まれていた。こうしてみると、阿部さんが通っていたメンタルクリニックの主治医も、その専門職としての位置づけは異なるにせよ、「他人」のうちの一人だったのかもしれない（ゆえに、医学的な治療や対処をあまり積極的に求めなかった可能性がある）。これまで語られてきた内容も加味すると、阿部さんにとっての「他人を好きになること」とは、「他人」は自身に害悪をもたらすだけの存在ではないと実感していくことを意味すると考えられる。そして、好きになっていった「他人」の延長線上にこれまで抱えてきた苦悩やトラブルの原因として位置づけられる「親」があり、そこに〈治っていく〉までの道標が見いだされているのかもしれない。

ただ、話し相手が精神科医という「公式の第三者」であり続けることもあるようだ。田村さん（六〇代女性／専業主婦）は、これまで複数の医療機関を受診し薬物療法を受けてきたが、そのいずれもあまり効果がなかったとしていた。そのため転院を繰り返しているが、最終的に現在通院中のクリニックに落ちついた理由は次のように語られていた。

**田村さん**　他の診療所や先生にかかっても、もう期待はできないだろうと思って。ひたすら先生の人柄にすがって。人の話をとにかく聞いてくれるという。それだけでもずいぶん助けられますので。たぶん薬はどこに行っても、同じものしか処方されないだろうと思いますので、人柄でもって。

これまでの通院先の医師たちについても田村さんは、自身が患っている「うつ病の原因についての聴き取りが少なく、根本的な症状の解消につながりにくいこと」に不満を覚えたと述べていた。うつ病の発症の原因としては特に、親族間で起こった不和や諍いが重視されていたが、その経験や悩みを医師と共有できることに価値を見出している様子だった。一方で、薬物療法に対する諦念や失望にも表されていたように、精神医学的な「治療」という文脈は後景に退いているような様子もみられた。

このような〝膠着状態〟は医療者や患者に何をもたらすのだろうか。やや強い言い方になってしまうが、話を聞き続ける医療者と、話をしたがる患者という膠着した関係性のなかから脱却するのは容易ではなく、無理に脱却しようとすれば、治療関係の維持そのものが困難になる可能性もある。メンタルクリニックでの診察は、たしかに「医療」ではあるが、それがあまりに薬物療法をはじめとする狭義の治療に傾きすぎると患者側の不満を生みやすい。一方で、治療という文脈から患者があまりに遠のいてしまうと、医療者側もなすすべがなくなってしまう。もちろん、ここでなされる対話にこそ、精神医療における治療や技法の真価が問われるという見方もあるだろうが、ここにメンタルクリニックに固有ともいえる難しさもあるといえる。

1章1節で述べたように、これには日本における心理専門職の地位の未確立も影響しているといえるだろう。もちろん、精神科医による精神療法を受けたり、必要なコストを負担して心理士によるカウンセリングを受けたりすることで、対話を通じた変化や回復を経験できるという点では、「セラピー」の文化はある程度日本に根づいている。しかし、これに比して、こんにちのメンタルクリニックの求心力はあまりにも大きすぎるようだ。というのも、これまでみてきたように、メンタルクリニックは「精神科」というどこか日常生活から離れた場所で、こころの悩みを聞いてくれる専門家がいて、何か有効な治療を提供してくれるという人々の需要――あるいは実態から乖離した期待にもなりうる――から成り立ってきた側面がある。すると、これは今に限ったことではないが、クリニックには狭義の精神疾患のみならず、多種多様な悩みや「軽症化」と呼称されるような問題まで数多く持ち込まれるようになり、医療者もその対応に苦慮するようになる。加えて、DSMをはじめ、精神疾患の診断カテゴリーや語彙も人口に膾炙し、大量の情報も流通していると、患者が治療に対して抱く期待も増幅しやすい。その一方で、一部の患者は、自身が抱えているトラブルの解決手段として、薬物療法ばかりが優先されることに不安や不満を覚えてクリニックを去っていく――こういった一連の流れを、これまでの考察からみることができるだろう。

## 2　どこまで治せるか

### 回復とリカバリー、妥協すること

では、医療者と患者の移ろいやすく繊細な関係性のなかで、患者はどのように治っていくことができる／できないのだろうか。治っていくと書くと、悪かった状態から良い状態へと向かっていく単線的かつ明瞭に経験されるプロセスのように聞こえるかもしれないが、むろん必ずしもそうとは限らない。「いつのまにか治っていた、変わっていた」といった漠然としたものや、今は小康状態にあるといった、途中経過に近いものもそこには含まれる。さらに、「回復」という目標に収れんするように、患者に病の経験を語らせようとすることが、意図せずして経験の抑圧や否定につながってしまうことも起こりうる（Frank 1995＝2002）。この意味で、回復とリカバリー（リカバリーの意味は後述する）の経験には捉えがたく、言語化しにくい側面もある。

社会学者の中村英代は、「人々の認識／活動の連鎖に含まれる偶有性（contingency）、すなわち、ほかの状態もありえたのにたまたまその状態であることを説明できる」（中村 2011 261）回復のモデルとして、環境と人との相互作用に着目した「相互作用モデル」を提唱した。その一例として、テレビゲームに夢中になり、コントローラーで両手がふさがっているうちに過食が減ったという摂食障害の女性が紹介されており、ゲームへの熱が冷めた頃には症状も治まっていたという。このように、ある偶然の出来事や日常生活のなかで起きたささやかな変化が、回復のヒントやきっかけになることもあるようだ。

本調査でも「相互作用モデル」の回復に比較的近い経験が複数語られていた。これには「良くなった」の一言で言い表されるものもあれば、「いつの間にか」や「気がついたら」といった抽象的なものもあった。内容も多岐にわたり、回復のエピソードとして、①身体症状（動悸、めまい、吐き気、発汗、声の震えなど）の緩和、②就寝時や起床時の睡眠問題の解消、③確認行動などの強迫的な行動の減少、④気力や意欲の取り戻し、⑤新たな行動の生起（職場の固定電話に出られる、人前で話すことができる、趣味活動の開始と再開など）、⑥気分の安定、⑦社交場面における緊張と不安の緩和などが挙げられていた。ここでは代表例として、佐々木さん（四〇代女性／作業療法士）と野村さん（二〇代女性／学童保育指導員）の語りをみたい。

**佐々木さん**　気分が基本的に沈んでいたのが、普通の時もあるとか。死にたいとか、そこまではなかったんですよね、自殺とか考えるぐらいの落ち込みはなかったんですけど。いろいろ嫌になって、大事にしていたものを捨てちゃったりとか。付き合っていた人と別れたくなったりとか、「もう全部どうでもいいや」というかたちです。ずっとカーテンを閉めて、じっとしているって感じだったんですけど、何か普通のことを考えている時があるとか。もともと料理が好きで、仕事でもしていたんですけど、それをまったくやる気がなくなって、食欲があんまりないから適当なものを食べていたんですけど。料理をする気になって。身近な人から「料理をする気になったんだね」っていうふうに言われたときに、「あ、普通の時がある」って。

**野村さん**　人前で普通にご飯が食べられるとか、電車のなかであんまり人が怖くない。視線がそこまで気にならないとか。あと、結構ネガティブだったんですけど、あんまりそういうことを気にしなくなったり。人と普通に話せるようになったり。それまでは、話すだけで気持ち悪くなったり、話す前から予期不安みたいなものがあったんですけど、それが完全になくなったので。あ、でも完全にはなくなっていなくて、たぶんそれがなくなってきたのは、薬の効果と福祉の現場で働きながらの両方なんですね。ですけど、薬の効果もすごく大きくて、働こうって思ったのは、まあたぶん薬の効果がありますね。

佐々木さんは、趣味の料理の再開を身近な人に指摘された経験を、野村さんは薬の効果に加えて福祉の現場で働き始めたことや生活習慣の変化を挙げている。疾患や症状の回復というよりは、日常生活の変化という点がいずれも着目されているが、この点は精神医療界隈でもっともよく知られている研究潮流の一つである「リカバリー（recovery）」をめぐる議論にも関連するので、簡単にみていくことにしたい。なお、リカバリーという言葉は一般的に「回復」と訳されることが多いが、パソコンの「リカバリー（初期化）」といった言葉などで典型的に用いられるように、ある状態を元の状態（出荷前の状態）に戻すことを意味することも多い。これからみていくリカバリーは、状態を元に戻すことのみならず、これまでとは異なる状態に変化することも意味することが多いという点で、「回復」の訳語を当てるのが難しい。そのため、本書でもリカバリーという言葉を用いたい。

精神医療においてリカバリーという考え方が注目されるようになった背景には、一九六〇年代以降に展開された脱施設化運動（序章1節参照）がある。八〇年代に精神障害者が病院を退院して地域で暮らしていくことを支援する地域移行の考えがさらに普及していったことを受けて、アメリカの心理学者のウィリアム・A・アンソニー（一九四一〜二〇二〇）は次のように定義した。

人の態度、価値観、情緒、目標、能力、役割を変えていく、きわめて個人的かつユニークなプロセス。病による制限があってもなお、希望に満ち、人の役にも立てるという点で満足できる生き方である。精神病がもたらす破滅的な影響を超えて個人が成長していくにつれて、リカバリーは新たな意味の発達と人生の目的をともなうようになる（Anthony 1993 16）。

注目すべき点は、リカバリーが「きわめて個人的かつユニーク」なものとして位置づけられていることである。そして、この考え方は医療人類学の考察とも重なり合う部分が大きい。医療人類学者の立役者の一人で、精神科医のクラインマンは、医学的な診断や治療対象としての「疾患（disease）」とは別に、患者固有の病の経験とその背景にある文化的な影響を「病い（illness）」と呼んだ（Kleinman 1988 = 1996）。この考え方は、『精神医学を再考する』（1988 = 2012）のなかでも展開されており、病をどう診断し、治していくのかという点に加えて、患者が精神的な病をどのように経験し生きているかという側面に着目することの重要性が示されている。この観点からみると、リカバリーも「疾患」のような統一的な基準や尺度のみで捉えられるものではないということになる。

実際にリカバリーをめぐる考察のなかでも、再発を防ぎ、リスクをコントロールすることを目指す「臨床的リカバリー」と対比するかたちで、「個人のリカバリー」に関する研究が蓄積されてきた。九七本のリカバリー関連の論文を体系的にレビューした心理学者のメアリー・リーミーらによると、これらの論文は「リカバリーの旅」「リカバリーのプロセス」「リカバリーのステージ」の三つのテーマに分けられるという（Leamy et al. 2011）。先に引用したウィリアムの定義中でも、「生き方」や「人生」への言及がなされていたが、臨床研究や実践において特に重要になる五つの要素として、「人とのつながり、将来への希望、楽観主義、アイデンティティ、生きがい、エンパワーメント」（Leamy 2011 449）をリーミーらは挙げている。

ほぼ同時期の社会学でも、デイヴィッド・ピルグリムとアン・マクレインにより「個人の遍歴アプローチ」が提唱されている。このなかでもリカバリーは到達点ではなく、進行中のプロセスとされ、患者の病をめぐる経験のなかで「ユニークなものとなる、あるいはなるべき、個人化された意味やエンパワーメントに焦点を当てる」（Pigrim & McCranie 2013 46）立場が打ち出されている。「リカバリー」を統一的に定義するかわりに、個人にとっての「リカバリー」とは何か、その固有性や意味世界を探求しつつ、人生に新たな意味や希望を見いだそうとしていく姿勢や方針が、これらのリカバリー論に通底しているといえるだろう[1]。

本調査のなかでも、病およびその治療のありかた、自身の生き方の見直しといったエピソードが語られることがあった。うつ病に苦しんできた三浦さん（四〇代／カルチャースクール講師）は、クリニックへの通院や東洋医学的な治療を続けるなかで、症状が「ゼロにならない」ことに気づくようになったという。

**三浦さん**　一番ひどかった症状、どんどん重たいものが減っていったという実感はあったんですけど、でもこれは別にゼロにはならないっていうことに途中で気づいた。まったくうつじゃなくなることはない。ていうか、もともと割とうつっぽい性格があるから、そこはゼロにはならないけど、もともと生活していたくらいの水準、ちょっといいぐらいには戻せるんじゃないかって。

ここでは、これまでみてきたような「リカバリー」というよりは、状態が元に戻るという意味の「回復」に近いエピソードが語られているようにみえるが、症状をゼロにすることにこだわらなくなったという点では、「新たな意味の発達と人生の目的」というリカバリーの要素とも重なり合う部分が大きい。

症状があることに執着しないという思考は、「妥協（compromise）」という考え方とも重なる部分がある。社会学者のエーレンバーグは、科学哲学者のジョルジュ・カンギレム（一九〇四〜一九九五）の議論に依拠しながら、次のように説明する。

病める個人とは、苦しむ自己であり、自身の経験や自己の歴史のなかに病を統合していくことを通じてのみ、自分自身の治癒（cure）を認識できる。すると治癒という考えは、何らかの過去の状態（たとえば病を患うよりも前の時点）に回帰することを通じてではなく、医師、心理療法家、分子をもはや必要としなくなるという事実によって特徴づけられることになるだろう。むろん、この瞬間を取り出すことは難しく、ある種の実践知（practical wisdom）、すなわち自己がその治療者とともに足を踏み入れていくことになる、妥協することを前提とするものである（Ehrenberg 2010 201）。

ここではいつしか治療を必要としなくなるという、なかなか捉えがたい変化が述べられているが、本書との関連でいうならば、いつのまにかクリニックに通院しなくなる、薬を飲まなくなる、「治療」に固執しなくなるといったことがこれに近いといえるだろう。あるいは、いつのまにか「治す」こと自体を忘れていくプロセスともいえるかもしれない。そして、このプロセスを一緒に歩む「治療者」を広く捉えるならば、精神科医やカウンセラーに限らず、家族、友人、職場の同僚、さらには民間療法のヒーラーにいたるまで、さまざまといえるだろう。このような「小コミュニティ治療文化」（中井 二〇〇一）を渡り歩いているうちに、症状やトラブルへの向き合い方も変わっていく。

### メンタルクリニックのアノミー——治療を急ぐ患者

一方で、「妥協」することは必ずしも容易なことではなく、疾患や症状を抱えている以上、それを治したいという切実な願いも存在する。こう願う背景には、苦痛や苦悩の除去や緩和のほかにも、人々を治療に駆り立てる社会的な圧力もある。その一つに、〝より良い〟自分になりたい、〝より良い〟生活を送りたいといった、現状に何かプラスアルファを付加するタイプの〝リカバリー〟がある。エーレンバーグは、一九六〇年代の公民権運動などの差別撤廃や権利擁護をめぐる社会運動以降の変化を背景に、社会が自由になったからこそその自由を最大限に享受・謳歌したい、けれどもできないといった歯がゆい心性を「不全（deficit）」の病として指摘した（Ehrenberg 2010）。これは、個人の自由や自己決定の制限や抑制に起因する旧来の「葛藤（conflict）」の病（簡単にいえば「やりたくても、そもそも許されていない」）、すなわち「神経症（neurosis）」と区別されるものである。精神医学のなかで扱われる問いも、葛藤のなかでどう折り合いをつけて生きるかというものから、いかにして日々の生活のなかで湧き起こる不全の感覚を埋め合わせるかといったものに変化し、それが「うつ（depression）」――特にフランスやアメリカの社会におけるもの――の病態にも影響を及ぼしたという。話が難しくなってきたと感じられるかもしれないが、本調査でもこれに通ずるケースがあったので、ここで参照したい。

村上さん（三〇代男性／製造業）は視線恐怖をはじめとする不安障害の症状に悩みつつも、日々の生活や仕事をなんとか続けられているとする一方で、症状があるために転職などの将来の可能性が制限されていることを問題経験の一つとして捉えていた。

**村上さん**　転職をしたり、新しい挑戦をしたくなくなるんです。現状維持で満足してしまって。新たな場所を求めるとか、そういう不安をもたらすものは、すべてシャットアウトしてしまって。欲はありますよ。ただ、それをやることによって、「あそこに行ったら当然だめだろうし、そこに行ったらこれもだめだろうし」って全部自分を否定しちゃうんです。

エーレンバーグは、「すべてが可能になった瞬間から、人はすべてが許されているわけではないことを思い出さざるをえないのであって、この不全の病が断絶をもたらす」(Ehrenberg 2010 104) と指摘したが、これを日常的な文脈から捉え直すのであれば、転職をはじめ、より自由な選択肢を人々が潜在的に有しているからこそ、その実現を阻むものが問題になってくる。そして、解放の糸口は自身の「病」や「症状」に求められ、不全をなんとか埋め合わせようとする思考や態度、すなわち治療へと結びついていく。

この「不全」のような感覚や病理は、社会学ではなじみ深いものであり、デュルケームも『自殺論』のなかで「アノミー (anomie)」という概念を用いている (Durkheim 1897/1960 = 1985)。アノミーとはもともと、無法律状態を意味するギリシャ語であるが、彼はこれを換骨奪胎して、人々が無制限の欲望に駆り立てられている状態という意味で用いた。アノミーとは「無限という病」であり、「人は、自分に限界が課せられていないと感じると、あらゆる制限をますます耐えがたいとおもうようになるものである」(Durkheim 1897/1960 = 1985 313) として説明されている。アノミーに突き動かされた人はやがて、実現不可能な将来や目標を夢みるようになり、これが達成できないことにいら立ちや失望、自己嫌悪を抱くようになる。その結果、自殺にいたることをデュルケームは「アノミー的自殺」として分析し、これは社会が急速に変化し、既存の秩序が揺らいで再編成がなされる時に頻発すると説明された[2]。

デュルケームが考察した一九世紀末のフランス社会と同列に比較することはかなり難しいかもしれないが、比較的近年の精神医学に関する論考においても、これに通ずるような議論がみられる。医療人類学者のステファニー・ロイドとニコラス・モローは、気分障害や不安障害を抱える人々が希求する「正常な生活」について考察しているが（Lloyd & Moreau 2011）、このなかでは文芸学者のユルゲン・リンクによる「正常（normality）」「正常化（normalcy）」「規範的な正常性（normativity）」の概念の区別が参照されている。「正常」とは、平均からどのぐらい離れているかを測った統計的なものであり、「正常化」は測定結果をもとに、必要に応じて何らかの対処を講じ、平均に近づけていくことを意味する。そして「規範的な正常性」は、何を測り、介入するのかを決定するという点で、その社会の常識や理想を色濃く反映したものでもある。患者は、精神医学的な診断や症状の解釈という観点から、自身の「正常」を測り「障害のある自己（disordered self）」となっていくというが、これは精神医学の範囲だけに留まらない。疾患の治療や症状の緩和のみならず、「規範的な正常性」には多種多様な評価の尺度や対象が含まれ、これに誘導されるかたちで、人々は「正常を欲望する自己（desired normal self）」にもなっていく。たとえば、これまでみてきたように、疾患や症状という観点から「正常」を測り、解消や緩和といったかたちで「正常化」がある程度進んだとしても、これまで受けてきた治療は「根本的」なものではないとか、もっと別の治療対象にアプローチしなければならない、あるいはもっと早く、と思い直すことがある。すると、そこで「正常」の測り直しがなされ、結果として「規範的な正常性」によって克服が目指される問題が追加される。この背景には、製薬企業や商業メディアが供給するような、今よりもより望ましい自己に変化させるというサービスやツールもあり、これらが容易に利用可能である以上、最大限試そうとする人々が現れても不思議ではない。

実際に自身が抱えている症状や問題を「早く何とかしてほしい」という思いで受診する患者も

少なからずいるようで、Cクリニックには睡眠導入剤や抗不安薬の処方を積極的に求める患者も来院するという。

**Cクリニック精神保健福祉士**　あくまで外来で診ている限りですけれど、「ちょっとぼんやりします」、不安感とか不眠のような、改善がわかりやすいものへの相談はちょっと多いかなと思います。「眠れないから薬を」「薬で何とか」みたいなので来る方は、やっぱり非常に困っているので、すぐに先生に「薬で何とか」みたいなので、どちらかというと治療に前向きです。あと、「不安です」っていう不安障害に近い方っていうのは、「今の気持ちを何とか抑えたいので、安定剤とか落ちつく薬をください。足りなければ、もっと増やしてほしい」みたいな気持ちで来られる方は多いのかなと思います。

2章では精神安定剤や抗不安薬に対する根深い需要が今なお衰えていないことをみて、4章では睡眠薬や抗不安薬の処方を医師に積極的に求める患者のケースをみてきたが、臨床でもこの問題が懸案事項となっているようだ。一部の患者にとって、薬の〝即効性〟を感じられることに少なからずメリットがあるようだが、処方に慎重な姿勢や見解を示す医療者もいる。

**Eクリニックの精神科医**　本人からすると、やっぱりコンサータなんか飲んでその場で効くからわかりやすいんだよね。だから、本人はそれが一番効いてる気がするんだけど、本来精神科の薬っていうのは、じわじわ効いて気がついたら良くなってるのがいい薬なんですよ。それはＡＤＨＤに限らず、抗うつ薬とかもそうであって。今ベンゾジアゼピンの抗不安薬が問題になってるのは、あれは飲んだらすぐ効くんですよね。分かりやすいから、患者さんには好まれるんだけど、われわれからすると、ちょっと注意しなきゃいけない薬。それよりは抗うつ薬のほうが、その場じゃ効かないけど、続けて使ってるとじわじわ元気になってくるので、そっちがいい薬だとわれわれは考えてるわけですね。なので、コンサータはそういう意味では注意が必要。

**Ｉクリニックの精神科医**　たとえば不安を和らげたり、不眠の症状を和らげたりに関しては、一般的には薬の方が効果は早くって。でも中長期的に見ると、たとえば認知行動療法をね、自分なりの方法を身につけたりとか、知恵とか技術を身につけていく方が、長い目でみればやっぱり効果としてはしっかりしたものがあるわけで。だからお薬を使いながら、なおかつ、認知療法的なところだったりとか、こう生きていくための良い戦略を当ててやっていくというかたちがよいかと思いますね。

Ｅクリニックの医師は、精神科の薬がじわじわ効いていくことを〈待つ〉ことの重要性について、Ｉクリニックの医師は、薬物療法に加えて精神療法をはじめとする「生きていくための良い戦略」を見いだしていくことの重要性を指摘している。ただ、それを待てない患者も一定数いるようで、できるだけ早く症状を消したい、自分のなかに変化を生み出したいという要望もあるようだ。ただ、これは患者個人だけに還元できる問題ではない。2章6節でみたように、現代はさまざまな「自己のテクノロジー」に囲繞され、加速化がますます進行しつつある社会であることを思い出してほしい。

さらに現代は、精神医療のみならず、医療全般の情報があふれかえっている。社会学者のサラ・ネトルトンは、二〇〇〇年代の医療を「脱 - 領域の医療（e-scaped medicine）」と呼んだが、医学関連の知識は、病院や研究機関、大学医学部のような閉ざされた領域を超えて、主にインターネットを介して広く流通・拡散するようになった。医学という専門的な〈知識〉も〈情報〉に変わり、そこにアクセスすれば誰でも健康や疾病に関する情報を手軽に入手できる開放的な「医療」に変貌した（Nettleton 2004）。ここでポイントとなるのは、健康や医薬品に関する情報の信ぴょう性を吟味するのは、医療の専門家だけではないということである。ある薬の効果や健康法一つとっても、少し調べれば大量の賛否両論がみつかり（「糖質制限は体に良いのか、悪いのかなど」）、どちらを信じてよいのかわからなくなりやすい。これに関連して、医療人類学者のジョセフ・ドゥミットは、人々が医療関連の情報を積極的に収集し、自己適用することを「客観的な自己成形（objective self-fashioning）」と呼んだ（Dumit 2012）。身体に痛みや違和感を覚えることを「主観」とするならば、「客観」とは第三者によって提供された知識や情報を用いて、自分自身の身体や健康状態を捉えることを指す。ドゥミットの考察対象は主にリスク医学であるが、そこでは現在自覚症状がなくても、健康診断や遺伝子検査のデータや数値もとに判断すれば、その人は「高リスク群」や「基準値外」ということになり、「客観的」には潜在的な病人ということになる。さらに、「客観的な自己成形」は一度きりの出来事ではない点も重要で、もしこれまでに入手した知識や情報に疑わしい点がみつかったのであれば、それは再びやり直されることになる。たとえば、コレステロールの摂取基準を守ろうと一日に食べる鶏卵の量を制限してきた人が、鶏卵の摂取量と健康リスクに関係性がないと主張する論文を読んだとする。すると、その人は、これまでの習慣を見直し再検討するとともに、場合によっては〝真に〟有効な改善方法や〝正しい〟知識、別の試みを探すようになるだろう。このように何が正解であるかがコロコロ変わっていく状況のなか、半信半疑のまま情報の海を泳ぎ続け、時に効きそうな「医療」にしばらく停泊するという感覚は、私たちにとって身近なものとなりつつある。

生物学的な生のすべてのスタイルに共通するのは、私たちが自己管理という責任を担う個人であるという想定である。各人が、自分たちをとりまく情報環境に浸透している、臨床試験の結果やマーケットによって操作された事実を疑う。各人が、あまりに膨大な事実と競合するリスクからなる諸々の矛盾に対する解決法を積極的につくりあげる（Dumit 2012 182-183）。

メンタルクリニックの患者もまた、精神医学の診断基準、薬物療法や精神療法の有効性、そして医療者の知識や技術に対して、懐疑や不信感を抱くことがある。さらに、精神医学の過誤を諫める報道や、その〝過剰さ〟や〝乱用〟をめぐる警鐘を耳にすることも少なくない。このような状況においては、世に氾濫している医療や健康に関する情報を鵜呑みにせず、自ら積極的に吟味し検討する一種の「情報リテラシー」のようなものが求められやすい。ドゥミットもこのような主体的な取り組みが人々の能動性や自己効力感を強化し、「専門家としての患者（expert patient）」が誕生する温床になるとも指摘する。医師や専門家でさえも十分に把握・理解していないような新情報や知識を手にした、あるいは真に有効な治療を見つけたという感覚を覚えたとき、やはり自分のことを治せるのは自分だけ、と考えたくなる気持ちが芽生えるのは、想像に難くないだろう。そして、これを後押しするように、巷には「薬に頼らない最新治療」や「精神科に隠された真実」などといった言葉があふれている。

このように考えると、リカバリーや妥協の境地に達するのは、こんにちではなかなか容易ではなくなりつつあるのかもしれない。

## 3　診断の探求――「病い」から「疾患」へ

### 自分に当てはまる／当てはまらない診断

先述の通り、クラインマンは、患者の固有の「病い」の経験が、医療者によって生物医学的な「疾患」として捉え直されることの問題を提起し、「疾患」によって封殺・矮小化された「病い」の語りに耳を向ける必要性、すなわち医療が「疾患」から「病い」へと転向する必要性を論じた

(Kleinman 1988 = 1996)。一方で、本調査のなかで頻繁に聞かれたのはこれとは逆ともいえる事態、すなわち、患者の抱えているトラブルを医療者が「病い」の段階に留め、それを「疾患」として定式化・認定しないことに対する不満や苛立ちといったものである。たとえば、以下はBクリニックのある日の診察の様子である。

**Bクリニック精神保健福祉士**　こないだ受付から聞いたのは、「お薬いらないよ」って先生は帰したけど、その患者さん、ちょっとぷんぷん怒ってて。たぶん本人としては、しっかりと診断名が欲しいとか、「休職した方がいいよ」とか言ってほしかったんでしょうけど、「大丈夫、休んだら良くなるから」ぐらいな感じで帰したみたいで。

ここでは、持ち込まれた患者のトラブルに対して、薬の処方、診断、休職手続きといったオフィシャルな対応策が挙げられているが、そのいずれもなされなかったことが、患者の不満に結びついたという解釈がなされている。医師からは休息という提案がなされたが受け入れられなかったようで、ここにも治療や対処に〝急ぐ〟患者像が垣間みられる。

クリニックに通院する前に、自らに当てはまる診断を患者側が明確に把握している場合、担当医がその通りの診断をしないことに不信感を募らせることもあるようだ。小野さん（三〇代男性／会社員）は、二〇代の時に仕事を辞め、「ひきこもり」の生活を過ごす時期があったというが、その時に書籍を通じて自身の症状が社会不安障害に当てはまることを知るにいたった。治療のため意を決して通院するも、担当医は診断に慎重な姿勢を崩さなかったという。

**小野さん**　行った病院が悪かったのか、結構でかい病院だったんですけど、社会不安とか、まだ一般的じゃなかったと思うんですよ。なので、症状とか話しても、医者は下を向いて、「うーん、それは病気なのか、性格なのか……」ぐらいの感じで。なんか当てにならないって感じで。仕方ないので、「とりあえずいいです、薬だけください」って言ったら、そこからもう薬だけですよ。

結局はっきりとした診断がなされないまま抗不安薬が処方されたというが、小野さんはその効果を「お守り」や「パワーストーン」に喩えており、プラセボの域を出ないものと捉えていた。その後は抗うつ薬（ＳＳＲＩ）の追加処方がなされたぐらいで、診察や治療内容にも大きな変化がなかったため、自己判断で通院と服薬をやめている。

さらに、診断がなされたとしても、それが患者側の想定と齟齬をきたす場合には、不信感や懐疑心を生んでしまうこともあるようだ。村上さん（三〇代男性／製造業）も社会不安障害の自己診断を経て通院しているが、医師からはパニック障害の診断を受けており、これを「誤診」の体験として捉えていた。

**村上さん**　パニック障害と社会不安障害は、同じ要素を持っていても、ニュアンスがちょっと違っていて。だけどきっと、説明する側の説明不足が、診断を間違わせるのでしょう。こっちは短い時間でうまく伝えきれていないから。だから、自分が人混みのなかで発作的なことが起きますって言っても、それは死ぬほどじゃないのに、向こうはやっぱり「パニック障害に当てはまる」みたいになっちゃうんですよ。予約制じゃなかったんで、次の診察患者も何十人もいるんですよ。だからもう、「はい次、はい次」って感じで。そのくせ薬だけはたくさんくれて。パニック障害の重たい人と同じ薬なんですよね。

ここでは「発作的なこと」の解釈をめぐるディスコミュニケーションについて語られているが、これは診断のみならず治療方針の食い違いにもつながっていく。パニック障害と社会不安障害はいずれも第一選択薬は抗うつ薬（SSRI）とされているが、村上さんにとって、前者の処方薬は量が多く「重たい」もので、後者の処方薬はそれよりも穏やかな効果のものと捉えられており、これは不適切な処方を意味することになる。服用後、副作用に苦しんだこともあって服薬を中断し、その後は心理士によるカウンセリングのみを受けるようになったという。

小野さんと村上さんのケースの共通点として、①自身が抱えているトラブルに対して、診断というかたちで〝適切〟な疾患カテゴリーで捉えられなかったこと、②トラブルの解決・解消方法として、薬物療法がその中心に位置づけられたことに不満や違和感を覚えたことがある。そして、ここに通底するのは、精神病理や疾患をカテゴリーというかたちで截然と区切ることが可能と想定する「新クレペリン主義」の思考にほかならない（2章3節参照）。ただ、生物医学的な精神医学が一般に想定するように、把捉された疾患カテゴリーから症状に特異的に作用する薬物療法へと向かっていくかというと、必ずしもそうではなく、医療者と患者間の見解や解釈の不一致というかたちで、生物医学的なものが後景に退くことが多い。さらに、疾患カテゴリーのみならず、病気になった「原因」そのものが見直される場合は、両者の距離がますます開いていく様子もみられた。

松田さん（三〇代女性／案内事務員）は、強迫性障害を自認したことからその専門外来を受診し、実際に強迫性障害の診断を受けている。通院していた六年間、認知行動療法には積極的に取り組んできたものの、医師から処方された薬を一度も服用することはなかった。それでも通院を続けてきた理由としては、医師の診察を定期的に受けることで自身の状態を把握・確認し、専門的な助言を受けたかったことがあるという。診察では薬の効果について尋ねられることもあったが、松田さんは本当のことをずっと言い出せず、「効いているような、いないような」というかたちで曖昧に答え続けていた。医師とは、強迫性障害の発症の原因やメカニズム、有効な治療法について話し合うことも多々あったというが、そのなかで徐々に、長期間同じ内容の投薬が続いていることに違和感を募らせるようになる。さらに、これまで治療の大前提となっていた強迫性障害という診断の信ぴょう性も疑い始めるようになり、自身の〝本当の〟疾患は身体醜形障害（外見など、身体上の欠点や欠陥に極度にとらわれる疾患で、DSM－5にも収載されている）ではないかと思うようになった。そのうえで、強迫性障害と身体醜形障害は、発症のメカニズムそのものが異なるものであると解釈するようになった。

**松田さん**　身体醜形障害は、強迫性障害と似通っちゃっている部分があって、強迫観念の部分では似通っているんですけれども。強迫性障害は、脳内の伝達物質に異常があったり、扁桃体の妙な活性化というか、脳科学では、そういうのもあると思うのですけれども。でも私はそれよりも、トラウマとか心理的な方が大きく影響しているのが、身体醜形障害ではないかなと。

自身の疾患が強迫性障害ではない以上、これまで服用してこなかった薬をもし仮にこれから試したとしても、症状の改善は期待できないということになる。それよりもむしろ、身体醜形障害の原因と目される「トラウマとか心理的な方」へのアプローチの方が有効であるとされ、実際に松田さんは、インタビューのなかで「トラウマとか心理的な方」にまつわる自身の幼少期のエピソードを重点的に語っていた。以下はそのなかからの抜粋の一部である。

**松田さん**　うちは、父がすごく厳しい家庭だったので。勉強にしろ、身だしなみにしろ、きちんとしていないといけない、ずっと教えられてきたというか。うちの母はきちんとした人なので、娘の私が言うのもなんですけど、すごくきれいな母だったので。父からすると、「いつみても奥様はきれいですね」と言われるけれども、娘の私は言われないと。「娘のお前の努力が足りないからだ」ってことを、常々言われてきたので。私はまあ、そこまで気にしていなかったんですけど、あまりにも多く言われてきて、小さい頃から「何かおかしいのかな」って思うようになってきたんですけど。で、小学校からある日帰ったら、部屋のなかにすごい鏡が置いてあって。「何これ?」って思ったら、父が「このなかで勉強しろ」と。「お父さん、なんでこんなことするの?」ってきいたら、「常に四方八方からみえていれば、どこが変だとか、どこの姿勢が悪いとかがわかるっていうことを言われて。

ここでは松田さんが自身の容姿を極端に気にするようになった理由が、幼少期にさかのぼって語られており、父の厳しい教育やしつけの内容もつまびらかにされている。通院を開始してまもない頃に、担当医にも同じことを話したというが、その後の診察でこのエピソードが顧みられることはなかったという。ただ、ここで留意する必要があるのは、患者のつらく苦しい経験を無理にこじ開けることは、治療とは真逆の侵襲や暴力につながる危険性もあることである。そのため、「トラウマとか心理的な方」に重きを置く診療や治療が、必ずしも患者のためになるとは限らない。しかし、松田さんにとっては、身体醜形障害を「治療」するためには避けて通れぬ道であり、これは精神科医ではなく、自らの知識や経験でもって対処しなければならない問題になった。

**松田さん**　精神科医の力は、身体醜形障害には有効ではないと私は思っています。精神科医の先生が書いていらっしゃる本が結構出ているんですけれども、私も全部それを読んでいますし、実際にそのお話も聞きに行ったんですけれども。精神科医ですから、客観的に診るのは当然なんですけれども、身体醜形障害については解説できていないというのも変なんですけど、精神科医が学んだこと以外のことが、もっともっとたくさんのいろんな要因が絡まってきて、私はこんな状況になったと思っているので。精神科医のなかには、トラウマ的なものに関して、「それは関係ないんじゃないか」って、「幼少期の頃は関係ないんじゃないか」って言う方もいました。でも、こればっかりは、私は実際に醜形恐怖症の方とたくさん会って話してみて、やっぱり同じ状態になった人にしか……。同じような苦しみを抱えた人じゃないと理解不能な病気だなって私は感じていて。

一九八〇年のDSM－Ⅲの改定を契機に「トラウマ的なもの」は精神医学が扱う対象から外れていったが（2章3節参照）、皮肉ともいうべきか、これは患者にとっての病いや治療のリアリティとして回帰しているようだ。そして、一部の専門家を除いて、多くの精神科医が掌握していない領域、あるいは介入を差し控える問題であるため、「トラウマ的なもの」を体験した患者こそが専門家になりえる。体験を共有できる仲間に出会えれば、セルフヘルプグループのような「小コミュニティ治療文化」も形成されうる。さらに、「アダルトチルドレン」や「毒親」といった言葉が広く流通していることを加味すると（2章7節参照）、これに共感を覚える人々も多そうだ。

哲学者のイアン・ハッキング（一九三六～）は、一九八〇年代以降、アメリカで多重人格の患者が急増した現象を『記憶を書きかえる』（1995 = 1998）のなかで考察している。増加の背景には、幼児期の虐待などに代表される過去の悲惨な体験が、現在の自己の人格形成に影響を及ぼすという知識や解釈が人口に膾炙していったことがあるという。ある特定の「原因」を導入して自分自身を説明するようになることは、「自分自身をつくりあげる《メイクアップ》ための非常に強力な道具を持つこと」(Hacking 1995 = 1998 117) にほかならず、現在の自己も、特定の因果関係にもとづく解釈や説明モデルによって再構築されたものとなる。このような観点からみると、精神疾患の「原因」を過去に求め、そこから自己を再構成し、精神医学的な治療対象とは別の「治療対象」を捉えようとする実践は、今なお一定の影響力を有しているといえる。その際には、DSMのカテゴリーの適用・再適用が梃子のように作用することがある。

4章でみたように、成育環境や過去のトラウマ、人格形成といったものは「根本的」な治療やアプローチが必要とされ、精神医療の外で民間療法やヒーリングなどを受けた人もいた。ただ「根本的」な問題、あるいはそこまでいわずとも、症状を引き起こす淵源や本人の特性のようなものを自認し、それを精神医療のなかで確かめようとする人もいた。引き続きみていきたい。

### 診断のテクノロジー——白黒つけること

一九九〇年代以降、発達障害という言葉を頻繁に耳にするようになったが、その検査や診断を患者自らが望んで、メンタルクリニックを受診するケースもあるようだ。発達障害の鑑別を専門とする精神科医が複数在籍するEクリニックでは、「治療目的ではなく診断を受けたいというだけの方」も増えているといい、結果として、発達障害が初診比率を占める割合が二〇一六年頃から増えてきたという。気分障害や適応障害の患者が多くを占めるHクリニックでも、中学生や高校生が学校生活への不適応について相談するなかで発達障害に言及したり、本人や保護者が発達障害の検査を目的に受診するケースも増えているという。

では、彼らはどのような理由から発達障害の検査や診断を受けようとするのだろうか。その一端を示すのが、野村さん（二〇代女性／学童保育指導員）のケースである。野村さんは社会不安障害に悩み、薬物療法や独学での認知行動療法などを試してきたが、これらとは別に、発達障害の有無を確認するために光トポグラフィー検査と呼ばれる検査も受けている。この検査について、少々説明することにしたい。

光トポグラフィー検査とは、頭部を対象とした近赤外線スペクトロスコピィ（Near-Infrared Spectroscopy : NIRS）による検査を指す。ＮＩＲＳは「近赤外光を用いて生体のヘモグロビン濃度を計測し、それにより局所の血液量を推定し、測定部位の機能を検討する方法論」（福田・三國 2012 801）である。検査の際には、頭部に帽子のような専用の機器を装着し、発声や発語といった課題を行っている最中の脳の血流変化が測定されることが多い。当初の保険適用対象は、脳外科手術前の言語優位半球同定やてんかん焦点計測を目的とした検査のみであった。その後、二〇〇九年に厚生労働省により、精神医療分野では初となる先端医療の承認（「光トポグラフィー検査を用いたうつ症状の鑑別診断補助」）がなされ、二〇一四年には「抑うつ状態の鑑別診断補助」としても保険適用がなされた。ただ、診断はあくまで「補助」であり、診断そのものとは異なる点には留意する必要がある。

光トポグラフィー検査の診断や保険適用の妥当性をめぐっては、行政や臨床家を巻きこんで、さまざまな立場や視点から議論がなされてきた。二〇一六年四月には、保険適用が可能な医療機関の施設基準も厳格化されている。検査を実施するためには、地方厚生局への届出に「当該療法を五例以上実施した経験を有する常勤の精神保健指定医の氏名等（二名以上）」や「常勤の臨床検査技師の氏名」などの所定の情報を記載することが義務づけられるようになった。[3] また、日本うつ病学会は同年一一月に、十分な臨床評価がなされないまま、光トポグラフィー検査のみでうつ病や双極性障害などの診断を告知するケースについて、声明というかたちで警鐘を鳴らしている。[4]

この検査を、野村さんは二〇一三年に受けたというが、以下はその理由である。

**野村さん**　社会不安障害だけじゃなくて、適応障害とかそういうのって、大人の発達障害が含まれている。そこからの二次障害みたいなのがあるって聞いていたので、私もちょっと不安になって、この際だからしっかり調べてもらおうと思って、脳波を測って。もし大人の発達障害とかだと、脳波に異常があるみたいで。

検査はあくまで診断の補助であり、厳密にはその対象も脳波とは異なるものであるが、野村さんにとっては「大人の発達障害」を鑑別できるテクノロジーとして捉えられている。検査を受けることを決めた背景には、自身の父が発達障害ではないかと疑い始めるようになったこともあるといい、「遺伝するって聞くし、怖い」と思ったという。[5] この検査で判明する「大人の発達障害」は、「社会不安障害」や「適応障害」よりも「もっと深いところ」にあるものであり、これがさまざまな症状や問題の発生源として解釈されていた。

**野村さん**　もっと深いところまで、この際はっきりしようと思って。ただの社会不安なのか。自分が人の集団に溶け込めないのは、何に問題があるのか。通院して、しっかり検査してもらったんですけど。

検査の結果、野村さんは「大人の発達障害」には該当しないことが示された。そのため少なくとも野村さんにとっては、父からの遺伝の影響を受けた「もっと深いところ」には〝問題〟がなかったことを意味する結果となった。したがって、今後の治療や対処すべきものは、それよりも「浅いところ」にあるもの、すなわち「社会不安障害」や「適応障害」という、これまでと変わらない名称をもつ診断カテゴリーとこれに付随する諸症状となる。そのため検査を受けた後も野村さんは、森田療法、森林セラピーなどの民間療法、数多くの自己啓発書を読む、そしてこれまでも取り組んできた認知行動療法の継続などの実践を続けてきた。

野村さんと同様に、井上さん（三〇代／会社員）も光トポグラフィー検査を二〇一五年に受けているが、検査結果はうつ病を患っていることを示すものだった。井上さんは検査を受ける五年前から、うつ病の診断を主治医から受けており、この期間は五回にわたって断続的に会社を休職していた。ただ、当時の診断は問診だけという「症状からの推測」に留まり、なかなか状態も快方に向かわなかったこともあって、井上さんは「本当にうつなのかな」という疑問を抱くようになる。検査は両親に勧められたこともあって受けたというが、主治医によるこれまでの診断と、検査による診断とでは、次のような違いがあるという。

**井上さん**　「気持ちはそうかもしれないけど、脳波的に大丈夫だよ」ってなれば、「自分がもっと変われば、もう大丈夫になるだろう」みたいな、最初は軽い気持ちだったんですよね。でも逆に、それが「うつ」って出てきちゃったんで、「ああ、やっぱりそっかあ」となって。医師の診断を信じていなかったわけじゃないですけど……良くなったと思った時にもう一度受けて、その時の指標にしたい。比較対象がないと、本当に良くなったかというのがわからないので。で、今の主治医は別に、今の時点で良くなっている、悪くなっているという判断をしないので。ただ悩みを聞いてくれたりですね。

ここでは、うつ病の自覚症状をめぐる井上さんの主観的な「気持ち」と客観的なデータとしての「脳波」――井上さんも野村さんと同様に脳波検査として捉えているようである――が区別され、「脳波」の測定結果は治癒や回復の状態を示す客観的な「指標」として位置づけられていた。そのため、もし「脳波的に大丈夫」だった場合は、「自分がもっと変われば、もう大丈夫」ということを意味するという。すなわち、結果が〝正常〟であれば、もはや治療を必要としない状態であるため、あとは自分の努力次第で何とかなるだろう（すべきだろう）、といった想定がなされている。

しかし、この後では「うつ病」という診断結果を受けて、自助努力のみによる改善が難しいことが「やっぱりそっかあ」というかたちで示唆されている。この後に続く語りのなかでは、前職の仕事内容に対する適性が自身にもともと備わっていなかったことが、うつ病発症の引き金の一つになったという解釈がなされていた。ここでも「ただ悩みを聞いてくれたり」する「主治医」と、精神疾患の有無を鑑別する検査の結果が対比されたうえで、後者の意義が積極的に見出されていた。特に退職の意思を固める際には検査結果が参考になったという。

**井上さん**　前の仕事が本当に自分に合っていた、やりたい仕事だったかっていうと、まったく興味のない分野で、仕事に対して面白みも感じられないような状況だったので、このまま負荷を与え続けて、今の状況を続けるのであれば、改善して、別の自分のやりたいことに進む方がいいんじゃないかっていう結論を導く一つのツールにはなりましたね。主治医も、転職にイエス、ノーという判断は当然しないですけど、結果をみて「でも、そういう道があってもいいよね」って、言ってくれたんですけど。

うつ病が遷延化するにつれて、井上さんは現在の自身の状態や今後の治療方針を見失っていくが、ここで検査結果が参照されることによって、医学的な問題をいまだ抱え続けていることや、まだ「治っていない」ことが再び示されている。さらに治っていない理由として、現在の仕事を続けざるをえない状況が挙げられ、そこから〝回復〟につながりうる転職という方向性が導出されている。みようによっては、「疾患」の再定義がなされることで、患者個人の生活状況や今後の展望といった「病い」の物語が引き出されているといえるのかもしれない。

メンタルクリニックには多種多様なグレーゾーンのトラブルが持ち込まれる。そのため、臨床家の診断や判断も慎重なものにならざるをえないし、時には明言を避けざるをえない状況に直面することも往々にして起こりうる。一方で、診察室で交わされる言葉に変化がみられなくなり、治療も膠着状態に陥ったときには特に、現在の状態や進捗状況、治療方針を改めて把握したいという患者側のニーズも根強いようだ。やや強い言い方をするならば、白黒はっきりつけてほしい、自身のすべきことや進むべき道を示してほしいといった、一歩間違えればある種のパターナリズムにも転じるような、危うい意思決定も求められているとも考えられる。ただ、ここでいうパターナリズムとは医師が患者に対して一方的に行使するような強権的なものだけに限らない。それよりもむしろ、精神科医の土井健郎がかつて「甘え」として指摘したように（土井 1971）、治療者と患者という関係性を超えて、ある重要な決定をする際にそっと背中を押してほしい、見守ってほしいといったようなことも期待されているのかもしれない。

さらに診断が積極的に求められる背景には、自身が抱えてきた曖昧なトラブルに名前が付され、医学的な問題として正式に扱われることへの安堵や、今後の見通しをある程度立てられることがある。また、「病気や障害を抱えているのだから仕方がない」といったかたちで、ある程度あきらめをつけて、別の生き方を模索したり、何かしらの処世術のようなものを身につけるきっかけにもなるのかもしれない。トラブルの〈実在〉が不確かになっていく、すなわち自分が〝本当に〟

病気なのかわからなくなるからこそ、光トポグラフィー検査のような〝クリア〟な診断のテクノロジーが求められることがあるともいえるだろう。

## 4　どこかで立ち止まること――「発達障害」という言葉

ここで改めて「発達障害」という言葉について考えてみたいが、その定義はなかなか難しい。二〇〇五年に施行された発達障害者支援法のなかでは、「自閉症、アスペルガー症候群その他の広汎性発達障害、学習障害、注意欠陥多動性障害その他これに類する脳機能の障害であってその症状が通常低年齢において発現するもの」とされている。さまざまな「症」や「障害」が併記されているが、このなかにはアスペルガー症候群や広汎性発達障害など、現代の精神医学の診断基準には収載されなくなったものも含まれる。さらに、精神医学のオフィシャルな診断基準の最新版であるＤＳＭ－５やＩＣＤ－11を紐解くと、「神経発達症群（障害）（neurodevelopmental disorders）」という言葉を確認できるが、この言葉は「発達障害」ほどには人口に膾炙していない。これらをみる限り、発達障害は厳密に定義される精神医学の用語というよりは、特定の思考、情動、行動の傾向を包含した総称名詞として用いられることが多いといえる。[6] むろん、「あの人は注意欠陥多動症（Attention-Deficit Hyperactivity Disorder：ADHD）かもしれない」といったように、個別の障害や症状への言及がなされることもあるが、日常会話のなかではこれ以上に、「あの人は発達障害っぽい」といった、あいまいではあるがなんとなく意味は通じるコミュニケーションがなされることも多いのではないだろうか。たとえば、Amazonで「発達障害」と検索してみると、おびただしい数の「発達障害」の文字を表紙に冠した書籍が表示される。書籍の具体的な「中身」、すなわち自閉症寄りの内容か、ADHD寄りの内容かなどは、実際にページを開いてみないとわからないことも多い。もしかしたら「中身」をそれほど気にせずに購入する人が多いのかもしれない。ただ、一ついえることとして、「発達」という言葉が示唆するように、発達障害は現在患っている病の治療というよりは、環境調整や支援などを通じて、発達の過程で形成されてきた――これは不可逆性も示唆する――障害とどのように折り合いをつけていくかという文脈で理解されることが多い。

そんな発達障害という診断を受けることは、どのような意味をもつのだろうか。これまでうつ病や統合失調症（主に陰性症状）を経験してきた高橋さんは、これらの疾患とは別に、医師から広汎性発達障害（当時の名称）の診断を受けている。うつ病や統合失調症に関しては再発予防のために薬物療法を継続する方針だった一方で、広汎発達障害は治療できないものとして捉えていた。特に高橋さんは、これまで担当医から受けた診断や説明を参照しながら、自身は薬物療法が有効に作用するADHDではなく、効果を期待できない広汎性発達障害であることを強調していた。初めて診断を受けたときの心境は、以下のように語られていた。

**高橋さん**　ああ、僕ってやっぱり、人と違うんだなって思って。逆にいえば、ああ、これでもう自分は人と同じような人生を歩むことができなくなった、そういう気持ちでしたね。だから逆に、何だろう、負い目を感じないで楽になった部分もあった。むしろ、人と同じことをしなくていいんだ、苦労しなくていいんだって、そう思ったんですね。

「人と同じことをしなくていい」といった言葉に示されているように、この語りの背景には、広汎性発達障害がもたらす免責[7]や許容のテーマが現れている。そのため、広汎性発達障害も無理に治そうとするものではなくなる。そのため治療対象はあくまで、抑うつや意欲の低下といった諸症状に限られることになる。

このように「発達障害」の診断がなされることは、本人の特性、思考や行動の傾向性を示し言語化するに留まり、本人の内側から何かしらの改善や変化を引き出すというよりは、環境調整などによりうまく折り合いをつけていくものとして捉えられやすい。ただ、「発達障害」が〝あるにもかかわらず〟、うまく職場に適応することができたなど、自身にポジティブな変化が生じた場合、発達障害という診断も再考されることもあるようだ。実際に高橋さんは、この後に介護士としての仕事をうまくこなせるようになったエピソードを語るなかで、診断に疑問を呈していた。

**高橋さん**　今考えると、僕は下手したら発達障害ではなかったのかもしれないっていう気がする。そういう意味では根拠があって、発達障害って、本当の意味で正しく診断されている人って、専門家[8]の話だと一〇%なんですって。誤診があるってことで、つまり正しく診断されていないんですよ。で、テレビとかでよくやるじゃないですか。発達障害の人って、明らかに僕なんかとは違う感じがして。要するに、人と関われない、うまく話せないだとか、支離滅裂とか、そういったところが僕にはないんで。

このなかでは、発達障害に関する新たな情報として、誤診の多さが言及されているほか、メディア上で典型的とされる「発達障害の人」がもつ特徴が自身には備わっていないことが示されている。ただ、この誤診について高橋さんは、精神医学が「人の心という難しいもの」を診る以上、やむをえない「当たり前」のことであるといい、擁護するような姿勢を示していた。むしろ誤診に関する知識は、自分が発達障害ではないという可能性を開くものとして、肯定的に受け止められていた。ただ、診断の真偽の判断は、これまで会ってきた専門知を有する担当医たちもできなかった以上、高橋さん自身もできないということになる。そのため、判断を留保するかたちで今後の治療方針や生き方が語られていた。

**高橋さん**　誤診だったら、これは当てはまらないんですけど。もし自分が本当に発達障害だったとしたら、これはもう先天的な脳味噌のあれだと思う。ただ、それは環境自体とか、自分の何かこうあれ次第で、歯の矯正じゃないけど、うまく是正はしていくことはできると思います。脳味噌の障害を治すこと自体はできないと思う。一般人と似た水準にまで高めていくことしかできない。完治はありえない。

ここでの発達障害は「先天的な脳味噌のあれ」という言葉により、変化に乏しく柔軟性を欠いたものとして形容されている。一方で、直後では「歯の矯正」というメタファーも使われており、すでに生えた歯であっても矯正装置で「是正」できるように、「脳味噌の障害」にも変化を加えられることも示唆されている。これは「完治」ではないとされているが、「一般人と似た水準にまで高めていく」という変化の可能性に開かれたものでもある。

高橋さんの語りのなかでは、うまく折り合いをつけていくものとしての発達障害が語られていた一方で、その前提となる診断を揺るがすような「誤診」に関する知識も参照されていた。このように、診断をはじめとする疾患のカテゴリーも、それが患者個人の経験や語りのなかに取り込まれ、時に不協和が生じ、そこから疑問や違和感が生まれるようになると、より自分に〈なじみやすい〉医学的な知識や情報の収集、あるいは診断の「意味」の変更につながっていくようだ。さらに、自身の生活になじむのは狭義の「医療」だけに留まらない。最後に、菊池さんの発達障害の診断の受け止め方と治療の方針をみていきたい。

菊池さん（二〇代男性／会社員）は、オフィスでの視線恐怖、特に同僚と向かい合わせの席でパソコン作業をすることに苦労したことからクリニックを受診している。通院先で主治医に自身が社会不安障害ではないかと尋ねたところ、それを支持する回答がほのめかされたという。薬物療法のほか、勤務先のカウンセリングで曝露療法にも取り組んだこともあって、社会不安障害の症状はある程度緩和したというが、この過程で視線恐怖の問題は、目前の作業に集中できないという点で徐々に注意散漫の問題としても捉え直されるようになる。カウンセリングでは、「相手に何か察するところがあったみたいで」菊池さんが発達障害である可能性が告げられた。カウンセラーいわく「たぶん発達障害が原因で、将来的に適応障害だったり、うつだったりが出てくる」ことが危惧されるため、専門の医療機関の受診を勧められたという。通院先では、医師による問診の後に発達障害の診断がなされ、これを自身の幼少期とも関連づけながら捉えていた。

**菊池さん**　発達障害がまずあって。で、そこでなんて言うんですかね、実は集中がたぶんそんなにできないみたいなんですよ。よく動くとかはないけど、昔から集中はちょっとしにくい子だったんです。まあそういう傾向があるって言った方がよいのかもしれない。そんなに大げさに捉えるのもあれなんで。そういう傾向があって、注意が集中しにくくて、そういうところが気になる子ではあった。

このなかでは「障害」というよりは、幼少期以降の自身の「傾向」の方が着目されており、発達障害をめぐる問題を「大げさに捉える」ことからも一定の距離が置かれている。また、医師の診断については「結構適当だった」とやや懐疑的な姿勢を示していることからも、診断から治療に進むというよりは、自身の「傾向」の一部を表すラベルのようなものとして捉えられている。実際に菊池さんは診断の後に「薬飲め飲め言われるだけなんで、それが嫌だった」ため、すぐに通院をやめている[9]。また、ほぼ同時期には勤務先のカウンセリングが所定の回数を超過したことを受けて、これまで続けてきた曝露療法も終了しており、以下のようにふりかえっていた。

**菊池さん**　あれは、自信をつけるうえでは、良かったとは思います。ただ、それに頼りだすと、「やらなきゃダメなんだよ」って思うようになって、結局元の状態に戻っちゃって。要は、自分の考え方が何も変わっていないんで。堂々巡りだったような気がします。カウンセラーがいて、自信がついたって思った時期もあったけど、それがなくなると、また「あらら」ってなっちゃうし、考え方がまったく変わっていないんだっていう。

カウンセラーのもとで取り組んできた曝露療法は、苦手な行動を克服できたという点で、菊池さんに「自信」をつけさせるものだったが、カウンセリングの機会がなくなった後の独力での対処は困難をきわめ、元の状態に戻ってしまった。ただ、この段階ではトラブルの解決や解消へのこだわりが減っている様子もみられ、代わりに「自分の考え方」を変えるという方向性がみいだされている。この背景には、勉強会などを通じて森田療法を本格的に学び始めるようになったことがあるという。「考え方」を変えた効果について、菊池さんは「楽になった」「救われた」と肯定的に評価しており、そのなかでも特につらい感情が「流れる」経験が強調されていた。

**菊池さん**　もう曝露療法的な治療に執着しなくてもいいかなって。流れる時があるんですよね。流れるっていうか、森田療法的な話なんですけど、自分のつらい気持ちとかって、結局そのままでいることってないんですよ。流れていくんですよ。一日に、つらい部分とか嬉しい部分とか悲しい部分とか、いろんな部分があって、実際に流れていくから。ただ、必要以上にそこに固着するから固まって、それが大きくなるんですけど。「うわー、つらい」って思いながらも、そのまま続けていたら、つらくない時間もありますから。別にそれ、ずっと続くわけじゃないから、「そのままやりなよ」みたいな。これも大事な考え方なんですよね。

森田療法の考え方の基盤に「感情の法則」というものがあり、森田の高弟である高良《こうら》武久(一八九九〜一九九六)も「人間の感情は自然のもので誰の責任でもなく、時に任せて放置するしかないこと、それとともに、感情をありのままに受け入れていくこと」の必要性を示し、感情に拘泥するかわりに「相当分自分の意志で行えるという実践的行動」に専心することを勧めた(北西 2014 37)。菊池さんの語りのなかにもあるように、「つらい」という感情が湧いてくるのはどうすることもできないからこそ、「そのままやりなよ」というかたちで目前の行動の継続が重視される(これは「目的本位」と呼ばれることもある)。実際に菊池さんは、視線恐怖に苦しみつつも同僚と対面でのパソコン作業を続け一時間が経った頃に「ケロッとしていた」経験を語っていた。ただ、この直後ではこれで問題解決というわけではなく、いまだ課題は山積みであると言い直していた。しかし、この後に「僕という人間は継続的に困るもので、それはしょうがない」という言葉が現れ、森田療法の言葉でいう「あるがまま」の症状の受容にもとづく解釈で閉じられていた。さまざまな診断、薬物療法、精神療法を経た後に、症状を無理に治さず、自然に流れていくのを待とうとする境地に菊池さんはたどりついたようだ。

神経症が死語と化し、ＤＳＭの言葉が流通した。しかしこの後、「発達障害」という治りそうで治らない曖昧な言葉が流布するようになった。この裏には、どこかで「治療」の歩を止め、しばらく立ち止まりたいという心性のようなものがあるのかもしれない。

インタビュー調査の結果をみていくのはここまでとして、次の終章ではこれまでの知見を総括しつつ、私たちが自身や他者のメンタルヘルスにどのように向き合うことができるのかという問題について、メンタルクリニックの「出口」を探すというかたちで考えてみたい。

終章

# メンタルクリニックの「出口」

ここまで、メンタルクリニックの患者となった人々が、自身の苦悩や病にどのように向き合い、どのように捉え、いかなる診断や治療を受け、何をみいだしてきたのかについてみてきた。それはけっして単純なものではなく、紆余曲折を経ることが多いものだった。あるときには自分が〝本当に〟病気であるのかがわからなくなる、また別のときには受けている治療の効果が信じられなくなる、さらには治療にこだわらなくなっていくといった、移ろいやすく不安定なものでもあった。多数の「医療」や「治療」をその時々の状況に応じて点結びのようにつなぎ直し、そこに何かしら変化した自己が現れたという人もいれば、いまだ現れず模索中という人もいた。

メンタルクリニックの間口は広く、日々さまざまな精神的な苦悩や悩みが持ち込まれている。先行きのみえない不安な世の中をうまく生きていくために現代人は「セラピー」を必要としているとギデンズは述べたが（1章1節）、メンタルクリニックも「セラピー」の主要な供給元の一つであるといえる。ただ、診察時間や診療報酬などの制約もあって、患者の期待が必ずしも満たされるとは限らない。特に抱えているトラブルが、現代の精神医学的な治療や対処によって解決するというよりは、それ以外のもの、たとえば「原因」の探求や過去のふり返りといったアプローチが有効とされる場合には、患者の希望は医療機関の内側だけでは満たされにくいものとなる。

欧米の研究では、脳神経化学的な知識に習熟し、抗うつ薬を適切に用いて自己管理できるようになることが、患者にとって救いとなる部分が少なからずあるとされていたが、本書で言及した人々に関していえば、それもなかなか難しいようだ。彼らにとって、脳神経化学的な説明は知識としては理解できるものの、感覚がともないにくいものであり、それよりも「根本的」と呼称されるような、性格や人格を構成した奥底にある礎《いしずえ》のようなものの方が、リアリティをもって受け入れやすいようだ。「毒親」や「トラウマ」といった言葉が広く使われているように、脳に作用する薬を服用するだけでは変化しない（変化を期待できない）ものとして、過去から連綿と構成されてきたパーソナリティという人間観や心身観をここにみることができるのかもしれない。

一方で、ＤＳＭの診断カテゴリーに代表されるような語彙は積極的に用いられやすい。それは、自身の〝真〟の病気を言い当て、治療対象の特定というかたちで用いられることもあれば、医療者と患者のあいだに生じる症状の見立ての違いを明らかにする記号や表徴としても用いられていた。さらに、担当医による診断と自身の〝本当の〟診断が異なっている以上、処方薬が効くわけがないといったように、カテゴリーが生物医学的な治療を退けるための根拠として用いられる様子もみられた。すると一部の患者は、自らが自らの精神科医になるようなかたちで、精神医学的な診断や治療に関する知識や情報を積極的に収集し、自身の精神的な問題や症状の発症のメカニズム、有効なアプローチを流ちょうに説明できるようになっていく。

5章の2節で、ドゥミットのリスク医学に関する考察をみたが、そのなかで彼は前立腺がんのリスクに怯えるグローブという人物を戯画的に描いている。疾患は異なれどグローブもまた医療機関を受診し、がんに関する情報を必死に集め、最新の医学論文や研究を渉猟するようになっていく。ただ、リサーチが進むにつれて、誰の言うことも信じられなくなっていく。担当医の言うこともあてにならないし、リスク医学に関しては賛否両論が飛び交う喧々諤々の議論で結論は出ておらず、結局のところ自身のがんが発症するかどうかは誰にもわからない。そんなグローブが最終的にたどりついた境地を次のようにドゥミットはまとめている。

グローブの偏執は合理的なものである。なぜなら、そこに限界があるからである。ヴィトゲンシュタインはこれらの限界に言及している。私たちが十分な説明を手にして、問い続けることをやめたとき、私たちは自分の「生の形式」を定義することになるという(Dumit 2012 40)。

難解ではあるがここで示されているのは、贅を尽くした複雑怪奇な専門家の言語――これは「客観的な自己成形」をもたらすものでもある――から、きわめて月並みな主観的な言葉である「わからない」への回帰であり、「わからない」ながらも生きざるをえない「生の形式」、凡庸な現実への回帰である。ただ、凡庸であることは否定されるべきとは限らない。むしろ、自己の理解を〝深め〟、スピーディかつ効率的に自分をポジティブに変えていくことを謳う有象無象の知識やテクノロジーが氾濫しているからこそ、逆に〝凡庸〟であり続けることが難しくなっているのではないだろうか。これまでみてきたように、立ち止まらせても、じっと待たせてもくれないような社会的な圧がそこにはある。

自分を治してくれそうな便利なものがあふれているなか、その出口――メンタルクリニックの「出口」もその一つである――をどこにみつけたらよいのだろうか。この「出口」について、本書で何か新しいことをいえればよかったのだが、そのヒントは古い木造の寺社のような雰囲気をまとった、森田療法の往年の「病院」のなかにみつけられそうだ。以下は、『忘れられた森田療法』（岡本重 2015）のなかで描かれているかつての院内の様子である。

> 院内の生活空間のあちこちには、禅の清規に等しい規律が掲示されているのみならず、森田正馬直筆の墨跡や、禅僧であった先代院長の墨跡、現院長の墨跡、過去の入院患者さんたちが残していった木彫りの禅語、などなど、禅的なオブジェが多数掲げられています。「忍耐」と書かれた色紙の額さえ、忍耐という意味を超えて、その生活の場にいる人たちの心に馴染むお気に入りのオブジェとして、大事な関わりを果たしています。
>
> やがて退院していく人たちにとって、あれもこれも、懐かしい物として思い出の中に残ります。

入院する人、退院する人がいて、修養生たちの集団の顔ぶれは常に変わります。ある人は、入院した体験を回顧して、「同じ病院の中で生活したのに、エスカレーターに乗っているような体験をした」と表現していました。病院という不思議な通行路を通過し、去って行くと、病院は過去へと移行します。

禅語の墨跡の小さなオブジェも、不思議な病院も、それらは「森田療法的な移行対象」かもしれないと思うのです（岡本重 2015 22）。

このなかでは、精神科医のドナルド・ウィニコット（一八九六〜一九七一）の「移行対象」をめぐる考察が援用されている。移行対象とは、乳幼児がこれまで一心同体の位置づけにあった母親から少しずつ離れていく過程のなかで、愛着をもつようになる特定のモノたち、たとえばぬいぐるみやタオルなどを指す（Winnicott 1965 = 1977）。この移行対象への愛着を経て、乳幼児のパーソナリティが成長していくとされるが、引用文中の森田療法の移行対象もさまざまな事物であふれており、「修養生」たちもこれらに愛着をもちつつ「病院という不思議な通行路」を通り抜けていくとされている。そして、それはいつしか在りし日の思い出になっていく。ただ、愛着が執着へと転じてしまうこともある。このことには森田自身も自覚的で、森田を必要以上に敬愛・崇拝し、その教えを教条主義的に墨守することを「森田療法へのとらわれ」として警戒していたという（岡本重 2015）。

さらに、神経症者の「治したがり病」と現代のサイコセラピストの関係性についても考察がなされている。

さて神経症者は、健常者と質的にさほど変わらない不安や症状にとらわれて、心の違和感を取り除こうとします。つまり、症状と呼んでもよい主観的な違和感はあるにせよ、症状にとらわれて、さらに、治すことに固執しています。神経症の主な病理は、いわば「治したがり病」になっていることなのです。「心は萬境《ばんきょう》に随《したが》って転ず」と言われるごとく、心は流動変化しており、これが完全無欠な心だと基準を示すことはできません。汚れた心も心のうちであり、心を無菌状態のようにすることはできません。心のなかには雑菌がいっぱいいますし、いてもよいのです。心中の雑菌と共生して、人間は成長していくのでしょう。ですから、神経症者が症状を治して欲しがる「求め」には応じないで、「治したがり病」を治してやるのが、サイコセラピストの本当の親切であり、誠意ある対応です。近年の数多くあるサイコセラピーの大半は、症状を治療対象にしています（岡本重 2015 52）。

メンタルクリニックにも数々の移行対象として、その空間そのもの、担当医、薬、カウンセリング、患者が個人的に学んだり試してみたりしたことなどがあるが、その一方で「DSMへのとらわれ」とも呼べるような「治したがり病」があるのかもしれない。たしかに、症状や苦悩をカテゴリーというかたちでクリアに捉えることができれば、必要以上に自身の内面を詮索して、あれこれ考え込んだり思い煩ったりしなくてもよくなる。他の人にも自身の状態を一言で伝えることができれば（「私はうつ病です」など）、知られたくないような個人的な体験や苦悩を話さずに済む。医療者の側も、症状の説明をカテゴリーに留めておけば、患者の内面への介入を最小限にできる。この意味でDSMのカテゴリーは「盾」にもなる（Martin 2007）。しかし、DSMの膨大な診断カテゴリーを前にすると、ちょうど自分にもっとも似合う服を探し求めるように、さまざまなものの着脱を試してみたくなるし、服に合うアクセサリーや小物類——処方薬から怪しげなヒーリングまで——も試してみたくなる。これは決して、深刻な病に苦しみ、状態の改善を切実に願う人々の経験を否定するものではないが、どこかにある「望ましい自己」への変容を求めてメンタルクリニックを訪れた人々もいたことは、本書でみてきた通りである。ただ、そのなかにDSMのカテゴリーと必ずしも一致しない「発達障害」のような広義で時に曖昧模糊とした総称が用いられることは、カテゴリーに回収されないような生き方や「治療」の斥力のようなものが現れつつある兆候なのかもしれない。

カテゴリーに翻弄される背景に、社会の加速化の影響をみることができるかもしれないが（2章6節参照）、その論者であるローザも指摘したように、およそ一〇〇年前の社会学者たちもこの問題に取り組んでいたようだ。一〇〇年前に近代化の波に飲まれ、急速に変容する社会のなかで生きた日本人も「神経衰弱」という病に苦悩し、明治期の終わりには催眠術が人気を博し警察が取り締まるほどだった。この意味では、現代のメンタルヘルスをめぐる問題も、古くて新しい問題であるといえるのかもしれない。およそ五〇年前にしぼってみても、たとえばバーガーらは、『故郷喪失者たち』（1973 = 1977）のなかで故郷を離れ都会に移住したアメリカの人々の心性について考察するなかで、「近代人は、妙に『改宗を重ねる傾向』があるだけではなく、それを自覚し、しばしば誇りとする」（Berger et al. 1973 = 1997 86）のであり、「異様に自己詮索的」（Berger et al. 1973=1977 87）な性質をもつと指摘している。そして現代も、SNSでエゴサーチする人、コミュ力を鍛えようとする人、これまでの生き方や生活習慣を改めようと躍起になる人にあふれ、さまざまなメディアを通じて「自分について考える」機会に満ちている。ここから一歩踏み出て、「病気」や「障害」かもしれないトラブルを自身が抱えていると考えるようになり、駅前の〝近いけど遠い〟メンタルクリニックを訪れる人も少なからずいるのだろう。

では、どうしたらよいのだろうか。その一つの解として、メンタルヘルスという言葉の捉え方を変えてみてもよいのかもしれない。昔は「精神衛生」と呼ばれた言葉であるが、精神状態を常に衛生的に保つことは容易ではない。にもかかわらず、企業で実施されるストレスチェック、ウェアラブル端末のストレスチェック機能、ストレスクリニックにいたるまで、病んでしまった人のみならず健常者のメンタルヘルスにも対処を促すものが続々と生み出され、流通している。社会学者のイヴァン・イリイチ（一九二六～二〇〇二）は、医療に過度に依存してしまうことで、人々が問題に自己対処する能力を失っていくことを、医療に原因がある病、すなわち「医原病」として批判したが（Illich 1976 = 1998）、これにも通ずる問題であるのかもしれない。特に「医療」やその周縁は、多種多様なバリエーションに富み、〝最新〟の治療やテクノロジーのような魅力的なものも多いため、より良いメンタルヘルスに対する〈需要〉を喚起しているとも考えられる。すると、メンタルヘルスのためにあえて何もしないという可能性が忘却されてしまう。

ただ、何もしないことは簡単なことではない。瞑想やデジタルデトックスなど、日々の活動のなかに「空白」を設けるセラピーや生活のノウハウも氾濫しており、今度は何もしないことに躍起になってしまう可能性もある。ただ、これまでみてきたようにこれらを日々の生活のなかで流れていく移行対象の一つとして捉えていくことが、さまざまな「治療」に駆り立てられる日々からの脱却につながっていくのではないだろうか。数多くの移行対象に囲繞され右往左往し続けても、それを良しとする、かまわないとするような心の余裕のようなものがメンタルクリニックの出口になるのかもしれない。

精神科医の浜田の「夢」から始まったメンタルクリニックの旅だったが、そんな浜田も「『症状を取りさえすればよい』というものでは決してない」（浜田 2006 8 傍点は筆者による）という自戒を胸に日々の臨床にあたっていた。その言葉を再び引用すると、「精神科診療所とは、『死』『愛』『家族』『生きがい』などを抱え込みつつ、綱渡りのような仕事」（浜田 2006 8）が行われる場所として考えていたようだ。ただ、晩年、こんな言葉も残している。

まず「じっと待つ」ことに耐えるのが精神科診療所存続の重要な鍵であろう。そんな時代だったのである。だからその頃開業した医者は、どこか違っている。ただもう、彼らとて歳をとった。そして集まると、「近頃の若い者は…仕方ねえなあ…時代が変わったからなあ」とぼやくばかりである。

しかし雨後の筍のごとく発生する街中のかっこいい精神科診療所、巨大な精神科診療所には違和感を感じる。ちょっと違うのではないか、と（浜田 2006 2）。

時代はどのように変わったのだろうか。そして浜田は何を「ちょっと違う」と思ったのだろうか。本書がその一端を少しでも示せたことを願って、筆を置くことにしたい。

# あとがき

本書は二〇一九年に東京大学大学院人文社会系研究科に提出した博士論文『外来精神医療の治療空間の編成と患者の自己観に関する社会学的考察――自己をめぐるディスコース分析』をもとにしながら書き下ろしたものである。

まずは、本書の中核をなしているインタビュー調査にご協力いただいた、メンタルクリニックの患者／元患者の方々と、医療スタッフの方々に厚くお礼申し上げたい。「心の病」という非常に語りにくいテーマで、ときにつらい出来事を想起させてしまうインタビューの実施は、葛藤やジレンマの連続だった。それにもかかわらず、最大限協力してくださった方々には本当に頭が上がらない。一人一人が抱えてきた思いや苦悩にしっかりと向き合いきれなかった部分も少なからず残っているかもしれないが、本書から何か少しでもメンタルヘルスに向き合う際のヒントになりそうなもの、または温故知新になりそうなものを提供できることを願ってやまない。

博士論文の審査では、赤川学先生、出口剛司先生、祐成保志先生、井口高志先生、北中淳子先

生に貴重なご助言をいただき、本書を書くうえでも欠かせない示唆も賜った。

博士論文を完成させることができたのは、ひとえに指導教官の赤川先生のおかげである。執筆が行き詰ったときには、数々の的確なアドバイスを頂戴したほか、構築主義の社会学については長きにわたって多くのことを学ばせていただいた。時代や文化によって移ろいやすい精神疾患は、まさに構築主義の本丸の一つであるともいえ、日々構築されていく「心の病」という現実を人々が実際にどのように生きているのかという本書に通底する問いを導出できたのも先生の教えに多くを負っている。

北中淳子先生には、医療人類学の視点や考え方に加えて、精神医療の論理や実践をその内側から真摯に読み解く姿勢の重要性を教えていただいた。医療者との対話を重視し、精神医療の歴史にも通暁した先生の教えがあったからこそ、安易に単純化・価値判断がなされない精神医療の複雑さに(いまだ少しずつではあれ)向き合えるようになった。また、三原さやかさんや牛山美穂さんにも本研究に関する貴重なコメントを頂戴し、感謝申し上げたい。

佐藤雅浩先生には修士課程から、精神医療を社会学の研究対象とする先輩として、多くのご助力を賜った。本書の内容の多くも、佐藤先生のご研究やご示唆に多くを負っている。また、心理学・医療化研究会(しい研)でも、牧野智和先生、山田理絵さん、酒井宏明さんをはじめ、研究に関する有意義な意見交換をさせていただいた。

同時期に大学院の同じゼミに在籍していた石島健太郎さん、藤田研二郎さん、渡邊隼さん、井口尚樹さん、篠宮紗和子さんにも、ゼミなどを通じて数々の有益なコメントをいただいた。優秀な同期に恵まれ、このなかで切磋琢磨することができた日々は、今でも貴重な思い出である。Field-net研究会では、伊藤智樹先生、水津嘉克先生、佐藤恵先生より、博士論文をはじめ、数々の貴重なコメントをいただいた。自分一人では到底気づくことができなかった、質的データの細部に宿る貴重な情報を得ることができたのも、ひとえに先生方のおかげである。

現在の所属先の東京通信大学の田中英樹先生、加藤慶先生、添田雅宏先生、若林真衣子先生には、学内共同研究というかたちで、多大なご助力を賜ったほか、精神保健福祉学の見地からの貴重なご助言を得た。厚く感謝申し上げたい。

また、本研究は、日本学術振興会の研究助成（特別研究DC2／課題番号14J10403）のほか、科学研究費補助金（課題番号JP19K02037, JP20K13712, JP21H05174）の助成も受けている。

本書の刊行にあたっては、青土社の永井愛さんより多大なご助力をいただいた。博士論文をもとに書籍を執筆する際、どこから手をつけたらよいのか途方にくれていたときに、提示してくださった構成案やアドバイスがあったからこそ、このようなかたちにまとめることができた。深く感謝申し上げたい。

最後に、長きにわたった大学院生活を支えてくれた両親に心より感謝したい。

櫛原克哉

二〇二二年五月二九日　松山にて

# 註

## 序章

1　二〇〇六年の「精神病院の用語の整理等のための関係法律の一部を改正する法律」の施行により、関係法律中の「精神病院」の用語は「精神科病院」に変更され、現在は一般に「精神科病院」の語が用いられる。ただ、本書は「精神病院」という語がもつニュアンスや負っている歴史的な背景を考慮して、「精神病院」と「精神科病院」の双方を使い分ける方針をとる。

2　社会学者の佐藤雅浩は、精神疾患を扱った従来の社会学の研究には、「神経症などの〈軽度な〉精神的不調と、刑事司法や治安維持に関わる問題として統制の対象とされてきた〈危険な〉精神病者の問題を、区分して論じようとする姿勢」（佐藤 2013 28）があり、後者の考察に偏る傾向にあったことを指摘している。

3　「社会学」という用語を創出したという点で、フランスのオーギュスト・コント（一七九八〜一八五七）の名前が挙げられることもある。しかし、コントの「社会学」は『総合社会学』あるいは『百科全書的社会学』と言われ、専門科学として確立されたデュルケームの社会学やジンメルの『形式社会学』にとって、いわば『反面教師』のように扱われている感もある」（池田 2020 27）。

4　デュルケームは、自殺率の増減の原因を神経衰弱のような精神疾患の発症に求めることは不十分な推論であると論じている。その言を引くと、「神経衰弱とは、それ自体で必然的になんらかの特定の行為をひき起こすものではなく、状況に応じてさまざまな形態をとることのできる一般的な傾向なのだ。それはいわば、社会的諸原因によってどのように受胎されるかということしだいで、大いに多様な傾向を生じることのできる一戸の地盤なのである」（Durkheim 1897/1960 = 1985 64）。換言すれば、たしかに神経衰弱が自殺を引き起こすこともあるものの、その前段階の「なぜ神経衰弱を患うようになったのか」、あるいは「神経衰弱がなぜ特定の社会で多発するのか」という問題に答えない限り、十分な説明にはならないということになる。そのためデュルケームは、その説明を可能にする「社会的原因」を探究する必要性を示している。

5　訳語は菅野（2003）に依拠している。

## 第1章

1　サイコロジストになるには、博士号と国家資格を取得する必要がある。

2 ホームドクターやかかりつけ医といったイメージに近い。

3 心理専門職が実施する心理検査の費用については、医療診療点数が加算される。

4 保険診療と保険外診療を併用する混合診療の禁止や、心理職の雇用による人件費の増大といった点も、定着の阻害要因となっている（藤本 2014）。

5 ギデンズはイギリス社会を念頭に議論を展開しているが、イギリスもアメリカと同様に、医学から独立した臨床心理学専門の相談機関が各地域に設立されているなど、心理専門職が定着している（下山 2008）。

6 雑誌『変態心理』を創刊し、人々の異常心理を研究した文学者・心理学者の中村古峡（一八八一〜一九五二）も精神療法を専門とする診療所をほぼ同時代に開設している。

7 「神経」は憑依などの「旧来からの俗信や迷信を『神経病である』と断じ、因習の打破を促すような啓蒙的言説」（佐藤 2013 102）としても用いられていた。

8 欧米でフロイト流の精神分析を学んだ精神医学者もいた。しかし、当時の日本で主流だったドイツ精神医学はフロイト学説に懐疑的であった。そのため、一九五〇年代以降にアメリカ経由で精神分析の導入が進むまでは、その影響力は限定的な範囲に留まった（佐藤 2013）。

9 改正にいたるまでには、行政、警察、学会、病院を巻きこんだ論争や運動が活発に行われた。特に注目されたのは、事件後の当初の改正案に、自傷他害の恐れがある精神障害者を都道府県知事に通報することを医療者に義務化する内容が含まれていたことである。しかし、このような「警察的取り締まり強化」に対しては、日本医師会、日本精神神経学会、都立松沢病院などの医療機関を中心に反対意見が表明され、通報の義務化の項目は実現にいたらなかった（岡田 2002）。

10 「能動型」は生活に不満を持ちやすく積極的な変化を求める型、「受動型」は生活に不満を持ちにくく現状に安住する型とされる。この生活類型に応じて社会生活への適応を患者に促していくとされるが、具体的には、結婚や就職の適切なタイミングを推し量ることや、トラブルの元となるような行動を起こさないように働きかけるといったことが含まれる（群馬大学精神医療研究会 1974）。

11 ポルトガルの神経学者エガス・モニス（一八七四〜一九五五）が開発した精神障害の脳神経外科的な治療法で、患者の脳の前頭前野の一部を切除する手術を指す。モニスはこの功績で一九四九年にノーベル生理学・医学賞を受賞し、一九四〇年代後半までに、ロボトミーはアメリカで広く施行されるようになり、一九四九年の一年だけでも九〇〇〇を超える手術が行われた。一方でロボトミー手術を受けた患者には、人格の荒廃、知性の喪失、感覚の鈍麻といった深刻な反応が少なからず生じたため、その非人道性が反精神医学の中心的な批判対象の一つとなった（Shorter 1997 = 1999）。

12 立岩（2013）も指摘しているように、併用があったからといって生活臨床の価値が貶められるわけではない点には留意する必要がある。

13 診療所の開設に先んじて小坂は、一九六七年に東京都荒川区の関川病院に開設された神経科クリニックの月一回の精神衛生相談日に相談医として派遣されている。相談日には、荒川区のみならず近隣地区からも患者が訪れ、行列ができるほどだったという（藤澤 1971）。

14 小坂理論の是非をめぐる対立も少なからずあったといい、「小坂英世は東京を中心に活動し、信奉者を得るとともに、その方針と合わない人たちと対立した。彼を囲む家族らの会に絶縁を宣し、近いところにいた人たちから批判された」（立岩 2013 199）という。

15 二〇世紀の半ば頃まで「精神科の三大精神病」の一つとされた、てんかんをめぐっては、診断と治療をめぐって、小児科医や脳神経外科、神経内科などの診療科が相次いで参入し始め、精神科も診療所の開設を通じて参入を試みたという（山内 2009）。

16 精神科・神経科・神経内科の診療所数のデータは、西村ほか（1999）に記載がある数値を参照している。

17 神経内科は、内科系の医師を中心に一九六〇年に設立された日本臨床神経学会（一九六三年に日本神経学会に改称）の設立以降に成立した。診療科としての承認は、精神医学および内科学からの神経内科学（神経学の一分野）の独立を含意するものであり、この背景には、神経学（neurology）を冠する診療科が、精神神経科と神経内科に二分したことがある（髙橋 2009、天野 2016、葛原 2020）。

18 一九七二年〜七五年にかけての数値の変化には、神経内科が新たに集計対象となったことも影響している。

19 アメリカでは神経症の器質的な側面を治療する専門職とされていた神経科医は診療所を開設し、そこで精神安定剤を処方することで、神経症患者の治療にあたった。なお、当時のうつ病は、精神病に近いものとみなされることが多かったほか、主に治療にあたった一般医（general physician）も重症例にのみ抗うつ薬を用いて、比較的軽度なものには精神安定剤を処方することが多かった。そのため、精神安定剤に比べ、抗うつ薬に対する社会的な関心や市場規模は一九八〇年代になるまで小規模なものに留まった（Horwitz 2010)。なお、この時代の後の精神安定剤に関する動向については2章4節で後述する。

20　神経症は精神医学的な治療や直接的な解決には結びつきにくい性質を持ち、佐藤は当時の新聞紙面で記述されてきた神経症について、「精神疾患でありながら精神病ではない、そして、医師が診断する病でありながら、その解決は医学的になされないという、きわめて矛盾したメッセージを含みこんだ言説」(佐藤 2013 400) として分析している。

21　精神医学者の荻野恒一（一九二一〜一九九一）の『過疎地帯の文化と狂気』では、一九七〇年代に石川県の奥能登で暮らしていた「うつ病者」や「破瓜病者（こんにちの統合失調症の一病型）」などの精神病理が、比較文化精神医学の観点から考察されている。比較文化精神医学は、「特殊な文化圏において、ほかの文化圏ではみられないような精神病が存在する、という見地から」(荻野 1977 312) なされる研究とされているが、フィールド調査を行うに際しては、「わたしたち精神医学者がある人を、あるいは家庭を訪問したというだけで、その人なり家が、その地域社会の人たちから偏見のまなこで見られる、という事態が生じないとは言えない」(荻野 1977 3) ものであったため、かなりの慎重さを要したという。扱われている症例のなかでは、故郷の奥能登にいるかぎりは「急性精神病」を発症しないにもかかわらず、大都市に出て孤立状態に陥ると途端に発症する三名の二〇代の男子患者も集中的に扱われており、過疎地帯から大都市に移住することがもたらす精神病理が分析されている。

22　厚生労働省 1996-2020「医療施設調査・病院報告（結果の概要）」(https://www.mhlw.go.jp/toukei/list/79-1a.html 2022/5/20 最終アクセス)。

23　「医療機関が標ぼうする診療科名については、従来、医療法施行令に具体的名称を限定列挙して規定していたところであるが、適切な医療機関の選択と受診を支援する観点から、身体の部位や患者の疾患等、一定の性質を有する名称を診療科名とする柔軟な方式に改められ」た（厚生労働省 2008「調査の概要」https://www.mhlw.go.jp/toukei/saikin/hw/iryosd/08/dl/01.pdf#page=1 2022/4/23 最終アクセス)。

24　一つの目安として、一九九六年〜二〇一七年までの精神疾患を有する総患者数（入院患者と外来患者の双方を含む）について、厚生労働省の「平成二九年 患者調査」(二〇一七年）のデータをまとめている。なお、傷病分類にもとづく精神疾患の総患者数の集計においては、入院と外来の個別の集計が示されていなかったため、合算した数値をもとに集計した。また、二〇一四年までの患者調査では、「精神作用物質使用による精神及び行動の障害」と「その他の精神及び行動の障害」の傷病分類が用いられていたが、二〇一七年の患者調査では用いられていなかったため、集計対象から除いている。かわりに二〇一七年の患者調査で用いられるようになった「アルコール依存症」の傷病分類を追加して集計した。二〇一四年は、宮城県の石巻医療圏と気仙沼医療圏、福島県を除いた数値となっている。

25 心療内科では、「体と心を結ぶルート」としての自律神経系や中枢神経系、内分泌系などからなる「神経系」が治療対象の一つであると目され、心身医学的なアプローチが特に重視された（池見 1963）。

26 診療所が一点に集中する「都市型」のほかに、過疎地域に立地する診療所から構成される「孤立型」の存在も指摘されている（上ノ山 2015）。一方で、医療機関を受診しやすい居住環境が、実際の受療行動を促すといった推定には注意すべき点もある。日本の大都市圏に居住し、心の病を経験したことがある人々の受療行動を調べた疫学調査によると、実際に精神科医、精神科以外の医師、臨床心理士などの専門家に相談した人々の割合は、欧米各国に比べて低い水準にあった（坂上ほか 2013）。保健学を専門とする山崎喜比古らも、ビニエット方式を用いて、心の病に対する一般の人々の意識や考え方を調査するなかで、心の病を患った際の援助希求行動について考察している。そのなかでは、「『心の病』とみられる症状に接した際、それを『心の病』と認識するのみならず、その症状が深刻だと認識することが、『誰かに援助を求めるべき』とする意識につながり、また心の病をもつことを不名誉と感じることは、そうした意識を抑制する要因となりうること」（山崎ほか 2012 151）を指摘している。

27 「ホームページ作成にあたり大切なこと」として、「写真を多用してクリニックの雰囲気をわかりやすく伝える」、「シンプルで見やすく、クリニックらしく清潔で、理念や診療内容がはっきりしている」、「院長のページに載せる写真も手を抜かない」ことなどが挙げられている（松園 2015 251）。

28 一二月一九日の『朝日新聞』の「心療内科と精神科などのクリニック」の表記とホームページの記載内容を参照した一二月一八日の『朝日新聞』と『産経新聞』『毎日新聞』以外に四大紙では確認されなかった。

## 第2章

1 実験結果をまとめた論文が高い社会的関心を集めたことをきっかけに、精神医療に関するさまざまな法改正、全国的な精神病院の大量閉鎖、精神医学の診断基準の改定がなされたことは、ローゼンハン実験の大きな社会的意義であるといえる。一方で、ローゼンハン実験の科学的信憑性には疑念も示されており、病院に送り込んだとされる「偽患者」のなかにはローゼンハンの創作による架空の人物が含まれていたほか、得られたデータにも改ざんされた痕跡がみられるという（Cahalan 2019 = 2021）。

2　アメリカの医師は精神分裂病を広義に捉える傾向にあり、かなり多くの患者を精神分裂病と診断した一方で、イギリスの医師は躁うつ病の診断名を多く用いる傾向を示した。また、同じアメリカの精神科医、同じイギリスの精神科医のあいだでも診断の不一致がみられ、ある患者についての診断が一致する確率は五〇%未満であるという結果も示された。

3　対談中の発言の信憑性には疑問点もあるというが、哲学者の中山元は「当時のフーコーが直面していた問題を劇的に提示する興味深いもの」（1997 258）と評している。

4　剥奪モデルの例として、入院前は患者が自らの判断のもとで日常的に行ってきた食事や入浴といった茶飯事を、他人の指示や許可のもとで行うことを強制する「無力化」のほか、入院前に仕事や家族のなかで有していた役割を剥奪し、施設職員に従順である「患者」になるように強いる実践が挙げられている。

5　フーコーの講義録『精神医学の権力』（2003 = 2006）のなかでは、精神病院の構成員、病室の構造、治療道具、患者の生活管理などからなる無数の網の目から生み出される「精神医学の権力」が論じられている。そのなかでも精神科医は、「現実的なものに強制力を付与することによって、現実的なものが狂気を取り押さえ、狂気を完全に貫いて、狂気を狂気として消滅させることができるようにする者」（Foucault 2003 = 2006 161）として、かなり強大な存在として説明されている。患者に関しては、労働や規則への服従、精神科医と接触を続けていくなかで徐々に自身の狂気の存在を認めるようになり、それを言葉にし、正すべき現実、錯誤として自ら捉えるようになっていく者として説明されるなど、抑圧的な立場が強調されており、ゴフマンの研究と対照をなす部分も少なくない。

6　「反精神医学（一派）」とは、むしろ、造反を嫌悪し否定した側によって貼られた『札』のようなもの」（立岩 2013 20）、精神医学に反旗を翻さなかった者たちによってなされたラベリングであるという見方もある。

7　OECD 2014 “Making Mental Health Count” (https://www.oecd.org/els/health-systems/Focus-on-Health-Making-Mental-Health-Count.pdf 2022/4/22 最終アクセス)。

8　イギリスの精神病院の短期滞在や外来の部門では、「精神」の病を「神経」の病に置換するような改称が一部にはみられたものの、診療所などの医療機関でも広く「神経」の語を用いることには慎重な姿勢が示される傾向にあった（Armstrong 1983）。

9　ミラーは、タビストック・クリニックがイギリスの精神医療のロールモデルとなり、外来の医療機関の拡充や医学教育の発展を期待していたが、他の診療所の開設は不振に終わった（Armstrong 1983）。

10　二度の大戦期（特に第二次世界大戦時）に、軍隊の士気高揚や兵士の知能検査、銃後の生活を送る人々の精神衛生などの研究に携わっていた研究者らが、ロックフェラー財団の助成を受けて、一九四七年に設立した研究所。戦後は心理学や精神分析の知見も用いて、企業における組織の生産性の向上と、そのための従業員のモチベーションアップやチームワークなどに関する研究を行い、世界的に知られるようになった。詳細については、ローズ（Rose 1989/1999）を参照のこと。

11　インフラ整備や専門職の配置が進んだ結果、病院収容患者数が減少するとともに、通院患者数が増加した（Conrad & Schneider 1980/1992 ＝ 2003）。一方で、病院収容患者の地域移行は必ずしも順調に進んだわけではないという指摘もなされている（高橋 2015）。一九六〇年代のアメリカ、特に精神医療のサービスを提供するためのインフラ整備に遅れが生じた地域では、患者が入退院を繰り返さざるをえなくなる「回転ドア」現象や、精神病院から刑務所やナーシングホームなどの別の施設に収容される「施設間の玉突き移動」といった現象が生じた。この問題およびその後の動向については、医療人類学で浩瀚な研究がなされている（Rhodes 1991）。

12　エスノメソドロジー（ethnomethogology）は、一九六〇年代にカルフォルニア大学の複数のキャンパスで生まれたアメリカ社会学の一潮流である。その名の通り、「人々の（ethno）」「方法論（method）」の解明がエスノメソドロジーでは目指され、特に人々の日常生活がどのような実践や言語活動（会話など）によってつくられ、維持されているのかという点が主な関心となる。もっともよく知られている研究の一つに、ガーフィンケルがこんにちの言葉でいうトランスジェンダーのアグネスという人物について考察した論文がある（Garfinkel 1967 ＝ 1987）。論文では、アグネスが男性から女性に性転換した事実を周囲に知られないように、どのような「方法」を用いているのか、その方法が分析されている。われわれの多くが「当たり前」のものとして日々やり過ごしている性別という現実が、いかに精巧につくられているものであるのかを、視点を変えることで克明に記した功績は、その後のエスノメソドロジーの発展に大きな影響を及ぼした。

13　医療を批判的な見地から検証・考察した社会学的研究は、医療化論が展開されるより前の一九七〇年代頃からみられる。そこでは、医療専門職を頂点とする支配構造の批判（Freidson 1970 = 1992）、薬害に代表されるような医療から生じる「医原病」による弊害（Illich 1976 = 1998）、行き過ぎた健康の希求に対する警鐘（Zola 1977）が展開されてきた。

14　コンラッドとシュナイダーは疾患の器質的・生物学的要因について、「生物生理学的な現象とは、あれこれの状態を病いあるいは疾病とラベリングする際にその根拠として利用される何ものかなのだ、と言うことができる。すなわち、生物生理学的現象はそれ自体では病いや疾病ではないのである」（Conrad & Schneider 1980/1992 = 2003 59）と述べている。コンラッドの説明を敷衍するならば、たとえば虫歯や何らかのウイルスに感染した状態も、それが「虫歯」や「感染」として知覚されたうえでラベリングされない限り、医療が扱うべき問題として成立せず、場合によっては当人に気づかれさえしないということになる。社会学者の額賀淑郎は初期の医療化論の特徴について、「『生物学的な疾病』と『社会的な病い』という二元論的な分類を前提とし、後者の『病いの社会的構築に研究の中心を置いた』」（額賀 2006 817）ことを指摘しているが、「生物学的な疾病」をいかにして社会学の考察対象とするかという問題は、科学人類学・社会学の影響を受けて展開されるようになった二〇〇〇年代以降の生物医療化論に引き継がれた（Clarke et al. 2002）。

15　DSMと双璧をなし、厚生労働省が実施する患者調査の疾病分類として用いられているほか、医療機関が診療報酬を請求する際にも参照される診断基準に、世界保健機関（WHO）が公表している「疾病及び関連保健問題の国際統計分類（International Statistical Classification of Diseases and Related Health：ICD）」がある。その最新版である第一一版も二〇一九年にICD-11として公表されているが、本書の内容に鑑みて、ここから先はDSMについてのみ言及することにしたい。

16　二〇〇〇年代前後にDSMによる標準化されたうつ病診断がもたらされたときも、それを杓子定規のように用いるのではなく、患者の置かれている状態や関係性に応じて臨機応変に使い分ける「脱標準化（de-standardised）」の精神科医の実践が報告されているほか（Whooley 2010）、同時代の日本でもDSM導入に慎重な姿勢を示す医師が少なくなかったことが示唆されている（Kitanaka 2011）。

17　アクター（actor）は、科学社会学・人類学の分野で用いられることが多い概念で、「行動する（act）」という動詞に「〜する人／モノ（or）」の接尾辞が付いた言葉である。アクターには人間や社会集団のほか、モノ、文化的な意味、環境条件なども含まれ、それぞれのアクターが結びつくことでネットワークが形成され、何らかの現実が構築されていく。たとえば「会議」という現実は、ただ人が集まるだけでは成立しにくい（「井戸端会議」のようなものになってしまう）。「会議」が成立するには、出席者のほか、会社という建造物、そのなかの会議室、テーブル、椅子、割り当てられた役割、ノートパソコン、プロジェクター、配布資料、筆記用具、議事録などのアクターも動員される必要がある。このような視点から、科学的な知識や技術の生成のプロセスを考察するアプローチとして、科学社会学・人類学者のブルーノ・ラトゥール（一九四七〜）に代表されるアクター・ネットワーク理論（Latour 2005 = 2019）が広く知られている。

18　SSRIの処方対象をうつ病以外の疾患にも拡大するような戦略は、ドラッグリポジショニング（既存薬再開発）とも呼ばれる。ドラッグリポジショニングにより、既存の承認薬が別の疾患にも有効であることを示せれば、既存のものとは異なる新たな「別の薬」として販売し直すことが可能になり、医薬品の特許の失効も実質的に維持・延長されることになる。また、ドラッグリポジショニングには、医薬品の研究開発コストを大幅に削減できるという利点もある。

19　たとえば二〇一〇年には、グラクソ・スミスクライン社の前CEOのアンドリュー・ウッティーが、うつ病や不安障害の治療薬の今後の研究開発および市場拡大の可能性の見込みが低いとして、抗うつ薬市場からの撤退を表明している（Rose 2019）。

20　SNRIはSSRIとともに、うつ病治療の第一選択薬となっている。

21　SSRIの「セロトニン再取り込み阻害作用」に「セロトニン受容体調節作用」を付加した作用機序があることから、「セロトニン再取り込み阻害・セロトニン受容体調節薬」と呼称されることが多い。

22　“psychotherapy”は「精神療法」のほかに「心理療法」と訳出されることがあるほか、カタカナでそのまま「サイコセラピー」と表記されることがある。本書では精神医学との関連性が最も高いと目される「精神療法」の語を用いる。

23　欧米社会における、精神療法を担う心理専門職の形成や制度化に関する歴史はアボットの研究（Abott 1988）を参照のこと。戦後、精神療法関連の技法が企業や学校に導入されていく過程や、カウンセリングの産業化および消費対象としての「心理学」の普及に関する動向については社会学者のジェームス・ノラン（Nolan 1998）とローズ（Rose 1998、1989/1999）と人類学者のジェイムス・デイビス（Davies 2009 = 2018）の研究を参照のこと。

24　これらの「民間精神療法」には、「精神療法」という言葉を日本で初めて用いたとされる桑原俊郎

（一八七三～一九〇六）が創始した霊術にはじまり、呼吸法やスピリチュアリズム、指圧や整体の物理的療法、昭和初期のお手当て療治などが含まれ、いわば百家争鳴の状態にあった（吉永 2019）。

25　超心理学を研究した井村宏次の考察によると、戦後、催眠術を中心とする精神療法は姿を消していった。一方で、指圧や整体、温熱光線療法などの物理療法を中心とする「施術派」は戦後も影響力を保持し続けたほか、「霊術」もまた、一九五〇年代～六〇年代の新宗教ブームのなかへと活動の場を移していった（井村 1984）。

26　認知行動療法は、「認知療法（cognitive therapy）」と呼ばれることもあるが、これらの用語法は歴史的に変遷してきた経緯があり、現在は用語の混乱を回避して「認知行動療法」の語が多く使用されるようになった（熊野 2012）。そのため本書もこれに倣い、「認知行動療法」の語を用いる。

27　科学哲学者のカール・ポパー（一九〇二～一九九四）は、仮説が反証に開かれていることを科学であるか否かを決める基準、すなわち「反証可能性（falsifiability）」として提示した（Popper 1959 = 1971、1972）。この観点からみると、ある症状が無意識によって生じているという精神分析の大前提となる仮説も、誰も無意識の存在をたしかめられない――誰の目にも明らかにすることができない――以上、反証不可能、すなわち症状が無意識によって生じていないことを証明するすべがないということになる。よって、精神分析が「科学」たりうるのかという点にも疑念が生じることになる。

28　一九五〇年代～七〇年代に、アメリカの心理学を牽引したバラス・スキナー（一九〇四～一九九〇）も、フロイト学派が想定した無意識を退ける傾向があり、あくまで環境に対して非適応的な行動を調整することが重視された。二〇世紀の終わりには、行動主義（客観的に観察可能な行動に対象を限定して考察する心理学の立場）が心理学の主流に上り詰めたが、その最大の理由として、恐怖や不安といった心理は本能によって発生するという説明が否定されたことがある。一方で一九七〇年代になると、恐怖が発生する生物学的なメカニズムに関する心理学者のマーティン・セリグマン（一九四二～）の説明が支持されるようになり、本能は再び心理学の研究対象として位置づけられるようになった。さらに、一部の乳幼児が他の乳幼児に比べて、恐怖や不安を強く示し、成人後も同様の傾向性が続くことから、恐怖や不安の先天性と持続性、特に脳の配線済み（hard-wired）とされる、その後変化しない構造や機能に対する関心が高まっていった。結果、後天的な環境とそこから生起する行動という行動主義が重視した要素のみで、人の行動や情報処理、環境適応をめぐる複雑なプロセスを説明することは困難をきわめた（Horwitz 2013）。

29　ガーゲンはCBTにおける認知の起源に関する説明として、強化理論、認知地図理論、生得説を検討しているが、これらのいずれも十分な説明であるといえないとしている（Gergen 1994 = 2004）。

30　臨床心理学におけるCBTに対する主な批判として、認知の歪みが精神疾患を引き起こすのか、あるいは精神疾患が認知の歪みを引き起こすのか、その因果関係が定かではないという指摘がある。実際に精神疾患に薬物療法が適用された結果、認知の歪みが消失したという臨床例も報告されている（町沢 2004）。また精神医学者・心理学者の熊野宏昭は、①CBTの理論や技法の統一性・網羅性が欠如しているために、実際の治療実践が臨床家の判断に委ねられている点、②「認知の歪み」の想定を支持する科学的根拠が不十分な点、③問題とされる「行動」も、社会的状況（文脈）が異なれば意味が異なるなど一貫性を欠く点、④クライエントが生活において有する価値観が治療に及ぼす影響が捨象される傾向にあった点を、CBTの問題点として挙げている（熊野 2012）。治療を「認知－行動」の図式内に限定するCBTに対し、行動の「文脈」への着目やクライエントが有する「価値」などに着目し、社会的文脈も対象とする広い視野を有したCBTが、臨床心理学においても求められている。

31　議論の対象とするものを正確に把握・記述せず、歪めて論じること。対象の欠点を誇張したり、過度に単純化したりするなどといったことが行われやすい。

32　精神分析もまた、治療効果を確保しつつも従来のものよりも治療期間を短縮させたアプローチ（Solomon 2001 = 2014）や、脳科学との統合を試みた「ニューロサイコアナリシス（Neuro-psychoanalysis）」（Kaplan-Solms & Solms 2002、岸本 2015）といった技法や学派が展開されてきた。

33　これに先行する一九六〇年代は、公民権運動などのマイノリティ運動に象徴されるように「集合的アイデンティティ」の探求に重きが置かれた時代であるとされ、一九七〇年代以降の個人の問題に関心が向かうようになる世相や社会学的な自己像と対照をなしているという見方もある（片桐 2011）。

34　サイコセラピーが戦略的に導入されやすい領域としては第一に「仕事の主体化（subjectification of work）」がある。仕事の主体化においては、仕事を単に収入を得るための手段として捉えるのではなく、自己実現やアイデンティティの構築や維持につながるものとして仕事を捉えることが求められ、心理学を通じて自身の感情や願望を精査する方法――こんにちのキャリアデザインやキャリアカウンセリングに近いものであるといえよう――の習得が目指される。第二に「日常の心理学化（psychologization of the mundane)」がある。これは恐怖や拒絶体験、強いストレスなどのショッキングな出来事に対処するために、引き金となる要因を具体的に特定し、その影響力を見積もるために心理学の知識を活用する事態を指す。第三に「有限に対するセラピー（therapeutics of finitude)」があり、いずれ訪れる死や愛する人との死別といった、人生の有限性を受け止めるための方法を心理学に学び、必要に応じて専門家の援助も受けるといった事態を指す。第四に「社交の神経症化（neuroticization of social intercourse)」があり、これは個人の幸福感や自己効力感は人間関係から生じるという前提のもと、人間関係をうまく調整することで心的な問題に対処することを指す。以上の四領域に共通するのは、自律した自己の算出という目的である。これに近づくために、人々は自らの行動やふるまいを変化させるようになるといい、「主体のある行動方法や存在のあり方を別のものに導くための計算された試み」（Rose 1989/1999 249-250）が考察の主要なテーマとなっている。

35　社会の心理学化論の嚆矢として参照されることも多い論文である（森 2000、片桐・樫村 2011）

36　社会と個人の心理を架橋する理論構築という観点から、バーガーは社会心理学者のミードの自我論（Mead 1934 = 1995）を高く評価しており、ミードが社会学の学問領域を超えて、心理学も射程に収めた考察を展開したことに積極的な意義をみいだしている（Berger 1965）。

37　「自己の再創造」の駆動力になるものとして、エリオットとレマートは自己の「想像領域（imaginary domain)」を挙げている。想像領域は、憧憬や羨望といった感情の喚起を通じて、再創造される自己という〝到達目標〟を設定し、現状の自己を変化へと駆り立てるものとなる。一方で、この想像領域に働きかけることが、「新しい個人主義」がもたらす自己の空虚感や疲弊に対する処方箋になりうることも彼らは示唆しており、具体的には精神分析的なアプローチを用いて、強迫的な欲望の淵源にあるものを見定める必要性を示している。

38　ローザは、マックス・ウェーバー、エミール・デュルケム、ゲオルク・ジンメルなどの社会学の理論家や、カール・マルクス（一八一八～一八八三）などの思想家も、近代という時代を「加速」という観点から捉えていたことを示し、「社会の加速化」という概念そのものは決して新しいものではないことを強調している。しかし、「加速」をめぐる社会学の議論はその後、社会全体の特性を捉えるというよりも、社会階層や文化などの個々の対象の変化を説明するものとして用いられるようになったという。

そのため、社会学の個別の領域を架橋し、現代社会を読み解くという趣旨のもと、「社会の加速化」が提唱されている。

39　一九九〇年代~二〇〇〇年代の日本では、DTC広告の代替方法として、インターネットを通じた疾患や治療に関する情報提供や広報が主要な役割を果たしていた（Applbaum 2006）。

40　より詳細な結果としては、「統合失調症を想定した事例の状態を『うつ病』と推定した人が四七%と半数近くみられた」ほか、「事例の状態を『ストレス』によるものと推定した回答者が、うつ病を想定した事例と統合失調症を想定した事例の双方ともで三割を占めていた」（的場・菊澤・坂野編 2012 52）という（有効回答数九九四名、有効回答率五五・四%）。

41　日本では二〇〇五年に、抗うつ薬（SSRI）の社会不安障害への保険適用が認められている。

42　より正確には、「親（養育者）の片方ないし双方がアルコール依存症者であるような環境の中で成人になった人々をアダルトチルドレン・オブ・アルコホリックス（ACoA）」（齋藤 2016 17）といい、アダルトチルドレン（AC）はその略語にあたる。「現在ではアルコール問題に限らず、『機能不全家族（子の生育に必要な最低限の安全と秩序を欠いた家族）』の中で生育した子どもであったと自認する人々が、自己の行動や存在様式を説明するための用語として用いられている」（齋藤 2016 17）。

43　二〇二一年にも『毒になる親 完全版』（Forward 1989 = 2021）が出版されるなど、「毒親」に関する古典として、今なお高い需要がある様子もうかがえる。

44　アメリカにおける人工妊娠中絶の歴史を検証した社会学者のドリュー・ハルフマンは、医療化と脱医療化という二項対立的な図式で社会現象を記述することが過度な単純化を招き、扱う事例がもつ複雑性を捨象することを批判している（Halfmann 2012）。

45　本書の言葉でいう「中途半端に医療化された状態」ついては、疾患や病態によって多種多様な社会学的研究が蓄積されており、長期間にわたって身体の痛みや不調に向き合わざるをえない慢性疾患を患う経験（Frank 1995 = 2002）、慢性疲労症候群や過敏性腸症群、痙攣性発声障害など、器質的な原因を特定することができず、医学的なコンセンサスもとれていない「論争中の病」を患う経験（Nettleton 2006、Jutel 2011、野島 2021）なども考察されている。

**第3章**

1　トラブルの分析はその後、ベッカーのラベリング論（Becker 1963/1973 = 1993）やジョン・I・キッセとマルコム・スペクターによる社会問題の社会学（Kitsuse & Spector 1977 = 1990）として展開していくが、もう一つの流れとして、トラブルのありかや発生源を、人々の心理特性や行動傾向といった「内面」に求め、そこで生じる相互作用や違和感から、いかにして「精神病」や「狂気」と呼称されるような問題が構成されるのかを考察する研究もなされてきた（Smith 1978 = 1987、Lynch 1983）。

2 社会学者の草柳千早も「個人の『生きづらさ』」が、『社会問題』として、言うなれば、社会の現秩序を何らかの形で変えるという、社会的対処が必要な問題として、構成されない過程」（草柳 2004 viii）について、「曖昧な生きづらさ」という観点から考察している。

3 「内輪」の分岐先の「片面」と「両面」について、これは内輪のなかにいる人々の間で、トラブルがどのように捉えられ、位置づけられるのかを表す概念である。芥川龍之介の小説『羅生門』では、同じ出来事でも、みる人によってまったく異なる現実が現れる様子が描かれているが、「片面」と「両面」もこれに近く、「片面」は、あるトラブルが一人の人物によってのみ捉えられている状態、「両面」は複数の人物によって捉えられている状態を指す。「ストーカー」として告発された人は、往々にして自らのつきまとい行為を好意の発露などとして捉え、「ストーカー」であることを自認していないといったケースに典型的にみられるように、内輪のトラブルも、どの側面で捉えるのかによって内容や性質が変化する。なお、他者と共有がなされないトラブルをエマーソンは「プライベートな個人のトラブル（private individual troubles）」と呼んでいる。これには精神疾患や自殺企図、性的な問題など、他者に話すこと自体が憚れるものが含まれる。このような場合には、自助努力や気分転換など、個人レベルでのトラブルの対処が試みられることが多い。

4 精神科や心療内科に直接通院したケースのほかにも、内科など、他の診療科の受診を経たケースや、勤務先の健康診断や産業医との面接等をきっかけに通院したケースもあった。これらについてはこの直後で扱う。

5 換言すれば、本書は精神科医の診断の妥当性や、患者の自己評価や解釈の〝正確さ〟といった問題を扱うのではない。むしろ、患者自らが自身の「トラブル」をどのようなものとして捉え、それを誰に相談し（あるいは自己対処し）、どのような折衝を行い、解決法を模索していくか、その一連のプロセスの考察が本書のメインテーマとなる。

6 うつ病と不安障害以外には、双極性障害、強迫性障害、パニック障害、統合失調症、発達障害、アルコール依存症等の物質使用障害などが確認された。

7　患者グループの名称や会のコンセプト等の情報は、グループの運営者の意向もあり、詳細を記載していない。なお、グループの参加者に調査協力の依頼をする際には、事前に運営者の許可を得ている。

8　自律訓練法とは、「受動的注意集中と自己暗示によって心身のリラックスをはかる方法で、心療内科では種々の心身症に広く用いられてい」（野村 2000 83）る療法である。

9　統合失調症やうつ病などの精神疾患の発見が遅れる可能性があるという点で、自律神経失調症という用語を用いる際には慎重さも必要であるという（宮岡 1995）。

10　食欲不振や体重減少などの身体症状や、不安や恐怖などの情緒の発生に、気分の落ち込みなどをはじめとするうつ病の典型的な病像が、覆い隠された状態を意味する指す言葉。ただ、仮面うつ病という概念の実態について、懐疑的な見方を示す精神科医もいる（松浪 2016）。

11　「過労の物語」には、日本の精神科医の治療方針を反映した部分もある。精神科医は「過労うつ病に倒れる男性に対して（その裏に、どれほど複雑な問題が潜んでいようとも）うつが人生一般へと拡大してしまわないように、あくまでも過労に対する心身の疲弊としての物語へと収斂させていくことで、臨床場面のみならず、社会的にも機能しうる物語を創りだしてきた」（Kitanaka 2011 144）という。

12　典型的なうつ病患者の病像として、ドイツの精神医学者のフーベルトゥス・テレンバッハ（一九一四～一九九四）が提唱した「メランコリー親和型性格」や、同じく精神医学者の下田光造（一八八五～一九七八）が提唱した「執着気質」などが知られており、几帳面、律儀、秩序の順守、強い責任感、他者配慮型などといった性格特徴が知られている。精神医学者の加藤敏（一九四九～）も、職場での過重労働が発病の主な誘因となっているうつ病を「職場結合性うつ病」として概念化し、発病状況については「①仕事に追われゆとりのない毎日を過ごし、睡眠時間の短縮を余儀なくされて、心身疲労が積み重なることが続くのに加え、②仕事課題を消化・達成できず、会社、上司からなされる『要求の背後に取り残され』、あるいは当人の仕事が評価されず、不全感、挫折感を体験することが発病状況となることが多い」（加藤 2013 5-6）ことを指摘している。

13　精神科に通院していた時期に、書籍などを通じて知るようになり、自身も該当するかを主治医に確認したところ、そうである旨が伝えられたという。

14　安田さんは自身の「生きづらさ」の問題も含む日常的な悩みを精神医療が扱うことについては、一貫して懐疑的かつ批判的であり、精神科への通院も、あくまで大学卒業後に就職した後に経験した「うつ症状」に対処するためだったと述べていた。

15　北中は、うつ病の経験をめぐる患者の語りをジェンダーの視点からも考察している。二〇〇〇年前後の男性患者が「過労の物語」を語る傾向にあった一方で、女性患者の語りに見られた特徴として、「プライベートな問題や心理的葛藤を隠さず、むしろ前面に出して語る」（北中 2014 158）傾向を指摘している。

16　この引用は、インタビュー中に直接語られたものではない。長谷川さんにインタビューの質問項目を事前に伝えたところ、当日に書面で回答を用意してもらっており、この引用も書面からのものとなる。そのため、口頭で語られたデータよりも、整理された内容となっている。

17　精神科診療所およびそのスタッフを対象とした調査は、東京通信大学の二〇二〇年度の学内共同研究「精神障害者のための地域包括ケアシステムにおける精神科診療所の役割に関する研究」の一貫として行ったものである。本書中のデータは、他の共同研究者の承諾を得て引用・参照したものである。

18　「精神障害者の社会生活機能の回復を目的として個々の患者に応じたプログラムに従ってグループごとに治療するものであり、実施される内容の種類にかかわらず、その実施時間は患者一人当たり一日につき六時間を標準とする」（厚生労働省 2009「精神科デイ・ケア等について」https://www.mhlw.go.jp/shingi/2009/06/dl/s0604-7b.pdf 2022/4/23 最終アクセス）日中の通所型リハビリテーションのこと。プログラムの例として、料理やイラスト制作などの創作・趣味活動、スポーツ、認知行動療法などの心理教育、パソコン作業や面接準備などの就労の準備などがある。

## 第4章

1　自己やアイデンティティの変容の問題は、政治哲学者のチャールズ・テイラー（一九三一〜）の自我論（Taylor 1989 = 2010）のなかで言及されている「ほんもの（authenticity）」を宿した自己の喪失という文脈で論じられている（Karp 1996）。思考や感情の源である脳の状態を変容させる抗うつ薬は、「自分自身に忠実であれ」という近代的な自我の理想から自己を疎外し、「ほんもの」の自己からの断絶をもたらすものとされ、それは服薬に対する抵抗感につながるという。また、ある状態の「自己」が薬効によって生じたものなのか、そうではないのかの線引きが不鮮明になることも、統合された自己という感覚の維持を困難にさせることがあるといい、カープの著書のタイトル『これは私？　それとも薬？（*Is It Me or My Meds?*）』（2006）はこの感覚を端的に表している。

2　「言葉を中心とするシンボルを媒介とする人間の相互作用に焦点を置き、そこにおける解釈過程に着目し、そこから人間の主体的あり方と社会の変化・変容を明らかにしようとする立場」（船津 2012 710）で、代表的な研究者としてミードやゴフマンが挙げられる。

3　欧米以外の国々では、脳神経化学的な知識や説明が、ローカルな文化を通じた再解釈を経て、普及していく様子も示されてきた。医療人類学者のステファン・エックスは、インドの精神科病院におけるフィールドワークを通じて、現地の宗教や伝統医学、身体感覚に即したかたちで、精神科医が向精神薬を「精神の食べ物（mind food）」に喩えて患者に説明する実践や、その効果を「脳」ではなく「腹」の状態を調整するものとして解釈する患者の捉え方を明らかにしている（Ecks 2013）。

4　社会学者のシモーヌ・フラガーも、うつ病を患う女性を対象としたインタビュー調査を実施し、その結果から「神経化学的自己」の浸透と、その背景にある心身のリスク管理の自己責任化のロジックを読み込んでいる。特にうつ病を患う「神経化学的欠陥のある自己」と「ジェンダー化された主観性」の関係性が重視されており、薬物療法を通じた「正常性」の回復という目標が、女性に課されやすい社会的な期待や役割に応えるという「経験的な権威」に結びつく傾向にあったことを指摘している（Fullagar 2009）。

5　逆に、生物学的な理解や解釈の普及が、同じ疾患や障害を抱える人々が結束するきっかけになることも指摘されてきた。たとえば、自閉症の特徴とされる脳の構造や機能に関する説明が、一九九〇年代前後に普及するようになった結果、当事者団体などで「神経多様性（neurodiversity）」という言葉が生まれている（Ortega 2009 = 2015、Silverman 2011）。すなわち、自閉症の人の脳の特徴は「他の差異（性、人種、その他の属性）と同じく尊重されなければならない個人間の差異にすぎない」（Ortega 2009 = 2015 195）のであり、神経多様性を積極的に発信する運動も展開されるようになった。また、一九五〇年代からの過去五〇年間のアメリカにて、自閉症研究の中核を担ったのは自閉者の当事者である子どもと両親、権利擁護団体だったという指摘もなされており、彼らを中心に、研究資金の獲得や臨床研究のための人的ネットワークの形成、治療や支援の普及、自閉症理解のパラダイムシフトが進んだという（Siverman & Brosco 2007）。一方で、神経多様性をめぐっては批判的な見解もある。「神経多様性の主唱者たちは、脳を基盤とした自閉症アイデンティティの存在を根拠づけるために、神経的に多様な脳を均質化し、彼らの差異を極小化する傾向」（Ortega

2009 = 2015 205）があったのであり、いささか強い表現で言い換えるならば、自閉症者であれば、みな同じ脳ということになり、そこに個性や変化は見られないといった偏見や曲解につながる危険性とも表裏一体だったといえる。

6　医療人類学者のエレン・コリンとギルス・ローゾンは、退院後の統合失調症患者を対象としたインタビュー調査をもとに、患者をコミュニティのなかに住まわせ人との関わりをもたせることが、患者の予後のため、特に再入院の防止につながるとは必ずしも限らないことを指摘している。むしろ、人間関係を必要最低限の範囲に留め、過干渉やしがらみなどに転じないような弱いつながりを維持する「ポジティブなひきこもり（positive withdrawal）」の方が、少なからぬ患者にとって居心地がよく、再入院の防止にもつながる可能性が示唆されている（Corin & Lauzon 1992）。また、社会関係資本（二〇世紀初頭以降、社会学、政治学、公衆衛生学などの各分野で提唱された概念で、人間関係の豊かさを測る指標として、あるいは人々のつながりから生まれる協力行動や相互扶助などの結果を意味する。「信頼」「ネットワーク」「互酬性の規範」の三要素から成り立つとされることが多い）関連の研究においても、その主唱者の一人である政治学者のロバート・パットナム（一九四〇〜）が、「社会関係資本のダークサイド」について言及しており、人々の「つながり」が「しがらみ」に転じうることを指摘している（Putnam 2000 = 2006、稲葉編 2021）。メンタルヘルスとの関連についても社会疫学的な研究がなされており、強固な社会的なつながりは、強いストレス下にある個人には有効に作用するものの、そうではない個人に対しては重圧や不安の対象に転じることがあることが示唆されている（Kawachi & Berkman 2001）。

7　一般名とは薬の主成分の名称を指し、商品名とは製薬企業がつけた名前を指す。たとえば、SSRIのフルボキサミン（一般名）は、アッヴィ合同会社では「ルボックス」、Meiji Seika ファルマでは「デプロメール」の商品名で販売されている。

8　本調査のなかで言及された薬物療法の主な副作用として、眠気、過眠、起床の困難、ふらつき、集中力の低下、記憶障害、湿疹、吐き気、アカシジア、性機能障害、躁転、情緒不安定といったものが確認された。副作用を理由に服薬を中断ないし処方内容の変更を受けた人もいた。一方で、藤本さん（五〇代男性／求職中）のように、副作用に悩んだ経験を医師に訴えても、薬の変更が認められなかったため、そのまま医師の指示通りに服薬を継続したというケースもみられた。

**藤本さん**　〔転勤していた時期に受診していた担当

医の投薬方針について〕最初は「まあ、しょうがない」って思っていたんですけど、あまりにも飲む量が増えてきて、ふらふらしたりするんで、先生に「ちょっと、ふらふらするんですよ」って話をしても、「ああ、これは一時的なものだから大丈夫です」なんていうことを言われまして。それは先生のお考えなんでしょうけど……そういうふうに言われて、「まあ、先生が言っているならしょうがないかな」っていうので、別に全然、疑いはなかったんですね。「まあ、精神科医っていうのは、それぞれの考えを持っていて、お薬を多く出す先生もいるんだな」っていうことで。自分は「多いな」って思いながらも、「処方されたものは飲まないと良くならないな」って気持ちで。

藤本さんは当時の担当医を「お薬を足していく先生」だったと述べており、この時期には「知らないあいだにすごい量のお薬を飲んでいた」という。その後、転勤が終わって元の居住地に戻った時に、藤本さんは転勤前に通院していたクリニックを再び受診し始めるようになるが、通院先の医師は藤本さんの服薬内容に驚きを隠せない様子だったという。

**藤本さん**　すごいびっくりされていて。「お薬を足していくっていうのは、ちょっと考えられない」ということで。「少しずつ引いていく、お薬を減らしていくのが普通なんだけどね」なんていう話をして。で、薬を一気に減らしたことがありました。

先述した藤本さんのケースが示唆するように、患者が自己判断で服薬を中断せずに指示通りに継続する場合には、いわゆる多剤大量処方の問題やそれによる弊害が生じることもある。

一方で「副作用」は患者にとって、必ずしもネガティブなものであるとは限らず、解釈に依存する部分も併せ持つ。たとえば、散髪時に強い不安や緊張を感じ、身体の震えにも悩んでいた村上さん（三〇代男性／製造業）は、抗不安薬がもたらす眠気という「副作用」を自分がリラックスできていることの証左として受け止めており、ポジティブな効果として捉えていた。渡部さん（二〇代女性／大学生）もまた、注意欠陥・多動性障害（ADHD）の治療薬がもたらすとされる食欲減退という「副作用」について、「飲んでいれば痩せるよね」、「『まあ、ラッキーだよね』みたいなものがないといえばなかった」と語っていた。

## 9

服薬開始当時、精神科治療薬を服用しているという認識を有していなかったというケースもあった。竹内さん（四〇代男性／会社員）は、「〔抗不安薬の〕デパスとかコンスタンって、そんなにレベルの高い深刻な状況じゃないから。そのときは知識がないもんですから、抗不安薬だってこともわからなかったし。体の緊張がとれてよく眠れるように。頭が常に徹夜明けの状態でしたので」と語っていた。

10　精神科への通院を再開した時点でも、松岡さんはまだ大学生であり、大学のカウンセリングで受診を勧められたことから通院を決めたという。

11　薬が必要以上に効きすぎてしまうことを指す。

12　傾眠とは、「意識障害のうち、意識の清明度の低下を表す用語」（和田 2016 271）である。精神医療のみならず、介護の現場でも使われることが多い言葉でもある。

13　このエピソードは5章1節でも扱う。

14　松田さんは自身の容姿を極端に醜いと思い込むようになり、外出が困難になったことから精神科に通院している。

15　薬物療法以外の「他の方法」として、松田さんは認知行動療法に取り組んでいる。

16　カルヴァンとは、一六世紀のヨーロッパの宗教改革で、マルティン・ルター（一四八三～一五四六）と並んで指導者となった神学者ジャン・カルヴァン（一五〇九～一五六四）を指し、キリスト教の諸教派であるプロテスタントの形成にも大きな影響を及ぼした人物である。

17　精神科医が患者の「人生とかを全部」把握したうえで治療するという行為は、必ずしも望ましいとは限らない。北中によれば、日本の精神科医は患者の内面に過度に干渉することの危険性や侵襲性、そこに内在する権力関係に自覚的な傾向をもち、そのために最小限の介入として生物学的な治療を優先させてきたという経緯がある（Kitanaka 2011）。心理的な問題について顧慮や解釈を行う「心理的な再帰性（psychological reflexivity）」が患者に委ねられることで、精神医学の治療や介入の領域の線引きがなされてきた。

18　ただし、長谷川さんは有効性を完全に否定しているわけではなく、突発的な不安などが生じた際の「応急処置」としての服薬には一定の効果があると述べていた。

19　「カウンセリング」の歴史は、一九世紀後半に人間の能力の違いを測定し、人種を「改良」することに関心を持ったイギリスの遺伝学者・人類学者のフランシス・ゴルトン（一八二二～一九一一）の優生学的研究にまでさかのぼるという見方もある。ロジャーズ以前の歴史については、Rose（1998、1989/1999）や小沢（2000）を参照のこと。

20　ロジャーズは晩年、彼の共同研究者とともに、来談者中心療法を人間中心療法（Person-Centered Therapy）」に名称を変更している（Nye 1992 = 1995）。

21　東山編（2003）や村瀬・村瀬編（2015）などを参照のこと。

22　「一九五〇年代の初期には全国の中学校、高等学校において相談室設置の動きが広まり、カウンセラーないし『生活指導主任』といった実践家の要請、設置に向けた講習会が活発に行われた」ほか、五〇年代後半には、産業界、司法、警察関係にもカウンセリング技術が応用されていったことを指摘する研究もある（丸山 2012 50）。

23　「心の病」の発覚と援助希求行動の関係性について検証した全国意識調査でも、「『心の病』とみられる症状に接した際、それを『心の病』と認識するのみならず、その症状が深刻だと認識することが、『誰かに援助を求めるべき』とする意識につながる」（的場ほか編 2012 151）ることが示されている。裏を返せば、深刻だと認識されない症状は、誰かに援助を求めにくいものとなりうる。ただ、このような「相談文化」は国や文化圏によって異なるものである。1章では『アメリカ人は気軽に精神科に行く』（表西 2015）という書籍の内容を紹介したが、「心の病」に限らず、欧米人――特にアメリカ人とイギリス人――は、生活上のさまざまな悩みや困り事を専門家に相談する、いわゆる「セラピー文化（therapy culture）」（Furedi 2004）が根づいている。テレビ番組でも、恋人・夫婦・家族間の不仲に悩んでいる人が、「カップルセラピー（couple therapy）」や「家族療法（family therapy）」を受けることで立ち直っていく様子が放映され、今なお人気を博している。また、比較的記憶に新しいのは、片づけコンサルタントの近藤麻理恵の著書『人生がときめく片づけの魔法』（二〇一一）が世界で累計一一〇万部以上販売されるベストセラーとなり、彼女がアメリカの『ＴＩＭＥ』誌にて「世界で最も影響力のある一〇〇人」に選ばれたことがある。同書の内容をベースに作成され、同じく人気を博したNetflixの動画では、彼女が片づけに悩む家庭に実際に訪問し、片づけのアドバイスを行っているが、技法の伝授に留まらず、長年連れ添った最愛の伴侶の遺品を前にこみ上げてくる感情にどのように向き合うのかといった「こころ」の問題も扱われている。このように片づけや遺品整理のような「自分ですべき」と考えられがちなプライベートな事柄も、専門家の助力を仰ごうとする文化、さらにそれを許容ないし推奨する文化の存在がうかがえる。

24　具体的には、クライエントがセラピストに依存してしまう問題が挙げられている。とりわけ、もともと対人関係上の課題を抱えている場合には、セラピスト以外との人間関係の構築がさらに難しくなってしまい、治療が膠着状態に陥りやすくなるという（Karp 2006）。

25　書籍では、英語版がベストセラーになり、日本でも「『うつ病』のバイブル」の謳い文句で出版された精神科医のデイヴィッド・バーンズの著書『いやな気分よさようなら』（1999 = 2004）が代表的である。

26　臨床心理学における曝露技法とは、「ある刺激に曝されつづけると、その刺激によって引き起こされる情動反応の強度は低下していく」（神村 2011 108-109）という基本原理のもと、「なんらかの治療的な守りが用意されたなかで、ターゲットとなる感情をごく弱めに（段階的曝露の場合）あるいは可能な限り強く（持続的・集中的曝露の場合）引き出し、結果的にその感情を高まりにくくするものです。主に、過剰な恐怖・不安の表出あるいは回避行動とみなせる症状・問題行動に応用」（神村 2011 109）されている技法である。本調査では、社会不安障害や強迫性障害などに対して曝露療法が用いられたケースがみられた。

27　FAP療法のトレーニングの提供やトレーナー資格の授与は、株式会社インサイト・カウンセリングが行っている。同社による当時の説明によれば、FAP療法とは「過去の外傷体験を想起することなく、心の傷によって欠けてしまった感情を苦痛なく短期間のうちに統合します。感情が統合されることでストレスに適切に反応できるようになり、楽に生きる道を選択できるようにな」るほか、「心の傷を治療することで、自分の感覚が感じられるようになります。何が嫌で何が自分の欲していることなのかをよりリアルに感じられるようにな」るアプローチであるという（「株式会社インサイト・カウンセリングホームページ」https://insight counseling.com/purpose 2019/8/14 最終アクセス）。

## 第5章

1　リカバリー論にはこのほかにも、個人の「生き方」や「人生」に加えて、その人を取り巻く社会環境にも目を向けようとする立場もある（Pilgrim & McCranie 2013）。第一に、精神科患者による入院生活の自伝や証言をもとに、精神医療のサービスに対する批判と改革を試みる「サービス批判」がある。第二に、精神医学的な疾患把握に依拠しながら、症状の影響を最低限にしていくことを目指しつつ、社会的な障害を乗り越えていくための方法を検討する「治療的楽観主義アプローチ」である。第三に、障害の発生源を個人ではなく社会に求め、社会参加や自己実現を阻む障壁の除去を目指す「社会的障害アプローチ」である。これに関連して、個人の「リカバリー」の重要性ばかりを強調するがあまりに、貧困や不平等といった個人を取り巻く社会環境を見えなくさせ、結果として新自由主義的な自己責任論を強化することに警鐘を鳴らす社会学的な考察もなされている（Harper & Speed 2014）。その批判対象には、精神疾患や障害を欠陥ではなく、個人の特性として積極的にポジティブな意味を与え、より良いアイデンティティや生き方を選択しようとするリカバリー観も含まれる。なお、このなかには、一九七〇年前後から英米圏で関心が集まり始め、日本の精神医学でも関心を集めた「レジリアンス（レジリエンス、resilience）」も含まれる。レジリアンスとは、「発病の誘因となる出来事、環境、ひいては病気そのものに抗し、跳ね返し、克服する復元力、あるいは回復力」（加藤 2016 1079）とされるが、個人の「復元力」や「回復力」に重きが置かれるという点では、社会的な問題を個人に帰責させるリスクもあるという。

2　産業が繁栄し市場文化が栄え、パリ万国博覧会（一九〇〇年）も開催された一九世紀末から第一次世界大戦勃発（一九一四年）までの「ベル・エポック（良き時代）」期に、自殺率が上昇したことをデュルケームは一例として指摘している。

3　厚生労働省 2016（https://kouseikyoku.mhlw.go.jp/shikoku/shinsei/shido_kansa/shitei_kijun/documents/t-26-2-p.pdf 2022/4/11 最終アクセス）。

4　日本うつ病学会 2016（https://www.secretariat.ne.jp/jsmd/toppdf/nirs_statement.pdf 2022/4/11 最終アクセス）。

5　野村さんは、発達障害児も含む障害児の学童保育のスタッフとして働いていることもあって、発達障害関連の知識や情報と接触しやすかったことも、疑念を抱くようになった経緯に影響していると考えられる。

6　英語圏でも「発達障害（developmental disabilities）」という総称が用いられることがあるものの、これよりも「自閉症」や「注意欠陥多動症」などの個別の障害や症状が直接言及されることが多い傾向にある。

7　社会学者のタルコット・パーソンズ（一九〇二〜一九七九）は、病人が通常の社会的義務（仕事や学業など）を免除され、病気になったことの責めも負わないことを「病人役割」の構成要素として指摘した（Parsons 1951、高城 2002）。さらに、病人役割が社会のなかで果たす機能の一つとして「ガス抜き」を挙げている。たとえば、仮病を使って会社や学校を休むこと、いわゆるズル休みというものが世の中には多くみられるが、もしこれが完全に禁じられ厳しく取り締まられるようになれば、その社会は生きづらいものになるだろう。人によっては不適応を起こしたり、あるいは抵抗や反抗に乗り出したりするかもしれない。そのため、病人役割にある程度の寛容性が備わっていることが、社会の存続と維持には必要不可欠であるという。一方で、病人役割論には限界も指摘されてきた。たとえば、感染症や生活習慣病など、ある程度予防や発症をコントロールすることが可能とされる疾患に対して、病人役割は完全には適用されづらい。療養が長期にわたる慢性疾患のような場合も、病人役割がずっと認められ続けるとは考えづらい。さらに、差別や偏見、スティグマを被るタイプの病気、特に精神疾患のような場合には、病気の回復でもって病人が元の地位に戻れるとみなされないこともある。たとえば仕事でも、配置転換や業務内容の変更などといったかたちで地位の変更が生じることも多い。

8　精神医学者・東京大学名誉教授で発達障害研究の権威である加藤進昌（一九四七〜）の名前を高橋さんは挙げていた。

9　菊池さんは服薬しなかった理由として、薬剤の性質とこれを処方する医師の言動を挙げていた。

**菊池さん**　なんか覚せい剤に準じた薬とか、最近認可されたばっかりの薬だとか、やたら高いとか。「一ヶ月で一万円くらいするよ」って言われて。あと、「副作用はほとんどないらしいよ」とか、ちょっと言い方も変なんですよね。「らしいよ」とか、なんで自分が知らないものを売っているんだみたいなことを思いながら、ちょっと信頼できなくて。

向精神薬・中枢神経興奮剤のリタリンが、覚せい剤に準じた作用があるとして乱用され、社会問題化したことから、二〇〇七年以降うつ病への適応がなされなくなった一連の出来事は「リタリン騒動」として一般に知られており、菊池さんの語りもこれを一部反映したものと考えられる。

# 索　引

さ行



た行

# 参考文献


Abott, A., 1988, *The System of Professions: An Essay on the Division of Expert Labor*, Chicago: The University of Chicago Press.

Abraham, J., 2010, "Pharmaceuticalization of Society in Context: Theoretical, Empirical, and Health Dimensions," *Sociology*, 44(4): 603-622.

天野直二, 2016,「神経学」加藤敏ほか編『縮刷版 現代精神医学事典』弘文堂: 512-513.

Applbaum, K., 2006, "Educating for Global Mental Health: The Adoption of SSRIs in Japan," Patryna, A., Lakoff, A. and A. Kleinman eds., *Global Pharmaceuticals: Ehics, Markets, Practices*, Durham and London: Duke University Press.

Armstrong, D., 1983, *Political Anatomy of the Body: Medical Knowledge in Britain in the Twentieth Century*, Cambridge: Cambridge University Press.

Anthony, W. A., 1993, "Recovery from Mental Illness: The Guiding Vision of the Mental Health System in the 1990s." *Psychosocial Rehabilitation Journal*, 16: 11-23.

Aron, E. N., 1996, *The Highly Sensitive Person: How to Thrive When the World Overwhelms You*, New York: Broadway Books. (=2000, 冨田香里訳『ささいなことにもすぐに「動揺」してしまうあなたへ。』SB文庫.)

朝日新聞社「モダンメディシン」編集部編, 1982,『生きる悩みを診る悩み――精神科診療所日記』合同出版.

Bachhuber, A. et al., 2016, "Increasing Benzodiazepine Prescriptions and Overdose in the United States 1996-2013," *American Journal of Public Health*, 106(4): 686-688.

Bakhtin, M. M., 1976, *Éstetika Slovesnogo Tvorchestva*, Moscow: Iskusstvo. (=1986, Translated by McGee, V. W., Edited by Emerson, C. and M. Holquist, *Speech Genres and Other Late Essays*, Texas: University of Texas Press.)

Beck, A. T., 1962, "Reliability of Psychiatric Diagnoses: A Critique of Systematic Studies. American Jouranal of Psychiatry," *American Jouranal of Psychiatry*, 119(3): 210-216.

――――, 1976, *Cognitive Therapy and the Emotional Disorders*, New York: Penguin. (＝1990, 大野裕訳『認知療法――精神療法の新しい発展』岩崎学術出版社.)

Becker, H., 1963/1973, *Outsiders: Studies in the Sociology of Deviance*, New York: The Free Press. (＝1993, 村上直之訳『アウトサイダーズ――ラベリング理論とはなにか 新装版』新泉社.)

Bellah, R. N. et al., 1985, *Habits of the Heart: Individualism and Commitment in American Life*, Berkeley: University of California Press. (＝1991, 島薗進・中村圭志訳『心の習慣――アメリカ個人主義のゆくえ』みすず書房.)

Berger, P. L., 1965, "Toward a Sociological Understanding of Psychoanalysis," *Social Research*, 32(1): 26-41.

――――, 1977, *Facing up to Modernity: Excursions in Society, Politics, and Religion*, New York:

Basic Books.

Berger, P. L. et al., 1973, *The Homeless Mind: Modernization & Consciousness*, New York: Random House.（＝1977, 高山真知子ほか訳『故郷喪失者たち――近代化と日常意識』新曜社.）

Black, C., 1982, *It Will Never Happen to Me! Children of Alcoholics: Growing Up with Addiction as Youngsters-Adolescents – Adults*, Denver: Medical Administration Co.（＝2004, 斎藤学監訳『私は親のようにならない――嗜癖問題とその子どもたちへの影響 改訂版』誠信書房.）

Booth, C., 1902-1903, *Life and Labour of the People in London*, 17 Vols, London: Macmillan.

Burns, D. D., 1999, *Feeling Good: The New Mood Therapy (Revised and Updated)*, New York: Harper Collins Publishing. (=2004, 野村総一郎ほか訳『いやな気分よ、さようなら――自分で学ぶ「抑うつ」克服法 第2版』星和書店.)

Cahalan, S., 2019, *The Great Pretender: The Undercover Mission That Changed Our Understanding of Madness*, New York: Grand Central Publishing.（＝2021, 宮﨑真紀訳『なりすまし――正気と狂気を揺るがす、精神病院潜入実験』亜紀書房.）

Callahan, C. M. and G. E. Berrios, 2005, *Reinventing Depression: A History of the Treatment of Depression in Primary Care 1940-2004*, New York: Oxford University Press.

Clarke, E. et al., 2003, "Biomedicalization: Technoscientific Transformations of Health, Illness, and U.S. Biomedicine," *American Sociological Review*, 68(2): 161-194.

Conrad, P., 2005, "The Shifting Engines of Medicalization," *Journal of Health and Social Behavior*, 46(1): 3-14.

———, 2007, *The Medicalization of Society: On the Transformation of Human Conditions into Treatable Disorders*, Baltimore: John Hopkins University Press.

Conrad, P. and J. W. Schneider, 1980/1992, *Deviance and Medicalization: From Badness to Sickness: Expanded Edition*, Philadelphia: Temple University Press.（＝2003, 進藤雄三監訳『逸脱と医療化――悪から病へ』ミネルヴァ書房.）

Corin, E. and G. Lauzon, 1992, "Positive Withdrawal and the Quest for Meaning: The Reconstruction of Experience among Schizophrenics," *Psychiatry*, 55(3): 266-278.

Davies, J., 2009, *The Making of Psychotherapists: An Anthropological Analysis*, London: Karnac Books Ltd.（＝2018, 東畑開人監訳『心理療法家の人類学――こころの専門家はいかにして作られるか』誠信書房.）

Decker, H. S., 2007, "How Kraepelinian was Kraepelin? How Kraepelinian are the Neo-Kraepelinians?: From Emil Kraepelin to DSM-III. History of Psychiatry," *History of Psychiatry*, 18(3): 337-360.

DeGrandpre, R., 1999, *Ritalin Nation: Rapid-Fire Culture and the Transformation of Human Consciousness*, New York: W. W. Norton and Company.

Dicks, H. V., 1970/2014, *Fifty Years of the Tavistock Clinic*, London and New York: Routledge.

土井健郎, 1971,『「甘え」の構造』弘文堂選書.

Dumit, J., 2012, *Drugs for Life: How Pharmaceutical Companies Define Our Health,* Durham and London: Duke University Press.

Durkheim, É., 1897/1960, *La Suicie: Étude de Sociologie, Nouvelle Édition, Trimestre,* Paris: Presses Universitaires de France.（＝1985, 宮島喬訳『自殺論』中公文庫.）

Ecks, S., 2013, *Eating Drugs: Psychopharmaceutical Pluralism in India,* New York: New York University Press.

江口重幸, 2019,『病いは物語である——文化精神医学という問い』金剛出版.

Ehrenberg, A., 2010, *The Weariness of the Self: Diagnosing the History of Depression in the Contemporary Age,* Montreal: McGill's University Press.

Elliott, A. and C. Lemert, 2009, *The New Individualism: The Emotional Costs of Globalization (Revised Edition),* London and New York: Routledge.

Elliott, C., 2003, *Better Than Well: American Medicine Meets the American Dream,* New York and London: W. W. Norton and Company, Inc.

Emerson, R. M., 2015, *Everyday Troubles: The Micro-Politics of Interpersonal Conflict,* Chicago and London: The University of Chicago Press.

Emerson, R. M. and S. L. Messinger, 1977, "The Micro-Politics of Trouble," *Social Problems,* 25: 121-134.

Eysenck, H. J., 1985, *The Decline and Fall of the Freudian Empire,* Harmondsworth: Penguin Books.（＝1988, 宮内勝ほか訳『精神分析に別れを告げよう——フロイト帝国の衰退と没落』批評社.）

Farris, R. E. L. and H. W. Dunham, 1939, *Mental Disorders in Urban Areas: An Ecological Study of Schizophrenia and Other Psychoses,* Chicago: University of Chicago Press.

Forward, S., 1989, *Toxic Parents: Overcoming Their Hurtful Legacy and Reclaiming Your Life,* New York: Bantam Books.（＝1999, 玉置悟訳『毒になる親』毎日新聞社.）

————, 1989, *Toxic Parents: Overcoming Their Hurtful Legacy and Reclaiming Your Life,* New York: Bantam Books.（＝2021, 玉置悟訳『毒になる親 完全版』毎日新聞出版.）

Foucault, M., 1961/1972, *Histoire de la Folie à L'âge Classique,* Paris: Gallimard.（＝2020, 田村俶訳『狂気の歴史——古典主義時代における 新装版』新潮社.）

————, 1975, *Surveiller et Punir: Naissance de la Prison,* Paris: Gallimard.（＝2020, 田村俶訳『監獄の誕生——監視と処罰 新装版』新潮社.）

————, 1988, *Technologies of the Self: A Seminar with Michel Foucault,* Massachusetts: University of Massachusetts Press.（＝2004, 田村俶・雲和子訳『自己のテクノロジー——フーコー・セミナーの記録』岩波現代文庫.）

————, 2003, *Le Pouvoir Psychiatrique: Cours au Collège de France*（*1973-1974*）, Paris: Gallimard.（＝2006, 慎改康之訳『精神医学の権力——コレージュ・ド・フランス講義 1973-1974年度』筑摩書房.）

Fournier, J. C. et al., 2010, "Antidepressant Drug Effects and Depression Severity: A Patient-Level Meta-Analysis," *Journal of the American Medical Association,* 303(1): 47-53.

Fox, R. C. 1977, "The Medicalization and Demedicalization of American Society," *Daedalus*, 106(1): 9-22.

Frances, A., 2013, *Saving Normal: An Insider's Revolt against Out-of-Control Psychiatric Diagnosis, DSM-5, Big Pharma, and the Medicalization of Ordinary Life*, New York: HarperCollins Publishers. (＝2013, 青木創訳『正常を救え――精神医学を混乱させるDSM-5への警告』講談社.)

Frank, A. W., 1995, *The Wounded Storyteller: Body, Illness, and Ethics*, Chicago: The University of Chicago Press. (＝2002, 鈴木智之訳『傷ついた物語の語り手――身体・病い・倫理』ゆみる出版.)

Freidson, E., 1970, *Professional Dominance: The Sociological Structure of Medical Care*, New Brunswick and London: Atherton Press. (＝1992, 新藤雄三・宝月誠訳『医療と専門家支配』恒星社厚生閣.)

Freud, S., 1909, "Analyse der Phobie eines Fünfjährigen Knaben," *Jahrbuch für Psychoanalytische und Psychopathologische Forschungen*," 1(1): 1-109. (＝2008, 総田純次訳「ある五歳男児の恐怖症の分析〔ハンス〕」『フロイト全集10　症例「ハンス」症例「鼠男」――1909年』岩波書店: 1-174.)

――――, 1922, "Nachschrift zur Analyse der Kleinen Hans," *Gesammelte Werke: Chronologisch Geordnet*, 13: 431-432. (＝2008, 総田純次訳「ハンス少年分析後日談」『フロイト全集10　症例「ハンス」症例「鼠男」――1909年』岩波書店: 175-176.)

藤本修, 2014,『精神科のヒミツ――クスリ、報酬、診断書』中公新書ラクレ.

藤澤敏雄, 1971,「過渡期の悲劇――小坂英世氏に関するおぼえ書き」『精神医療 第2次』2(2): 118-122.

福田正人・三國雅彦, 2012,「先端医療『うつ症状の光トポグラフィー検査』」『精神神経学雑誌』114 (7): 801-806.

Fullagar, S., 2009, "Negotiating the Neurochemical Self: Anti-depressant Consumption in Women's Recovery from Depression," *Health (London)*, 13(4): 389-406.

船津衛, 2012,「シンボリック相互作用論」見田宗介ほか編『現代社会学辞典』弘文堂: 707-708.

Furedi, F., 2003, *Therapy Culture: Cultivating Vulnerability in an Uncertain Age*, London and New York: Routledge.

Garfinkel, H., 1956, "Some Sociological Concepts and Methods for Psychiatrists", *Psychiatric Research Reports*, 6(6): 181-195.

――――, 1967, "Passing and the Managed Achievement of Sex Status in an "Intersexed" Person Part 1, An Abridged Version," Garfinkel, H. eds., *Studies in Ethnomethodology*, Englewood Cliffs: Prince-Hall: 116-185. (＝1987, 山田富秋ほか訳「アグネス、彼女はいかにして女になり続けたか――ある両性的人間の女性としての通過作業とその社会的地位の操作的達成」山田富秋ほか編訳『エスノメソドロジー――社会学的思考の解体』せりか書房: 233-322.)

Gergen, K. H., 1994, *Realities and Relationships: Soundings in Social Construction,* Massachusetts: Harvard University Press.（＝2004, 永田素彦・深尾誠訳『社会構成主義の理論と実践――関係性が現実をつくる』ナカニシヤ出版.）

――――, 2000, *The Saturated Self: Dilemmas of Identity in Contemporary Life,* New York: Basic Books.

Giddens, A., 1991, *Modernity and Self-Identity: Self and Society in the Late Modern Age,* Cambridge: Polity Press.（＝2005, 秋吉美都ほか訳『モダニティと自己アイデンティティ――後期近代における自己と社会』ハーベスト社.）

Giosan, C. et al., 2001, "The Lay Concept of 'mental disorder': A Cross-Cultural Study," *Transcultural Psychiatry,* 38(3): 317-332.

Goffman, E., 1961, *Asylum: Essays on the Social Situation of Mental Patients and Other Intimates,* New York: Dobleday.（＝1984, 石黒毅訳『アサイラム――施設被収容者の日常世界』誠信書房.）

群馬大学精神医療研究会, 1974,「生活臨床と地域精神衛生」『精神医療』（岩崎学術出版社）, 3 (2): 63-78.

Hacking, I., 1995, *Rewriting the Soul: Multiple Personality and the Sciences of Memory,* Princeton: Princeton University Press.（＝1998, 北沢格訳『記憶を書きかえる――多重人格と心のメカニズム』早川書房.）

Halfmann, D., 2012, "Recognizing Medicalization and Demedicalization: Discourses, Practices, and Identities," *Health (London),* 16(2): 186-207.

浜田晋, 1991,『町の精神科医――精神科診療所開業のすすめ』星和書店.

――――, 2006,『街角の精神医療――最終章』医学書院.

Harding, C., 2015, "Religion and Psychotherapy in Modern Japan: A Four-phase View," Harding, C. et al. eds, *Religion and Psychotherapy in Modern Japan,* London and New York: Routledge: 25-50.

Harper, D. and E. Speed, 2014, "Uncovering Recovery: The Resistible Rise of Recovery and Resilience," Speed, E. et al. eds., *De-Medicalizing Misery II: Society, Politics and the Mental Health Industry,* London: Palgrave Macmillan: 40-56.

Haslam, N. and C. Giosan, 2002, "The Lay Concept of 'Mental Disorder' among American Undergraduates," *Journal of Clinical Psychology,* 58(4): 479-485.

林公一, 2001,『擬態うつ病』宝島社新書.

Hayes, C. S. et al., 2012, *Acceptance and Commitment Therapy, Second Edition: The Process and Practice of Mindful Change,* New York and London: The Guilford Press.（＝2014, 武藤崇ほか監訳『アクセプタンス&コミットメント・セラピー（ACT）――マインドフルな変化のためのプロセスと実践』星和書店.）

Healy, D., 1997, *The Antidepressant Era,* Cambridge: Harvard University Press.（＝2004, 林建郎・田島治訳『抗うつ薬の時代――うつ病治療薬の光と影』星和書店.）

――――, 2003, *Let Them Eat Prozac: The Unhealth Relationship between the Pharmaceutical*

*Industry and Depression*, Toronto: James Lorimer and Company.（＝2005, 田島治監修『抗うつ薬の功罪――SSRI論争と訴訟』みすず書房.）
――――, 2004, "Psychopathology at the Interface between the Market and the New Biology," Rees, D. and S. Rose eds., *The New Brain Sciences: Perils and Prospects*, Cambridge: Cambridge University Press.
東山紘久編, 2003,『来談者中心療法』ミネルヴァ書房.
Horwitz, A. V., 2010, "How an Age of Anxiety Became an Age of Depression," *The Milbank Quarterly*, 88(1): 112-138.
――――, 2013, *Anxiety: A Short History*, Baltimore: The John Hopkins University Press.
Horwitz, A. V. and J. C. Wakefield, 2007, *The Loss of Sadness: How Psychiatry Transformed Normal Sorrow into Depressive Disorder*, New York: Oxford University Press.（＝2011, 伊藤和子訳『それは「うつ」ではない――どんな悲しみも「うつ」にされてしまう理由』CCCメディアハウス.）
芳賀明彦, 1991,「日本におけるカウンセリングの歴史」『鳴門生徒指導研究』1: 29-50.
House, R. and D. Loewenthal, 2008, "Introduction: An Expansion of the Criticisms of CBT," House, R. and D. Loewenthal eds., *Against and For CBT: Towards a Constructive Dialogue?*, Herefordshire: PCCS BOOKS: 7-18.
兵頭晶子, 2007,「精神療法をめぐる歴史――民間療法からの出発とその帰結」芹沢一也編『時代がつくる「狂気」――精神医療と社会』朝日選書: 85-110.
池田祥英, 2020,「A. コント――「社会学」の誕生」仲川秀樹編『社会学史入門――黎明期から現代的展開まで』ミネルヴァ書房: 16-29.
池見酉次郎, 1963,『心療内科』中公新書.
――――, 1973,『続・心療内科――人間回復をめざす医学』中公新書.
Illich, I., 1976, *Medical Nemesis*, New York: Pantheon Books.（＝1998, 金子嗣郎訳『脱病院化社会――医療の限界』晶文社クラシックス.）
井村宏次, 1984,『霊術家の饗宴』心交社.
稲葉陽二編, 2021,『ソーシャル・キャピタルからみた人間関係――社会関係資本の光と影』日本評論社.
稲田健・石郷岡純, 2011,「ベンゾジアゼピン依存の臨床」福居順二編『脳とこころのプライマリケア8 依存』シナジー : 235-244.
James, W., 1890, "The Hidden Self," *Scribner's Magazine*, 7(3): 361-374.
Jenkins, J. H., 2010, "Psychopharmaceutical Self and Imaginary in the Social Field of Psychiatric Treatment," Jenkins, J. H. eds., *Pharmaceutical Self: The Global Shaping of Experience in an Age of Psychopharmacology*, Santa Fe: SAR Press: 17-40.
Jenkins, J. H. and E. Carpenter-Song, 2005, "The New Paradigm of Recovery from Schizophrenia: Cultural Conundrums of Improvement without Cure," *Culture, Medicine and Psychiatry*, 29(4): 379-413.
Jutel, A. G., 2011, *Putting a Name to It: Diagnosis in Contemporary Society*, Baltimore: Johns

Hopkins University Press.

Juzwik, M. M., 2012, "Spoken Narrative," Gee, J. P. and M. Handford eds., *The Routledge Handbook of Discourse Analysis*, London and New York: Routledge: 379-413.

神村栄一, 2011,「段階的曝露技法」下山晴彦編『認知行動療法を学ぶ』金剛出版: 108-128.

神谷浩夫, 2002,「精神科診療所の立地における大都市集中の意味」『経済地理学年報』48(3): 221-237.

Kaplan-Solms, K. and M. Solms, 2002, *Clinical Studies in Neuro-psychoanalysis, Second Edition*, New York: Other Press.

Karp, D., 1996, *Speaking of Sadness: Depression, Disconnection, and the Meaning of Illness*, New York: Oxford University Press.

————, 2006, *Is It Me or My Meds?: Living with Antidepressants*, Massachusetts: Harvard University Press.

笠原嘉, 1976,『精神科医のノート』みすず書房.

————, 1982,「はしがき」朝日新聞社「モダンメディシン」編集部編『生きる悩みを診る悩み——精神科診療日記』合同出版: i-v.

春日武彦, 2012,『「いかがわしさ」の精神療法』日本評論社.

片桐雅隆, 2011,『自己の発見——社会学史のフロンティア』世界思想社.

片桐雅隆・樫村愛子, 2011,「「心理学化」社会における社会と心理によせて」『社会学評論』61(4): 362-365.

加藤敏編, 2013,『職場結合性うつ病』金原出版.

————, 2016,「レジリアンス」加藤敏ほか編『縮刷版 現代精神医学事典』弘文堂: 17.

加藤諦三, 2020,『メンヘラの精神構造』PHP新書.

河合隼雄, 1998,『こころの処方箋』新潮文庫.

川村邦光, 2006,『幻視する近代空間——迷信・病気・座敷牢、あるいは歴史の記憶』(復刊選書8) 青弓社.

Kawachi, I. and L. F. Berkman, 2001, "Social Ties and Mental Health," *Journal of Urban Health*, 78(3): 458-467.

風祭元, 2008,『日本近代精神科薬物療法史』アークメディア.

Kendell, R. E. et al., 1971, "Diagnostic Criteria of American and British Psychiatrists," *Archives of General Psychiatry*, 25(2): 123-130.

貴戸理恵, 2018,『「コミュ障」の社会学』青土社.

木村敏, 1972,『人と人との間——精神病理学的日本論』弘文堂.

Kirmayer, L. J., 2002, "Psychopharmacology in a Globalizing World: The Use of Antidepressants in Japan," *Transcultural Psychiatry*, 39(3): 295-322.

Kirmayer, L. J. and A. Young, 1998, "Culture and Somatization: Clinical, Epidemiological, and Ethnographic Perspectives," *Psychosomatic Medicine*, 60: 420-430.

岸見一郎・古賀史健, 2013,『嫌われる勇気——自己啓発の源流「アドラー」の教え』ダイヤモンド社.

岸本寛史編, 2015,『ニューロサイコアナリシスへの招待』誠信書房.

Kitanaka, J., 2011, *Depression in Japan: Psychiatric Cures for a Society in Distress*, Princeton: Princeton University Press.

北中淳子, 2014,『うつの医療人類学』日本評論社.

北西憲二編, 2014,『森田療法を学ぶ——最新技法と治療の進め方』金剛出版.

Kitsuse, J. I. and M. B. Spector, 1977, *Constructing Social Problems*, Menlo Park Calif: Cummings Publishing.（＝1990, 村上直之ほか訳『社会問題の構築——ラベリング理論をこえて』マルジュ社.）

Kleinman, A., 1988, *The Illness Narratives: Suffering, Healing, and the Human Condition*, New York: Basic Books.（＝1996, 江口重幸ほか訳『病いの語り——慢性の病いをめぐる臨床人類学』誠信書房.）

————, 1988, *Rethinking Psychiatry: From Cultural Category to Personal Experience*, New York: Free Press.（＝2012, 江口重幸ほか訳『精神医学を再考する——疾患カテゴリーから個人的経験へ』みすず書房.）

Klerman, G. L., 1972, "Psychotropic Hedonism vs. Pharmacological Calvinism," *The Hastings Center Report*, 2 (4): 1-3.

小池靖, 2007,『セラピー文化の社会学——ネットワークビジネス・自己啓発・トラウマ』勁草書房.

近藤麻理恵, 2011,『人生がときめく片づけの魔法』サンマーク出版.

Kramer, P., 1993, *Listening to Prozac: A Psychiatrist Explores Antidepressant Drugs and the Remaking of the Self*, New York: Viking Press.（＝1997, 堀たほ子訳『驚異の脳内薬品——鬱に勝つ「超」特効薬』同朋舎.）

窪田彰, 2016,「1 日本の精神科地域ケアの多機能型への発展」窪田彰編『多機能型精神科診療所による地域づくり——チームアプローチによる包括的ケアシステム』金剛出版: 9-26.

————, 2018,「日本の精神科診療所の地域ケアの歴史を振り返る——多機能型精神科診療所の発展を軸に」原田誠一編『メンタルクリニックのこれからを考える』中村書店: 10-22.

熊野宏昭, 2012,『新世代の認知行動療法』日本評論社.

呉秀三・樫田五郎, 1918,『精神病者私宅監置ノ実況及び其統計的観察』内務省衛生局.（＝2012, 金川英雄訳『現代語訳 呉秀三・樫田五郎 精神病者私宅監置の実況』医学書院.）

草柳千早, 2004,『「曖昧な生きづらさ」と社会——クレイム申し立ての社会学』世界思想社.

葛原茂樹, 2020,「日本神經學會創立（1902）から116年——歴史に学び教訓を未来に活かす」『臨床神経学』60(1): 1-19.

Lane, C., 2007, *Shyness: How Normal Behavior Became a Sickness*, London; Yale University Press.（＝2009, 寺西のぶ子訳『乱造される心の病』河出書房新社.）

Lasch, C., 1979, *The Culture of Narcissism: American Life in an Age of Diminishing Expectations*, New York: Norton.（＝1981, 石川弘義訳『ナルシシズムの時代』ナツメ社.）

Latour, B., 2005, *Reassembling the Social: An Introduction to Actor-Network-Theory*, New York: Oxford University Press. (=2019, 伊藤嘉高訳『社会的なものを組み直す——アクターネッ

トワーク理論入門』法政大学出版局.)

Leamy, M. et al., 2011, “Conceptual Framework for Personal Recovery in Mental Health: Systematic Review and Narrative Synthesis,” *British Journal of Psychiatry,* 199: 445-452.

Leslie, C., 1980, “Medical Pluralism in World Perspective,” *Social Science and Medicine,* 14B: 191-195.

Linehan, M. M., 1993, *Cognitive-Behavioral Treatment of Borderline Personality Disorder,* New York and London: The Guilford Press. (＝2007, 大野裕ほか訳『境界性パーソナリティ障害の弁証法的行動療法――DBTによるBPDの治療』誠信書房.)

Lupton, D., 2020, *Data Selves: More-than-Human Perpectives,* Cambridge and Medford: Polity Press.

Lynch, M., 1983, “Accommodation Practices: Vernacular Treatments of Madness,” *Social Problems,* 31(2): 152-164.

町沢静夫, 2004,「認知療法, 認知行動療法」氏原寛ほか編『心理臨床大事典 改訂版』培風館: 374-378.

牧野智和, 2012,『自己啓発の時代――「自己」の文化社会学的研究』勁草書房.

Mansell, W., 2008, “What is CBT Really, and How Can We Enhance the Impact of Effective Psychotherapies such as CBT?,” House, R. and D. Loewenthal eds., *Against and For CBT: Towards a Constructive Dialogue?,* Herefordshire: PCCS BOOKS: 19-32.

Martin, E., 2007, *Bipolar Expeditions: Mania and Depression in American Culture,* Princeton: Princeton University Press.

丸山和昭, 2012,『カウンセリングを巡る専門職システムの形成過程――「心」の管轄権とプロフェッショナリズムの多元性』大学教育出版.

――――, 2016,「公認心理師法の政策形成・決定過程――日本臨床心理士会の動向を中心に」『名古屋高等教育研究』16: 133-154.

的場智子ほか編, 2012,『心の病へのまなざしとスティグマ――全国意識調査』明石書店.

松枝亜希子, 2010,「トランキライザーの流行――市販向精神薬の規制の論拠と経過」*Core Ethics,* 6: 385-399.

松本俊彦, 2016,「特集にあたって」『精神科治療学』31(2): 139-140.

松本俊彦ほか, 2011,「わが国における最近の鎮静剤(主としてベンゾジアゼピン系薬剤)関連障害の実態と臨床的特徴――覚せい剤関連障害との比較」『精神神経学雑誌』113(12): 1184-1198.

松浪克文, 2016,「仮面うつ病」加藤敏ほか編『縮刷版 現代精神医学事典』弘文堂: 165.

松薗りえこ, 2015,「クリニックの案内・広報・宣伝」原田誠一ほか編『メンタルクリニック運営の実際――設立と経営、おもてなしの工夫』中山書店: 248-256.

松嶋健, 2014,『プシコナウティカ――イタリア精神医療の人類学』世界思想社.

Mead, G. H., 1934, *Mind, Self and Society: From the Standpoint of a Social Behaviorist,* Chicago: The University of Chicago Press. (＝1995, 河村望訳『精神・自我・社会』人間の科学社.)

南保輔, 2012,「ラベリング理論」見田宗介編『現代社会学辞典』弘文堂: 1308-1309.
宮岡等, 1995,『内科医のための精神症状の見方と対応』医学書院.
Moerman, D. E., 2002, *Meaning, Medicine, and the "Placebo Effect"*, New York: Cambridge University Press.
Moncrieff, J. and D. Cohen, 2009, "How Do Psychiatric Drugs Work?," *British Medical Journal*, 338: 1535-1537.
森真一, 2000,『自己コントロールの檻――感情マネジメント社会の現実』講談社選書メチエ.
森田正馬, 1928/2004,『新版 神経質の本態と療法――森田療法を理解する必読の原点』白揚社.
Moynihan, R. et al. 2002, "Selling Sickness: The Pharmaceutical Industry and Disease Mongering," *British medical Journal*, 324 (7342): 886-891.
村崎光邦, 2001,「わが国における向精神薬の現状と展望――21世紀をめざして」『臨床精神薬理』4: 3-27.
村瀬孝雄・村瀬喜代子編, 2015,『全訂 ロジャーズ――クライエント中心療法の現在』日本評論社.
永田利彦ほか, 2003,「治験広告によって来院した社会不安障害例」『精神医学』45(7): 709-714.
中井久夫, 2001,『治療文化論――精神医学的再構築の試み』岩波現代文庫.
中嶋聡, 2012,『「新型うつ病」のデタラメ』新潮選書.
中村英代, 2011,『摂食障害の語り――〈回復〉の臨床社会学』新曜社.
中山元, 1997,「フーコーの初期――解説」Foucault, M., 1954, *Maladie Mentale et Personalité*, Paris: Presses Universitaires de France.（＝1997, 中山元訳『精神疾患とパーソナリティ』ちくま学芸文庫.）
夏苅郁子ほか, 2018,「『精神科担当医の診察態度』を患者・家族はどのように評価しているか――約6,000人の調査結果とそれに基づく提言」『精神神経学雑誌』120 (10): 868-886.
西村健ほか, 1999,「日本における精神科診療所の歴史」松下正明・昼田源四郎編『精神医療の歴史』中山書店: 321-330.
野島那津子, 2021,『診断の社会学――「論争中の病」を患うということ』慶應義塾大学出版会.
Nettleton, S., 2004, "The Emergence of E-Scaped Medicine?," *Sociology*, 38(4)：661-679
――――, 2006, "I Just Want Permission to Be Ill: Towards a Sociology of Medically Unexplained Symptoms," *Social Science & Medicine*, 62(5): 1167-1178.
Nolan, Jr. L. J. 1998, *The Therapeutic State: Justifying Government at Century's End*, New York and London: New York University Press.
野村忍, 2000,「本態性高血圧症」久保木富房ほか編『心療内科』星和書店: 78-88.
額賀淑郎, 2006,「医療化論と生物医療化論」『社会学評論』56(4): 815-829.
Nye, R. D., 1992, *Three Psychologies, 4/E: Perspectives from Freud, Skinner and Rogers*, California: Brooks/Cole Publishing Company.（＝1995, 河合伊六訳『臨床心理学の源流――フロイト・スキナー・ロジャーズ』二瓶社.）
荻野恒一, 1977,『過疎地帯の文化と狂気――奥能登の社会精神病理』新泉社.

岡田靖雄, 2002,『日本精神科医療史』医学書院.

岡田靖雄・小坂英世, 1970,『市民の精神衛生――社会のなかで精神病を治す』勁草書房.

岡本克郎, 2015,「資本調達・返済計画, 保険診療査定, 医療法人化」松﨑博光編『メンタルクリニック運営の実際――設立と経営、おもてなしの工夫』中山書店: 230-235.

岡本正幸編, 2020,『精神保健福祉システムの再構築――非拘束社会の地平』ミネルヴァ書房.

岡本重慶, 2015,『忘れられた森田療法――歴史と本質を思い出す』創元社.

小俣和一郎, 2018,「メンタルクリニックの歴史：総論」原田誠一編『メンタルクリニックのこれからを考える』中山書店: 2-9.

――――, 2020,『精神医学の近現代史――歴史の潮流を読み解く』誠信書房.

表西恵, 2015,『アメリカ人は気軽に精神科医に行く』ワニブックスPLUS新書.

大野裕, 2012,「II 精神療法」野村総一郎ほか編『標準精神医学 第5版』医学書院: 150-164.

――――, 2014,『精神医療・診断の手引き――DSM-IIIはなぜ作られ、DSM-5はなぜ批判されたか』金剛出版.

――――, 2016,「認知療法〔認知行動療法〕」加藤敏ほか編『縮刷版 現代精神医学事典』縮刷版 現代精神医学事典』弘文堂: 800-801.

大平健, 1990,『豊かさの精神病理』岩波新書.

Ortega, F., 2009, “The Cerebral Subject and the Challenge of Neurodiversity,” *BioSocieties*, 4(4): 425-445.（＝2015, 野島那津子訳「脳的主体と神経多様性の問題」『現代思想』43(10): 190-212.）

大嶋正浩, 2017,『地域における多機能型精神科診療所実践マニュアル――乳幼児から成人までの地域包括ケアシステムを目指して』金剛出版.

小沢牧子, 2000,「カウンセリングの歴史と原理」日本社会臨床学会編『カウンセリング・幻想と現実 上巻 理論と社会』現代書館.

―――― 2002,『「心の専門家」はいらない』新書y.

Palmer, D., 2000, “Identifying Delusional Discourses: Issues of Rationality, Reality and Power,” *Sociology of Health and Illness*, 22(5): 661-678.

Parsons, T., 1951, *The Social System*, New York: The Free Press.（＝1974, 佐藤勉訳『社会体系論』青木書店.）

Pescosolido, B. A. et al., 2010, “A Disease Like Any Other?: A Decade of Change in Public Reactions to Schizophrenia, Depression, and Alcohol Dependence,” *American Journal of Psychiatry*, 167: 1321-1330.

Pilgrim, D., 2008, “Reading HAPPINESS: CBT and the Layard Thesis,” House, R. and D. Loewenthal eds., *Against and For CBT: Towards a Constructive Dialogue?*, Herefordshire: PCCS BOOKS: 206-268.

Pilgrim, D. and A. McCranie, 2013, *Recovery and Mental Health: A Critical Sociological Account*, London: Palgrave Macmillan.

Pomerantz, A., 1986, “Extreme Case Formulations: A Way of Legitimizing Claims,” *Human Studies*, 9 (2-3): 219-229.

Popper, K., 1959, *The Logic of Scientific Discovery*, London: Hutchinson.（＝1971-72, 大内義一・森博訳『科学的発見の論理 上・下』恒星社厚生閣.）

Porter, R., 1989, *Health for Sale: Quackery in England, 1660-1850*, Manchester: Manchester University Press.（＝1993, 田中京子訳『健康売ります——イギリスのニセ医者の話 1660-1850』みすず書房.）

Putnam, R. D., 2000, *Bowling Alone: The Collapse and Revival of American Community*, New York: Simon & Schuster.（＝2006, 柴内康文訳『孤独なボウリング——米国コミュニティの崩壊と再生』柏書房.）

Rhodes, A. L., 1991, *Emptying Beds: The Work of an Emergency Psychiatric Unit*, California and London; University of California Press.

Rieff, P., 1966, *The Triumph of the Therapeutic: Uses of Faith after Freud*, New York: Harper and Row.

Rogers, A. and D. Pilgrim, 2014, *A Sociology of Mental Health and Illness Fifth Edition*, Berkshire: Open University Press.

Rogers, C., 1942, *Counseling and Psychotherapy: Newer Concepts in Practice*, New York: Houghton Mifflin Company.（＝1951, 友田不二男訳『臨床心理学』創元社.）

Rosa, H., 2005, *Beschleunigung: Die Veränderung der Zeitstrukturen in der Moderne*, Frankfurt : Suhrkamp Verlag.（ ＝2013, translated by Trejo-Mathys, J., *Social Acceleration: A New Theory of Modernity*, New York: Columbia University Press.）

Rose, N., 1998, *Inventing Our Selves: Psychology, Power, and Personhood*, Cambridge: Cambridge University Press.

———, 1989/1999, *Governing the Soul: The Shaping of of the Private Self: Second Edition*, London and New York: Free Association Books.（＝2016, 堀内進之介・神代健彦訳『魂を統治する——私的な自己の形成』以文社.）

———, 2001, “The Neurochemical Self and its Anomalities,” Ericson, R. V. and Doyle, A. eds., *Risk and Morality*, Toronto: University of Toronto Press: 407-437.

———, 2019, *Our Psychiatric Future*, Cambridge: Polity Press.

Rose, N. and J. M. Abi-Rached, 2013, *Neuro: The New Brain Sciences and the Management of the Mind*, Princeton: Princeton University Press.

Rosenhan, D. L., 1973, “On Being Sane in Insane Places,” *Science*, 179 (4070): 250-258.

齋藤学, 2016,「アダルトチルドレン」加藤敏ほか編『縮刷版 現代精神医学事典』縮刷版 現代精神医学事典』弘文堂: 17.

坂上祐ほか, 2013,「日本の大都市圏におけるこころの健康に関する疫学調査研究——WHO「世界精神保健プロジェクト」」『順天堂醫事雑誌』59(4): 347-352.

佐藤雅浩, 2013,『精神疾患言説の歴史社会学——「心の病」はなぜ流行するのか』新曜社.

Scheff, J., 1966, *Being Mentally Ill: Sociological Theory*, Chicago: Aldine.（＝市川孝一・真田孝昭訳『狂気の烙印——精神病の社会学』誠信書房.）

Segal, Z. V. et al., 2001, *Mindfulness-Based Cognitive Therapy for Depression, First Edition*, New

York: The Guilford Press.（＝2007, 越川房子監訳『マインドフルネス認知療法――うつを予防する新たなアプローチ』北大路書房.）
Senett, R., 1977, *The Fall of Public Man*, New York: Alfred A. Knopf.（＝1991, 北川克彦・高階悟訳『公共性の喪失』晶文社.）
島薗進, 2003,『〈癒す知〉の系譜――科学と宗教のはざま』吉川弘文館.
下山晴彦, 2008,「イギリスの臨床心理学の歴史――日本との比較を通して」サトウタツヤ編『心理学の歴史に学ぶ』立命館大学人間科学研究所: 19-31.
Shorter, E., 1997, *A History of Psychiatry: From the Era of the Asylum to the Age of Prozac*, Toronto: John Wiley & Sons, Inc.（＝1999, 木村定訳『精神医学の歴史――隔離の時代から薬物治療の時代まで』青土社.）
Silverman, C. B., 2011, *Understanding Autism: Parents, Doctors, and the History of a Disorder*, Princeton: Princeton University Press.
Silverman, C. B. and B. P. Brosco, 2007, "Understanding Autism: Parents and Pediatricians in Historical Perspective," *Archives of Pediatrics and Adolescent Medicine*, 161: 392-398.
Simmel, G., 1903, "Die Großstädte und das Geistesleben"（1957, *Brücke und Tür*, SS.227-242).（=2020, 居安正訳「大都市と精神生活」酒田健一ほか訳『橋と扉』（新装復刊）白水社: 269-285.）
――――, 1908, *Soziologie: Untersuchungen über die Formen der Vergesellschaftung*. Duncker & Humblot.（1979, 居安正訳『秘密の社会学』世界思想社.）
Smith, D., 1978, "K is Mentally Ill: The Anatomy of Factual Account," *Sociology*, 12(1): 230-253.（＝1987, 山田富秋ほか訳「Kは精神病だ――事実報告のアナトミー」山田富秋ほか編『エスノメソドロジー――社会学的思考の解体』せりか書房: 81-153.）
Solomon, M. F. et al., 2001, *Short-Term Therapy for Long-Term Change*, New York: W. W. Norton & Company.（＝2014, 妙木浩之・飯島典子訳『短期力動療法入門』金剛出版.）
染谷俊幸, 2012,「精神機能とその異常」野村総一郎ほか編『標準精神医学 第5版』医学書院: 39-58.
Stepnisky, J., 2006, "Narrative and Selfhood in the Antidepressant Era," *Dissertation Submitted to the Faculty of the Graduate School of the University of Maryland*.
Szasz, S., 1961, *The Myth of Mental Illness: Foundations of a Theory of Personal Conduct*, New York: Harper and Raw.（＝1975, 河合洋ほか訳『精神医学の神話』岩崎学術出版社.）
田島治, 2001,「ベンゾジアゼピン系薬物の処方を再考する」『臨床精神医学』30: 1065-1069.
高木俊介, 2008,『ACT-Kの挑戦――ACTがひらく精神医療・福祉の未来』批評社.
――――, 2016,「統合失調症をもつ人々の地域生活支援と外来クリニック――わが国におけるその歴史と展開」森山成あきら編『メンタルクリニックでの主要な精神疾患への対応 3 統合失調症 気分障害』中山書店: 2-7.
髙橋昭, 2009,「日本神経学会――誕生と発展」『臨床神経学』49(11): 724-730.
髙橋涼子, 2015,「精神医療」中川輝彦・黒田浩一郎編『新版 現代医療の社会学――日本の現状と課題』世界思想社: 162-183.

高橋徹, 2011,「対人恐怖の概念の変遷——『実感』に惑わされた歴史」『精神医学史研究』15(1, 2): 57-61.

高桑光俊・山田真弓, 2018,「開業当時から現在までの所感」原田誠一編『メンタルクリニックのこれからを考える』中山書店: 65-73.

高城和義, 2002,『パーソンズ——医療社会学の構想』岩波書店.

田中英樹, 2001,『精神障害者の地域生活支援——統合的生活モデルとコミュニティソーシャルワーク』中央法規出版.

立岩真也, 2013,『造反有理——精神医療現代史へ』青土社.

東畑開人, 2017,『日本のありふれた心理療法——ローカルな日常臨床のための心理学と医療人類学』誠信書房.

Taylor, C., 1989, *Sources of the Self: The Making of the Modern Identity,* Massachusetts: Harvard University Press.（＝2010, 下川潔ほか訳『自我の源泉——近代的アイデンティティの形成』名古屋大学出版会.）

寺田拓晃・渡邊誠, 2021,「『メンヘラ』の歴史と使用に関する一考察」『臨床心理発達相談室紀要』4: 1-15.

冨高辰一郎, 2010,『なぜうつ病の人が増えたのか』幻冬舎ルネッサンス新書.

Tone, A., 2009, *The Age of Anxiety: A History of America's Turbulent Affair with Tranquilizers,* New York: Basic Books.

上ノ山一寛, 2015,「精神科診療所からみたこれからの精神科医療の展望」『精神科治療学』30(2): 191-196.

和田有司, 2016,「過鎮静」加藤敏ほか編『縮刷版 現代精神医学事典』縮刷版 現代精神医学事典』弘文堂: 271.

Weber, M., 1926/1984, *MAX WEBER: Ein Lebensbild,* Heidelberg: Lambert Schneider.（　＝1987, 大久保和郎訳『マックス・ウェーバー』みすず書房.）

Weiss, G. L. and D. A. Copelton, 2021, *The Sociology of Health, Healing, and Illness 10th Edition,* New York and London: Routledge.

White, G. M. 1982, "The Role of Cultural Explanations in 'Somatization' and 'Psychologization'," *Social Science and Medicine,* 16(16): 1519-1530.

Whooley, O., 2010, "Diagnostic Ambivalence: Psychiatric Workarounds and the Diagnostic and Statistical Manual of Mental Disorders," *Sociology of Health and Illness,* 32(3): 452-469.

————, 2019, *On the Heels of Ignorance: Psychiatry and the Politics of Not Knowing,* Chicago: University of Chicago Press.

Winnicott, D. W., 1965, *The Maturational Processes and the Facilitating Environment: Studies in the Theory of Emotional Development,* London: Hogarth Press.（＝1977, 牛島定信訳『情緒発達の精神分析理論——自我の芽ばえと母なるもの』岩崎学術出版社.）

山越剛, 2004,「精神医療における精神科診療所の位置づけ」臺弘編『分裂病の生活臨床 新装版』創造出版: 173-175.

山内俊雄, 2009,「日本におけるてんかん学——てんかん医療はどうあるべきか」『てんかん研

究』26(3): 393-402.

吉永進一, 2019,「序論」栗田英彦ほか編『近現代日本の民間精神療法――不可視な（オカルト）エネルギーの諸相』国書刊行会: 3-23.

Young, A., 1995, *The Harmony of Illusions: Inventing Post-Traumatic Stress Disorder,* Princeton: Princeton University Press.（＝2018, 中井久夫ほか訳『PTSDの医療人類学 新装版』みすず書房.）

ゆうきゆう, 2010-,『マンガで分かる心療内科』ヤングキングコミックス.

Zola, I. K., 1977, "Healthism and Disabling Medicalization," Illichi, I. et al. eds., *Disabling Professions,* London and New York: Marion Boyars: 41-67.

# 付　録

## 表１　調査対象者一覧（患者）

| 仮名 | 年齢 | 性別 | 職業 | 主訴症状 | 医師による診断 | 主な治療内容 |
|---|---|---|---|---|---|---|
| 樋口さん | 20代 | 男性 | 会社員 | 頭痛、気分の落ち込み | 適応障害、気分変調性障害 | 薬物療法、精神療法（会社内のカウンセリング、自律訓練法） |
| 佐々木さん | 40代 | 女性 | 作業療法士 | めまい、貧血、気分の落ち込み→パニック発作 | うつ病、パニック障害 | 薬物療法 |
| 井上さん | 30代 | 男性 | 会社員 | 不眠、動悸、手足のしびれ、目の眩しさ | うつ病 | 薬物療法、精神療法（CBT、作業療法） |
| 阿部さん | 30代 | 男性 | 福祉作業所に通所 | 「生きづらさ」、希死念慮 | 社交不安障害、うつ病 | 薬物療法、精神療法（「ただ話すだけのカウンセリング」） |
| 長谷川さん | 20代 | 女性 | ブロガー | うつ病（高校時）、性格や成育歴の問題 | 気分障害 | 薬物療法、精神療法（CBT）、民間療法 |
| 青木さん | 30代 | 男性 | 販売職 | 強迫性障害、ひきこもり時の精神状態の悪化→社交不安障害 | 強迫性障害、社交不安障害 | 薬物療法 |
| 小野さん | 30代 | 男性 | 会社員 | 視線恐怖、あがり症、希死念慮 | なし | 薬物療法 |
| 横山さん | 50代 | 男性 | 団体職員 | 仕事の負担から生じた不眠、不安、希死念慮 | うつ病 | 薬物療法 |
| 田村さん | 60代 | 女性 | 専業主婦 | 親族間のトラブルから生じた心身状態の悪化（不眠） | うつ病 | 薬物療法 |
| 中川さん | 60代 | 男性 | 無職 | 大学受験の失敗による気分の落ち込み10代）→飲酒によるトラブル（50代） | アルコール依存症、うつ病 | 薬物療法 |
| 三浦さん | 40代 | 女性 | カルチャースクール講師 | 不眠、体調の違和感 | 自律神経失調症、うつ病 | 薬物療法（後に漢方に移行）、民間療法 |
| 岡田さん | 30代 | 女性 | 医療事務員 | うつ病（気力の低下、悲観的な思考） | うつ病、境界性人格障害 | 薬物療法、精神療法（療法名不詳） |
| 高橋さん | 30代 | 男性 | 介護士 | 憂うつな気分の持続、過眠、行動抑制、断続的なパニック発作 | 統合失調症（陰性）、広汎性発達障害、うつ病 | 薬物療法、精神療法（CBT） |

| | | | | | | |
|---|---|---|---|---|---|---|
| 村上さん | 30代 | 男性 | 製造業 | 視線恐怖→社交不安障害、回避性パーソナリティ障害 | パニック障害、社交不安障害 | 薬物療法、精神療法（CBT） |
| 松田さん | 30代 | 女性 | 案内事務員 | 強迫性障害→身体醜形障害 | 強迫性障害、社交不安障害 | 薬物療法（処方のみ）、精神療法（CBT） |
| 竹内さん | 40代 | 男性 | 会社員 | 仕事の負担から生じた不眠、体の痛み、喉の違和感、自責の念、不安 | うつ病→双極性障害 | 薬物療法、精神療法（「復職のためのカウンセリング」） |
| 上田さん | 50代 | 男性 | 会社員 | 仕事の負担から生じた体調不良、気力の低下、不眠、落ち着かなさ、起床困難 | うつ病 | 薬物療法、精神療法（療法名不詳、医師によるアドバイス等） |
| 安藤さん | 80代 | 男性 | 鍼灸師（前・航空管制官） | 神経症（30代）、不眠症（現在） | なし（覚えていない） | 薬物療法、精神療法（自律訓練法）、民間療法 |
| 丸山さん | 40代 | 男性 | 会社員 | めまい、頭痛、吐き気、起床困難、気分の落ち込み | 自律神経失調症→うつ病 | 薬物療法、精神療法（CBT）、リワークプログラム（作業療法） |
| 藤本さん | 50代 | 男性 | 求職中 | だるさ、起床困難、胃痛、過労から生じる気分の落ち込み | 自律神経失調症→うつ病→双極性障害（II型） | 薬物療法、精神療法（CBT、自律訓練法）、リワークプログラム（作業療法） |
| 千葉さん | 30代 | 女性 | 大学院生 | 過労による不安発作、環境に起因する不眠・寝不足、立ちくらみ、風呂のぼせ、記憶障害 | うつ病 | 薬物療法、民間カウンセリング、民間療法、デイケア（CBT、芸術療法、ヨガ等） |
| 菊池さん | 20代 | 男性 | 会社員 | 視線恐怖→社交不安障害 | 社交不安障害（示唆）、発達障害 | 薬物療法、精神療法（CBT、森田療法） |
| 岩崎さん | 30代 | 男性 | 契約社員 | 対人関係の困難→うつ病、社交不安障害 | 適応障害、社交不安障害（示唆） | 薬物療法、精神療法（対人関係療法） |
| 大西さん | 20代 | 女性 | 大学生 | 精神的に不安定（リストカットを繰り返す等）、あがり症（極度の緊張） | 社交不安障害 | 薬物療法、精神療法（箱庭療法（中学時）、大学内のカウンセリング（療法名不詳）） |
| 渡部さん | 20代 | 女性 | 大学生 | 強迫行為（中学～高校時）、 | 強迫性障害、発達障害 | 薬物療法、精神療法（療法名不詳・大学内のカウンセリング） |
| 野村さん | 20代 | 女性 | 学童保育指導員 | 対人恐怖 | 社交不安障害 | 薬物療法、精神療法（独学での CBT） |

| | | | | | | |
|---|---|---|---|---|---|---|
| 市川さん | 20代 | 男性 | 清掃業 | 仕事のストレス | 適応障害、社交不安障害 | 薬物療法、精神療法（療法名不詳（仕事上の悩みを相談） |
| 東さん | 40代 | 男性 | 会社員 | 人前での緊張、書痙、頭や首の震え、赤面、予期不安→社交不安障害 | 社交不安障害 | 薬物療法、精神療法（療法名不詳、アサーションを含む） |
| 安田さん | 30代 | 男性 | 会社員 | うつ症状（うつ状態）、「生きづらさ」 | なし | 薬物療法、精神療法（来談者中心療法、CBT） |
| 服部さん | 40代 | 女性 | 専業主婦（前・会社員） | 対人恐怖、自律神経失調症、頭が働かない、腹痛 | うつ病 | 薬物療法、精神療法（療法名不詳） |
| 松岡さん | 30代 | 女性 | 契約社員 | 大学の不登校 | うつ病、パニック障害、境界性人格障害 | 薬物療法、精神療法（独学での CBT） |

表２　調査対象者一覧（医療スタッフ）

| 名称 | インタビュー対象者の職種 | 主な患者層 |
|---|---|---|
| Aクリニック | 看護師1 | 訪問看護部門では統合失調症が約7割で、発達障害も多い。診療部門では統合失調症が約2割、気分障害が約1.5割、発達障害が約1.5割。 |
| | 看護師2 | |
| | 精神保健福祉士 | |
| Bクリニック | 精神保健福祉士 | 統合失調症が多いが、若年層は発達障害が多い。 |
| Cクリニック | 精神保健福祉士 | 発達障害が最も多く、次いで気分障害が多い。 |
| Dクリニック | 精神保健福祉士1 | 統合失調症が約7割、うつ病、発達障害、強迫性障害などが約3割。 |
| | 精神保健福祉士2 | |
| Eクリニック | 精神科医 | 気分障害と不安障害が多い。発達障害が約3割。 |
| Fクリニック | 精神科医 | 統合失調症が約4割、感情障害が約2～3割。認知症患者も少なくない。 |
| | 精神保健福祉士 | |
| Gクリニック | 精神保健福祉士 | 統合失調症と発達障害が多い。 |
| Hクリニック | 臨床心理士 | 気分障害と適応症が多い。未成年やその保護者が発達障害の検査のために来院することもある。 |
| Iクリニック | 精神科医 | 気分障害と不安障害が多い。立地の影響もあり、ビジネスマンが多い。 |

櫛原克哉（くしはら・かつや）

東京大学大学院人文社会系研究科社会文化研究専攻博士課程修了。博士（社会学）。専門社会調査士。日本学術振興会特別研究員（DC2）を経て、現在、東京通信大学情報マネジメント学部講師。共著に『支援と物語の社会学』（生活書院）。主要論文に「精神医療技術を通じた自己形成に関する社会学的研究」（『社会学評論』）、「精神科薬物療法と自己」（『こころと文化』）、「精神医療領域における認知行動療法の社会学的考察」（『東京通信大学紀要』）などがある。

メンタルクリニックの社会学
——雑居する精神医療とこころを診てもらう人々

2022年 6 月 23 日　第 1 刷印刷
2022年 6 月 30 日　第 1 刷発行

著　者　　櫛原克哉
発行者　　清水一人
発行所　　青土社
101-0051　東京都千代田区神田神保町 1-29　市瀬ビル
電話　03-3291-9831（編集部）　03-3294-7829（営業部）
振替　00190-7-192955

装　幀　　水戸部 功
印刷・製本　双文社印刷
組　版　　フレックスアート

---


ISBN978-4-7917-7482-1 C0030  Printed in Japan